U0219747

Doing Family Therapy

Craft and Creativity in Clinical Practice (Third Edition)

如何做家庭治疗

——临床实践中的技巧

（第三版）

［美］Robert Taibbi 著

黄峥 赵茜 聂晶 译

中国轻工业出版社

图书在版编目（CIP）数据

如何做家庭治疗：临床实践中的技巧：第三版／（美）罗伯特·泰比（Robert Taibbi）著；黄峥，赵茜，聂晶译. ——北京：中国轻工业出版社，2019.12（2024.1重印）

ISBN 978-7-5184-2600-3

Ⅰ. ①如… Ⅱ. ①罗… ②黄… ③赵… ④聂… Ⅲ. ①精神疗法 Ⅳ. ①R749.055

中国版本图书馆CIP数据核字（2019）第168914号

版权声明

责任编辑：戴　婕　　　责任终审：张乃柬
策划编辑：戴　婕　　　责任校对：刘志颖　　　责任监印：吴维斌

出版发行：中国轻工业出版社（北京鲁谷东街5号，邮编：100040）
印　　刷：三河市鑫金马印装有限公司
经　　销：各地新华书店
版　　次：2024年1月第1版第3次印刷
开　　本：710×1000　1/16　印张：21.75
字　　数：223千字
书　　号：ISBN 978-7-5184-2600-3　定价：82.00元
读者热线：010-65181109
发行电话：010-85119832　　010-85119912
网　　址：http://www.chlip.com.cn　http://www.wqedu.com
电子信箱：1012305542@qq.com
如发现图书残缺请拨打读者热线联系调换
232088Y2C103ZYW

我大三那年开始师从恩师钱铭怡教授，先是从认知行为疗法开始学起，再后来，师兄钟杰博士鼓励我学习精神分析。因此，在我从业最初的十来年里，大部分个案都是成年来访者，我的主要工作方式也是一对一的个体咨询。

后来，儿童青少年个案日渐增多，我开始主张家长尽可能参与咨询；哪怕不是全部时间，至少也要参与一部分。然而，有些父母带孩子来到咨询室，刚刚落座跟我寒暄一两句后，就立即起身说："黄老师，那我们出去等啦。（然后面向孩子）你有什么不方便对爸妈讲的，都直接跟老师说吧。"

我通常会鼓励家长留下来，至少先留下来一会儿。我可能会说："没关系，既然全家都来了，我们可以一起先聊聊。这样我们也可以更快地了解和沟通一下各方面的信息。"

但仍有家长坚持说："不，不，没关系，您跟他谈。我们在场可能会让他觉得不方便。"话音未落，他们就赶紧奔向房门，简直像是要逃离案发现场一样。

这种情况并不罕见。父母们在"购买"心理咨询这种特殊服务时，时常带着一种不切实际的愿望，他们希望交给咨询师一个出了问题的孩子，若干小时后领走一个被"修理"好了的孩子。一个很容易被忽略的基本事实是，咨询师每周仅仅与孩子相处一两个小时，家庭才是孩子生存与成长的基本环境。如果基本环境中的不利因素岿然不动，以一两小时融入到一周七天里，咨询中的利好因素也很容易被稀释掉。

另外，咨询师接受过专业训练，通常以支持和共情的方式对待个案。这很容易激活青少年的分裂防御机制，将咨询师投射认同为"好客体"，而将更多的"坏"投射给父母。一对一咨询在局部看来是恰当有效的，但如果没能从整体上促进、甚至破坏了家庭功能，就仿佛打赢了个别战斗而失去了整场战争。

儿童青少年的心理成长对家庭整体功能水平的依赖较强，他们的"心理问题"也更耽误不起时间。不仅是孩子，对于成年来访者，如果其伴侣或家庭成员愿意参与咨询，往往也会增强咨询的效果。因此，无论是心理咨询师还是心理健康服务者，都需具备从家庭和整体视角思考的能力。

专业系统的家庭治疗培训很早就被引进中国，也有中德班等口碑很好的培训项目。但系统培训项目并不是唯一的成长途径，阅读专业书籍同样是职业生涯中不断充电的过程。开卷有益，对于心理咨询师和相关从业者（如教师、医护人员、社会工作者等）来说，系统培训和广泛阅读如同精学和泛读之间的关系。

《如何做家庭治疗》（第三版）是一本非常亲民的书。作者 Robert Taibbi 用近乎口语化的语言讲述了很多案例，生动形象地描绘了家庭治疗的场景，同时融会贯通地介绍了其治疗理念和实用技能。Taibbi 特别指出，当面向家庭工作时，咨询师的基本立场与风格会和个体咨询中略有不同。平等、尊重、无条件积极关注等以来访者为中心的态度与方法，早已为咨询师熟知和接受。但很多咨询师在职业初期可能会误解人本主义的思想，忽略了心理咨询在本质上包含着利用咨询师的专业及个人影响力、完成一个温和且有技巧的劝慰说服过程。在面向家庭工作时，如果咨询师过于强调平等和非干预策略，结果可能就是坐视了家庭问题在咨询室中再度重演，家庭成员们可能觉得浪费了时间和金钱，仅仅是换一个地方吵架，从而感觉到愤怒和挫败，妨碍了与咨询师建立基本信任与治疗联盟。思考不同的应用场景、不同的个案特征，用适宜与匹配的技术和方法，甚至要根据个案与情境来微调个人风格与态度，是每个咨询师在职业成熟化的过程中所必经的阶段。

在 2011—2012 年，我和同事们完成了《如何做家庭治疗》（第二版）的翻译工作。现在回顾起来，当年的译本里不免有文字青涩、理解不足的部分。2015 年，Taibbi 修订出版了本书的第三版，增加了很多新的内容，包括更详细的评估、多元视角、对青少年的具体咨询方案以及家庭治疗三阶段模型等。作为一位长期活跃在咨询实践与教学培训领域的专家，Taibbi 不断吸收新的知识与信息，从研究和文献中向新理论和新技术学习，从治疗实践中向来访者和家庭学习，从教学实践中向同行和学生学习，并将这些学习与思考融入到新的版本里，使其历久弥新，充满新的价值与智慧。

我和另外两位咨询师同行共同承担了新版本的翻译工作。聂晶博士就职于北京大学心理咨询中心，在咨询、培训和翻译方面都颇有造诣，曾出版了多部专业译著。赵茜是位年轻的咨询师，她身上有着很多年轻同仁所共有的那种求学若渴、精益求精的态度与精神。她们的努力与付出使得本书能在忠实原著的基础上具有较好的可读性。

另一位需要特别感谢的人是中国轻工业出版社"万千心理"的编辑戴婕老师。本书中译版的诞生得缘于她的推荐，而能以较高质量面对读者则得益于她的精心修订与润色。

希望大家能享受一段愉快的阅读之旅！

黄峥

2019 年 8 月于北京

新版的《如何做家庭治疗》（第三版）相比之前的版本，变化颇多。家庭治疗领域一直在发展变化，不断从实践中吸收创新的理论和技术，同时适用的群体也扩大了。从更广泛意义上来说，心理治疗的整个图景也在改变。来访者不再偷偷地请求密友推荐咨询师，信息技术代替了熟人介绍。人们可以通过网站查看当地临床工作者的介绍和评分，比较他们的风格和资质。来访者来咨询室时，关于自己想要什么和已知什么也有了一些清晰的想法。这些都要归功于大量应运而生的网站和自助书籍，他们对治疗过程和治疗选择进行了很充分的介绍。上述变化对家庭治疗领域来说都是利好的消息。相比于20年前，当下的治疗关系更为对等（过去治疗师知道得更多），也更为合作。

家庭治疗领域改变的同时，我也改变了很多。过去几年中，我对短程治疗特别感兴趣，并且在治疗风格上更加行为取向。我也在美国和世界各地为各种各样的实践者提供培训。这些经历给了我宝贵的机会，使我不仅聆听到本领域实践者的需求，还能通过教学相长，澄清我的新想法，使用清晰准确的术语进行表达。

所有上述改变都在新版中有所体现。我对一些章节进行了改编，同时还增加了更多理论和实践的信息，包括更详细的评估指导、更多元的看待问题的方式、对青少年问题的具体治疗地图、家庭治疗的三阶段特征，以及在做与不做两方面更详细的建议。最后一项一直是治疗的核心，也是新手家庭治疗师最易于理解的起点，家庭与治疗师之间变幻的空间从此处得以展开。我希望这些新信息能带给读者一些实实在在的东西，激发读者的思考、探索自己的风格，有助于实践者脚踏实地地工作。

尽管有这么多改变，但这本书的整体理念与 20 年前并无二致，亦即，使用多种途径来认识了解家庭及其问题。最有效的治疗师能将自己的价值观、人格与技术高度整合，创造独一无二的治疗风格。

最后，我想感谢在我的工作坊中给予慷慨评论的社会工作者、心理学者和咨询师们。有些教授把我的书作为研究生教材，他们的反馈对我非常有帮助。还有些美国和其他国家的读者给我发来邮件。另外一些临床工作者兴奋地告诉我书中的一些细节对其实践工作产生了很大影响。由衷感谢所有人！

目　录

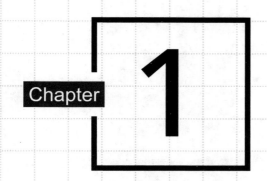

Chapter

1

家庭治疗

欢迎来到奥兹国

他们拖着沉重的步伐走进咨询室，一言不发。这是第一次会谈，大家看起来都不太高兴。那个 6 岁的男孩直接走向你的座椅。母亲身材高大，穿一条已经褪了色的绿裙子，她没有站起来，只是在座位上把身体微微前倾了一下，粗壮的胳膊伸向男孩，在他碰到座椅之前逮住了他。她说话的语气温和而坚定："迈克，那是这位女士的椅子，过来坐在这边。"迈克犹豫片刻，然后耸耸肩，坐到母亲旁边的座位上，低下了头。母亲伸出手摸了摸他的后背。

父亲坐在母亲的对面，往后拉了拉椅子，几乎坐到了角落里。跟他太太比起来，他瘦得像条椅子腿。他看起来好像是刚下班，工作靴上还粘着泥巴，制服看起来很脏，口袋的名签上写着"艾德"。他没有抬头看你，而是检查自己的手指，然后开始抠指甲缝里的脏东西。

坐在你旁边的是女儿，一个迷人的金发女孩，大概十三四岁。她正嚼着口香糖，抖动着脚，目不转睛地直视前方，好像是在盯着沙发后那面墙上的装饰线。

"那么，"你说道，"感谢你们来这里。我很高兴看到你们所有人都来了。"你微笑着，尽量与房间里的每个人都进行目光接触。除了母亲之外，没有人和你对视，而母亲现在坐到了椅子边上。

"妈妈，我要上厕所。"迈克扯着母亲的袖子，在椅子里来回扭动。母亲快速瞟了他一眼，把食指压在自己的嘴唇上，拍了拍他的膝盖，示意他别说话。

"妈妈，我现在就要去。"

"迈克，坐好！"父亲大声发出的指令吓了你一跳，他现在正瞪着自己的儿子。

迈克没理他。"妈妈，妈妈。"他的声音变得哀怨；他又开始拉扯母亲的袖子，从扭动变成了在椅子上上蹿下跳。

"现在，我们正在和这位女士交谈，你只要等一小会儿就好，迈克。"母亲的声音带着一种不自然的温柔腔调，她又伸出手开始抚摸他的后背。

"该死的，琳，为什么你不在我们进来之前让他上厕所？"

你觉得该是开始治疗的时候了。"艾德，好像……"

"因为他那会儿不需要，这就是为什么。"琳怒目而视，伸长脖子的同时抛出这些话。然后她转向迈克，声音又变回了甜腻的腔调。"去吧，亲爱的，如果你需要去的话，只是要问问这位女士行不行。"

"他能等！"艾德的双手使劲砸在椅子扶手上。

"妈妈……"

"迈克，闭嘴！"艾德双手攥住椅子扶手，好像是要站起来。

你再次试着说，"艾德，怎么……"

"这孩子就要去，艾德！"

"各位，停一下……"你提高音量。事态开始失控。

"听着，是你把我拖到这里来跟一个陌生人谈话的，"艾德边说边朝你挥了一下手，"全都是因为你心爱的这个小男孩儿……"

"好吧，艾德，我非常确定自己不希望他变得像你一样！"现在琳挥舞着胳膊尖叫，"像你一样，艾德！"

"妈妈，我要……"

"好了，各位，"你压着嗓子说，"让我们……"

"我发誓我不需要这个！"艾德站起来，把椅子朝墙踢去，"我也不需要你。"转瞬之间他拉开房门，大步踏出房间，"砰"地把门关上。

"妈妈，我要上厕所。"

女儿仍盯着装饰线。

清空

这无疑是家庭治疗师最糟糕的噩梦之一。你甚至还没谈到咨询费呢，家庭成员就舞刀弄枪了。有的家庭发生哗变，联合起来反对你："你有孩子吗？""你是说我应该让他在凌晨 3 点钟还到处乱跑？""我们尝试过和蔼，尝试过严厉，可是都没有用。""你不明白，年轻人，我心情糟透了。"而最糟糕的情况可能是，家庭成员根本不说话。

个体治疗总是显得更容易些，一对一，没有干扰，平静而亲密的治疗关系。当你深入倾听，沉浸于来访者说出与未说出的内容时，来访者的内心世界就会一层层地缓慢展开。脆弱与恐惧的东西被命名，而通过命名，这些东西又能被了解。

伴侣治疗提供了一种不同的挑战，要求不一样的技能。在这里，你像是一个走钢丝的人，总是要努力保持房间里的平衡，在关系的三角中移动。你要确保汤姆没有感到被抛弃或者凯特没觉得你站在了她丈夫那边。可能也会有亲密的瞬间，伴侣从他们各自的心墙后面走出来，就好像你不在这个房间里——但当然，正是因为你在这里，他们才能够走出来。

如果你做得出色，家庭治疗也可以有同样强烈的体验，但要达到这一目标，有时可能会很艰难。就像《绿野仙踪》里的多萝西一样，你被一阵风卷起，突然掉进一个令人迷惑又危机四伏的陌生国度。虽然你是在自己的办公室里，但你是个局外人。六个人同时讲话，每一个都需要你的注意，每一个都在检验界限（"嗨，强尼，把篮球递给我""我想要上洗手间""我能去自动售货机那儿买听可乐吗？"），每一个人都在同一时间讲话，责备别人或等待着你责备他们，希望你在他们坐下 5 分钟内就告诉他们该怎样解决问题。一群有着自己历史、文化和语言的人，秘密的信号（咬嘴唇、无声的笑、摇头、攥拳）可能暗示着积蓄已久的愤恨、私人恩怨或是被最简单问题所触发的冲突和痛苦；你还没来得及抬头看一眼或喘口气，连锁反应就已升级，甚至失去控制。

这似乎就是家庭治疗的情形——太多事情发生得太快，无法控制甚至出乎意料。个体治疗中令人心碎的叹息声可能久久悬置，但现在迅速地被继父的傻笑声淹没。母亲可能正在和处于青春期孤独不适中的大女儿交谈，但当 4 岁的小女儿表示自己受不了了快要呕吐时，母亲会立即关注她并惊慌失措，而刚刚还在和大女儿进行的亲密交流旋即终止。很多时候你不太像是一个指导者，而更像是一个被困在繁忙十字路口的交通警察，竭尽全力在维持言语交流的畅通——"等一下，爸爸，"你举起手说道，"让萨拉先说完"；"好的，爸爸，"你现在又向他招手，"你刚刚想说的是什么？"

接下来是那些故事：他说、她说、他们说，今天、上周五、30 年前。过去的故事、过世多年的人的故事（仍然鲜活得不可思议）、受伤的故事，还有仅仅是显示事情有多糟糕或本可以怎样好的故事。在伴侣咨询中，双方各自倾倒给你的，用以证明对方才是疯子的 50 斤证据，在家庭咨询中好像变成了 500 斤。所有东西一下子落在你头上，足以迅速淹没最好的家庭治疗师。

领导力、务实和勇气

家庭治疗不适合软弱的人；即使你是一个经验丰富的治疗师，有时仍然可能要凭感觉行事。为了驰骋于家庭治疗领域，创新而又扎实地工作，需要三种密切相关的特质：领导力、务实和勇气。缺少其中任何一个，家庭治疗都无法顺利开展，家庭成员也会在离开时对改变和治疗本身都感到更加无望。让我们分别看看每一种特质。

领导力

　　个体治疗的咨访关系中存在固有的亲密，而伴侣治疗中治疗师也更容易获得掌控感，更能使治疗聚焦；家庭治疗与这两者都不相同，它要求你从始至终更主动地引导整个进程。你不能只是安静地坐着，点点头，或者简单地问"那让你感觉如何呢"。如果你让争执一直持续或者允许母亲主导谈话，其他家庭成员将把你的被动理解为允许，把你的沉默视为纵容说话者的立场。然后，他们将带着和来咨询前同样难受和生气的感受离开，并且更加强烈，同时还认为自己待在家里不花钱就能做同样的事情。

　　这些始自于你，你是榜样和教练。作为局外人，你能看见家庭需要或可以尝试的新方向，并要引导他们走向这个方向。你这样做的同时，他们也开始理解家庭治疗以及你的治疗风格。你无法决定治疗的过程，但你可以有意识地选择如何去引导。

　　这种（引导的）责任也许会造成一些成就压力——这是可以理解的，为了降低这种成就压力，你需要意识到，作为一个家庭治疗师，你的成功和失败不来自你是否准确知道这条路上的每一步都要怎么走，而是更多来自推动家庭成员走出行为和情感的舒适区。这些舒适区充斥在他们的生活中，保存着他们的问题。你最基本的目标是促使家庭成员去面对挑战而不是回避他们的焦虑，然后通过改变过程来引导他们。诡异的是，当你这么做时，你的领导力往往让他们觉得安全，感觉有人在掌控局面，并有能力平息房间里的混乱以及他们心里的混乱。他们会看到，如果坚持到底，越过对未知恐惧的雷区，美好将会在对岸被找到。

　　很多时候，家庭成员的期待也正是如此。在一个快速提供建议、技术即时满足和迅速得到结果的时代，一个服务和保险有期限的时代，许多人在开始第一次治疗时，就认为等到这次治疗结束时事情就会有所改变。如果没发生改变，而是让他们花时间重复他们本来就非常了解且每天都出现的模式和问题，那么他们就不会再回来了。领导力是掌控治疗这艘船的方向舵。

务实

家庭成员经常带着一些信念进入咨询，比如他们是对的，或是你将告诉他们什么是对的，抑或你有正确答案，等等，这又是一个会让你感到有压力、觉得不得不提供上述种种的原因。但关于正确性的问题是，它本身是个错误的暗示，治疗师都知道这是应该避免的。这类想法和期望对治疗师和家庭双方都是不利的。对正确的担心会使你犹豫不决或导致你像家庭成员一样急于收集事实和证据。这样的反应会削弱你的领导力并破坏家庭治疗过程。

相反地，你要走出这个对或错的盒子，也帮助家庭成员走出这个盒子。你要帮助他们理解，错误只能在事后判断，而很少能有先见之明。40 年前的某个早晨，史蒂夫·乔布斯醒来时有一个疯狂的想法，要制造一台小到可以放在人们办公桌上的电脑。这一切都可能是个错误：他有可能一台也卖不出去；人们可能说，我有纸和笔，还有已经可以帮我做任何事情的秘书，谁还需要在桌上放一台机器呢。如果只有在确保想法一定会实现时才采取行动，他有可能已经放弃了整个想法，最终发生的巨大改变也有可能永远无法实现，或者最好的情况也是会推迟很久才出现。

有一句常用语："预备—瞄准—开火！"通常大多数治疗师，尤其是好的家庭治疗师，按照这个规则的变式进行工作：预备—开火—瞄准。你布置了家庭作业，家庭作业的结果将决定接下来需要做些什么。当你做了解译却没有引起来访者的共鸣时，你需要往后退一下，尝试另一个不同的方向。家庭治疗要求反复试验、不断调整和甘于冒险的心态。改变不始于什么是正确的，而始于尝试一些不同的事情；改变不始于对方式的短视和焦虑，而始于对结果的聚焦。

以不同的方式做事；活在当下而不是持续地担心未来；向家庭成员保证他们可以做到的最好方式就是现在尽全力去做；采取灵活的态度并保有尝试的意愿，然后去看接下来发生了什么。治疗师带领和鼓励家庭沿着改变的道路前进，通过无视对错误的恐惧和对正确的执着，你和家庭可以积极自由地创造和行动，而不是被动、谨慎甚至停滞不前。

勇气

几乎没有谁会将心理治疗列入世界上最危险的职业种类——这里没有詹姆斯·邦德式的高速追逐，也无须在房檐上保持平衡或是操纵危险笨重的机器——然而我们意识到，内心的旅程也可能像外在旅程一样危险。来访者经常谈到他们觉得自己就像栖息在悬崖边缘，或是身体里有一颗炸弹即将爆炸，这也许并没有什么好奇怪的——他们对于自身危险的感知是非常真实的。毕竟，是恐惧，而不是愚蠢和无知使得我们的生活停滞不前。在家庭中，是每个成员的恐惧将他们彼此联结在一起，使得任何变化都难以发生。勇气是解药，给另外两种特质提供能量。没有勇气，就没有领导力和务实。

然而，勇敢并不意味着愚蠢地冒险，它意味着你有能力去靠近而不是回避你和家庭的焦虑。这意味着去面质一位看起来很脆弱的母亲，她让别人包括你在内，都认为她不能处理面质；意味着跟一个孩子谈论他身上发生过的可怕事情，而不是迷失在你自己的悲痛和愤怒中；或者意味着什么都不说，而你对面的人最终能够说出他隐瞒了很久的事情。这意味着你要逆着家庭的自然惯性行事，提出没人愿意谈论的棘手问题，抵御你所感到的要修复、偏祖或不能犯错的压力。

这是治疗每天都需要的勇气：迫使自己有创造性地、专注地运用理论和技能。这种勇气不仅使你自己的人生价值得以付诸实践，还能够帮助他人定义、完善并最终实现他们的人生价值。它承认从他人的生活中看到自己的生活既有其益处，同时也有因你想要帮助的人而变得困惑的危险。它愿意为了前进而进行某种尝试，即使你并不完全确定这将会带来什么。它是纯粹的、诚实的勇气。

好的治疗需要控制，但不是可控的；不断面临未知，同时不断预测未知；培养亲密的关系，但对于亲密又保持清晰的界限；尽心尽力，但在结束似乎已经来临或是好像永远不会结束时愿意停止。好的治疗似乎是一个矛盾和限定语的大杂烩，需要你行走在不多不少、亦进亦退之间。勇气是将矛盾黏合在一起的东西，它让你保持这种平衡，持续走下去，直到技能、知识和自信能够接管。如果没有这种勇气，你所见到的家庭只会局限于令你自己舒适的狭隘范围内；而有了勇气，这些家庭就能够以新的方式体验生活。

总之，这三种特质，决定了你和家庭工作的成败。当我们一起审视家庭治疗的图景时，我们将以各种形式探索它们。

理论：立足之处

领导力、务实和勇气三者构成了家庭治疗的核心和挑战；它们是共同帮助你保持稳定的压舱物。精熟于某一特定理论能使你保持理智。过多的理论会淹没你，错误的理论会约束你，导致最终毫无成效，你迷失在事实和研究的浩瀚烟海里。一套治疗理论可以给你一个抓手，帮你抓住一些东西。按照你的喜好，这套理论可以简单，也可以复杂，因为一套理论能够提供给你的东西和允许你做的事情，比理论本身的内容更重要。

理论具有一些重要功能。首先，从定义上讲，它们是组织概括事物的工具。它们是张贴着我们所见所闻的展示板；它们指示我们去看什么、去倾听什么。看似随机的事情现在被视为有联系的。当用理论去解释时，父亲和儿子一起的狩猎之旅不再只是一个家庭故事，而是一个角色榜样的例子，或是一次解决和修复彼此间感情裂缝的尝试，还可能是避免日益紧张的婚姻关系的另一种办法。女儿一次意外的离家出走，不是关于鞋子的愚蠢争论所导致的荒谬结果，而是可理解的、甚至是可预知的应对不为人知的性虐待的办法，或者是对父亲耗竭生命的抑郁的一种反应，还可能是更大的成瘾周期的一个片段。把理论当作观察镜头，言行举止忽然具有了意义和价值。表面上毫不相干的事情和反应如今联系起一个更大的家庭发展过程、一个更深层次的问题，不仅解释发生了什么，还能预知将来会发生什么。更重要的是，你的理论能提供一个改变它的途径。

理论的组织功能能够使你增加对事件的控制感。回想你和家庭、伴侣或个人的第一次会谈。其间，你可能觉得被大量涌来的事实与情绪淹没，并且很可能头晕眼花、精疲力竭地结束会谈。理论能够帮助我们把一些事实联系在一起，而完全不必考虑另一些事情，这使得那些很可能令治疗无效的焦虑大大减少。当我们害怕在会谈中被淹没时——例如上周四发生的冲突故事，父亲的愤怒和母亲的悲伤情绪不断升级——我们可以依靠理论来指导自己该问什么、该做什么，以收集所需要的信息。当我们阅读来访者的登记表时，我们用理论来帮助自己开始填空，形成一种假设进入初始会谈。于是，理论不仅仅是一种工具，更是一种支持、一种内心的保护伞，我们总能回到它的庇护之下。带着它，我们就有勇气走入一个家庭中我们并不熟悉的领域，我们感到有备而来，而不是充满困惑和不安。

理论不仅能帮助你，它也能帮助你的来访者。通过理论的过滤，旧有行为忽然被新的眼睛所发现。中立的语言替代了那些充满愤怒和责备的话语，如："史密斯先生，我能理解你为什么感觉沮丧，但是戴文并不是刻意要为难你；他过度活跃。比起莎米卡来说，戴文更难安静下来。""你们都看到刚才发生了什么吗？妈妈，你提了一个建议，爸爸不同意，你们开始争吵，玛丽用哭闹来转移你们的注意力，使你们停止争吵。这是你们很容易陷入的一种模式。模式能够自动席卷你们。每个家庭都有一些模式，这是你们的模式之一。"

通过用这样一种新的角度看待他们的问题，"重构"问题，用不同的语言跟他们说话，家庭成员就能够在他们不断重复的心理与情感轨迹之外寻找办法。崭新且更具创造性的解决方法成为可能，如："我儿子不是一个需要被惩罚的坏孩子，而是患有某种生理障碍，所以他做某些事情的时候有困难"；"我真的没有疯掉，我只是需要跟别人说说我的悲伤"；"我们的关系并不算差，不只因为我们都在坚持，而且因为这些年来我们的需要已经改变了"。理论为解决问题和治愈过程打开了新的通道。

尤其对于刚进入这个领域的人来说，要从令人眼花缭乱的治疗方法中进行挑选，使得这一切更加困难。这些年来，传统的家庭治疗方法——结构的、策略的、叙事的、多系统的、焦点解决的——已经发生了改变，并被工作场所、文化和更广泛的治疗领域中的变化所重塑。管理式医疗保健、来访者定向治疗、最优实践模型的推动，对多元文化、种族主义、性行为、阶级问题的敏感性的提升，还有依恋研究、大脑研究以及药物使用的增多，都具有影响力，并且增加了家庭治疗师可以利用的视角。

尽管学术研究、基于实证的方法和对于人际动力微妙但重要的方面的敏感性都需要被考虑，以便为来访者提供高质量的服务，你仍然必须很小心，不能忽视这个过程中另外一个重要的因素，也就是你自己。大量的研究证明，是治疗师和来访者之间的良好联结使得治疗产生效果。选择有效且已被证实的同时最适合你的那套理论，这意味着你不应该仅仅因为在学校学习过某一特定理论而选择它；你也不应因为某套理论在智力上吸引你，或在你的同事中很流行，抑或是对某些特定问题有效而选择它。

最适合你的理论是你在执业过程中遇到的理论。它应该适合你的性格、长处和人生观——你的假设、价值以及关于"生活是什么"的观点，还有人和问题在生活中所扮演的角色。当理论与这些匹配，与根本的你和你所信奉的理论紧密结合时，理论就会支持你，而不是由你去支持理论。它会强调你的天性和直觉。你会觉得你被赋予了力量，而不是受到约束和限制。

本书目标和概述

这本书不是家庭治疗理论的概论课程，也不深入讲述任何特定理论模型，而更像是家庭治疗的概念、技巧和工具的指导手册。无论你是心理治疗领域的新手，还是刚接触家庭治疗的成熟专业人士，它都能帮助你度过早期的艰难时刻，使你在做家庭治疗时少些恐惧，多些掌控感。以此为基础，希望你不仅能够学到像家庭治疗师一样思考，也有能力在开始感觉被淹没时保持清醒。在此基础上，你可以构建自己的家庭治疗风格。

本书的另一个目标是：虽然理论很重要，但你不应该执着于遵循任何特定规程。相反，你应该结合自己的个性进行创造性的思考，形成独特的治疗风格。如果说，保持锚定状态意味着学习依赖关键的基本概念，那么保持创造性就意味着要意识到并不存在一种适用于所有家庭的方法。

这是我们已经讨论过的务实。这些个性化的家庭治疗方法是我们将要一起关注的内容。我们将通过案例查看各种选择，即处理家庭所关心的问题的多种方法，以便你学会画出可供选择的不同路线，这些路线不仅使你和家庭在某条道路似乎不通的情况下仍可以前行，而且与你的技能和家庭的资源相匹配。这样工作不仅有助于家庭得到你所能提供的东西——也就是你自己，而且从长远来看，这也可以使你保持精力充沛，头脑清醒。

本书分为三个部分。在第 2 章—第 7 章中，我们将绘制家庭治疗的地形图，支撑你工作的基本技巧，治疗中的障碍和危险，以及在治疗初始、中期和结束阶段的工作方式。

在第 8 章—第 13 章中，我们将检视多种不同的案例和问题。此处我们讨论关于基本技巧的应用、探索临床选择并厘清自己的偏好和风格。通过这一过程，你将学会创造性地思考和运用直觉。

最后，在第 14 章中，我们将提供一些实践贴士，比如，如何处理治疗中的压力，特别是在机构设置中工作的压力；长时间保持情绪健康的方法以及管理工作中的日常损耗。我们还会退后一步，探索你在更大的日常生活背景中的工作，你的信念与价值在工作和治疗中所起的作用，具有使命感的意义，需要怎样做才能达到和谐统一。

书中有一些练习供你尝试，这些练习能够帮助你看到某一章中的概念可以如何应用在你个人的生活和专业工作中。这些练习将为你提供进一步明确自身优势、技能和价值的机会。

自我觉察：第 1 章练习

本书每个章节的末尾都有很多练习和问题，用于将该章节中的材料与你个人联系起来，帮助你通过练习牢固掌握概念。也许你只想读读而不去实际操作，尽量给它们一些时间吧。如果你开始了一个练习，但感觉它有点多余或无关紧要，那么就进行下一个练习。但是如果这个练习激起了你的好奇心，或者更好的情况是，它激起了你的焦虑，那就试一试。你不会损失什么，却会惊讶于自己的发现。

1. 这里有一些问题可以帮助你认识你的核心信念、人生观和价值观。尽可能多地写下你感兴趣的问题的答案。看看你能否用简洁的语言来陈述个人生活、价值观和工作。

　　在你的生命中什么最重要？（坚信脑海中出现的第一件事。）

　　生命的目的是什么？你的生命的目的是什么？只有你才能给予、创造和做的是什么？

　　关系的含义是什么？家人的意义是什么？我们对别人的责任是什么？

　　为什么关系会改变？人能改变多少？我们如何知道需要改变？

　　关系的界限是什么？何时需要终止关系？承诺意味着什么？

　　为自己做事和为别人做事的关系是什么？

爱某个人或事物意味着什么？

父母最应该教孩子什么？父母承担责任和过度卷入的界限是什么？

情感在我们的生活中扮演着什么角色？

工作的目的是什么？

我们的生活有多少是被过去所控制的？

2. 一个简短的意象练习：去一个你知道不会被打扰的地方待几分钟。舒服地坐着。深呼吸几下，专注于呼吸一会儿。放松。

看看能否在脑海里想象一片草地。那是一个明亮暖和的晴天；草地碧绿，繁花盛开，它们的气味让空气都是甜的，微风轻拂。你看见自己在那里放松地走着，太阳暖暖地照在你的背上。走着走着，你发现前面是树林的边缘。你决定走过去。

当你接近树林的时候，你听到微风中飘荡着一个名字，叫这个名字的人和你性别相同。当你接近树林的边缘并窥视树影时，你意识到有人在树影中，就是你听到名字的那个人。你开始好奇这个人到底是谁、他长什么样子。接着你能听到并判断出这个人向你走来。

他从树林里渐渐显现出来。注意他的样子。想象你开始和这个人谈话，询问所有你好奇的问题，找出所有你想知道的答案，判断他是一个什么样的人。你需要与他谈多久就谈多久。

当谈话结束时，这个人与你招手说再见并且走回树林中。你转身走回草地，思考刚才你所听到的内容。当你的幻想结束时，再坐几分钟并且放松。

在我们的内心中维持（或帮助家庭创造）一个自己能成为什么样子的景象，是非常重要的。这个意象练习让你接触理想的自我。你也许很容易做到或者感到有些困难。也许你有些感觉或者被唤起了回忆，抑或听到了对话，但很难建立画面。别担心。你可以在别的时间再试一次，而且很可能得到不同的反馈。

注意你看到的这个人，不仅是他的容貌，还有他的个人品质、他的梦想、他对待别人的态度、对待生活的态度。注意你现在看待自己的方式和你所想象的人之间的差距。有什么让你惊讶的吗？有没有一个你最想培养的特质？需要你做什么？

3. 你不需要去上空手道或户外训练课程来增强自己的勇气。就从工作或生活中小的冒险开始，练习接近你的恐惧：走到你只见过几次的邻居面前并和他交谈；在小组里提出一个问题，即使你知道它听起来很愚蠢；尝试完全不同的东西，即使你感觉笨拙或很不在行；在几天内避免说谎，看看会发生什么。

本周中，尝试几次有意识地接近自己的焦虑，前进，做异乎寻常的事，然后称赞自己。这样做的目标并不是让恐惧消失，而是即使带着恐惧也能继续做事。

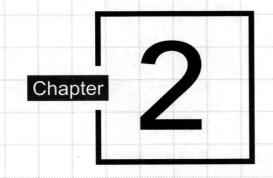

Chapter

2

核心概念
过程、模式、问题和阻抗

当我们做家庭治疗时，我们在做什么？这是我们在本章所要关注的问题。问题的答案会带领我们了解家庭治疗的四个核心概念：过程、模式、问题和阻抗。我们逐一来说明。

过程

过程和内容。关注水的流动和水本身，检查抱怨的根源和抱怨本身。过程和内容是同一枚硬币的两面，它们构成治疗，形成治疗室里所发生的一切。你就像一位导演，要在内容（医生说了什么？爸爸对凯伦的约会最担心的是什么？家庭的抑郁史是怎样的？）和过程（爸爸在控制谈话，妈妈听上去总是很犹豫，当你提及祖父时家庭成员转移了话题，还有安迪在角落静静地坐着）之间不停地切换。虽然内容提供了问题的框架，但过程是正在发生着的问题和对问题的解决。

然而，起初，你和家庭很可能在说两种不同的语言：家庭在谈论内容（是什么），而你至少有相当一部分时间在关注过程（怎么样）。家庭成员通常带着各自的证据、故事、对当前状况的看法、问题和"事实"进入咨询，和大多数人一样，他们的内容在情感的尺度上上下起伏。他们越不高兴，就越是堆积大量的证据——描述重要的往事，拿出像学校报告和支票存根这类重要的证据——来证明自己的观点，以便告诉房间里的所有人他们是对的。他们经常期望你作为法官来进行仲裁，梳理所有内容，然后当场决定谁是正确的，谁真的有问题需要治疗。

你要让每个人都陈述他的"开场白"，好一吐为快，减轻一些初始压力，同时你通过主动倾听开始和他们建立融洽的关系。但在某个时刻，你的领导力和理论需要发挥作用。如果你只是倾听而不引导，如果你没有心理地图帮助你区分他们讲给你的所有事情哪些是重要的、哪些是不重要的（"你说你的小狗的名字是……你刚说什么？"），你不仅会逐渐迷失在细节的森林中，更糟糕的是，你将开始觉得这个家庭不堪重负，反应迟钝。你也许会觉得他们的所有问题都落在了你头上。你会想，唯一的出路是尝试解决"来自外部"的一个个问题，而不是去看看家庭成员在解决问题的过程中卡在了哪里，是什么阻止了他们自己解决这些问题。

此时你就需要关注过程。这也是治疗的关键所在。你也许觉得自己需要重塑来访者治疗以外的世界，但这个世界只有在治疗过程中的"此时此地"才能得到处理。你的影响和权力仅限于你在治疗室中的所言所行，以及你在这里创造出来的彼此互动的微观过程。你需要假定来访者在治疗室中的互动模式呈现了他们的世界和问题：妻子不理会丈夫下次做伴侣治疗的提议的方式，和她忽视他对孩子成绩的关心一样；青春期的女孩把她的椅子从你身边挪开、盯着天花板的方式，和当父母询问她要和谁去听音乐会时她不回应的方式一样。

这是所有你能处理和用于治疗的东西：探索母亲不屑一顾的语气背后是什么；或者鼓励她的丈夫说出自己的想法，即使他的直觉是保持沉默和点头；或者温和地和青少年谈论当问题被扔给她时她感觉如何。这是你的技能集中应用的地方：改变谈话方式、发掘新的情绪、定义行为背后的意图以及愤怒背后的担心。其他任何事情——来访者是否遵从你的意见、是否缴付费用、是否在家控制住不对孩子发脾气——都在你的直接控制范围之外。你面临的挑战是塑造时间、空间和互动，在当下创造出某种新的东西。

这（即关注过程）通常是很难集中精力去维持的视角。当感到挫败或被淹没时，我们不仅需要提醒自己权力的界限，也要提醒自己将精力集中于此时此地。通过这样做，我们教会家庭同样的事情：现在就去思考和行动，而不是坐等未来；朝向与犹豫、躲避、自我怀疑和自我批评相反的方向迈进，明确说出心中所想。我们向他们传递这样的信息：长期良好关系的结果更多是拥有处理问题和改变的健康方法，而不是任何具体的内容或结果。最终，他们意识到，生活即在当下，可以用互动（接下来要做什么和说什么）的质量，也就是过程去衡量。

模式

过程是正在发生的问题，也是模式的原始材料。模式是固化了的过程，可以用来降低焦虑，可以被预测。有些模式是有效的（支持性的，可减少焦虑），而另一些则是功能失调的（总是陷入情感泥沼的互动，而不是去理解、解决问题和共情）。系统理论认为，模式总是比个体更有力量；模式制造了它们的动力和自动化反应。正如情感聚焦疗法的创始人苏珊·约翰逊所说，模式才是敌人，而非其他。

模式被包裹在家庭所呈现的内容中，但这一事实并不意味着我们能很轻易地发现它们。家庭一般不会就模式去思考和讨论；他们会谈论单独的、孤立的行为和事件——"埃里克一直在打架，我的丈夫总是对我大喊大叫。"即使他们将事件联系起来，通常也是连续发生的独立事件（约翰尼开始抱怨，然后他哭号起来，开始乱踢，接着摔倒在地板上），而不是你想要寻找的平行的、互动的、相互作用的事件。

有两个发现这些模式的基本办法。一是询问"接下来发生了什么"，帮助来访者为你绘制出互动模式："在约翰尼开始抱怨之后，你通常怎么做？他开始大哭时，你又做了什么？"通过这样做，你和来访都可以看到互动模式，看到一个人的行为和另一个人的行为之间的联系。通常，模式会一直持续下去，直到情绪发生变化（妈妈打了约翰尼，他开始哭，妈妈跺着脚走进了卧室，砰的一声关上房门），然后开始一种新的和解模式。

另一个识别模式的方法是在治疗进程中观察他们。妈妈告诉苏珊坐直，苏珊瘫坐得更厉害了，爸爸让苏珊听妈妈的话，苏珊对爸爸很不耐烦，妈妈耸耸肩看向别处，苏珊坐直了一点儿，又瘫了下去，事件结束。这也许会以不同的内容重复：妈妈让苏珊说出昨天发生了什么，苏珊说没什么好说的，爸爸斥责苏珊，等等。如果模式没有在治疗室中自动上演，那么让他们给你重演一下在家里发生的事情：让爸爸和女儿讨论宵禁时间，让妈妈和儿子就日常家务进行商讨，看看会发生什么。这时，你可以开始用缓和的、非指责的方式指出你所看到的模式："很有趣。我注意到当苏珊做_____的时候，妈妈总会做_____，接着，爸爸，你看上去要_____。"如此，你便向家庭介绍了他们固有的反应模式。

通过注意和思考家庭的模式，你有意识地远离了内容细节的沼泽，并可以帮助家庭做同样的事情。与其让他们争论是星期二还是星期三，不如通过你的帮助，让他们看到会谈毫无进展，他们又一次陷入了列举证据和指责他人的情感旋涡。让事情变得更好的关键在于，帮助家庭意识到他们陷入了自己的模式，让他们学会自己走出困境，并引导他们朝着更积极的方向前进。

问题

当然，是问题让来访者来进行咨询的：睡不着的孩子，关于金钱的争执，流产的悲痛，或者是对住在地下室的妹妹的担心——她很少出门，看起来非常抑郁。接下来，我们开始行动：定义、解构、重新组合、重新定义，希望最终能帮助来访者解决他们最想处理的问题。

但是问题从来都不是表面上的样子。即使第一眼看上去每个人都能确定的问题——比如，轮胎瘪了——对于要尽快把妻子送到医院的丈夫来说可能难以承受，而商人却微微一笑，知道自己找到了缺席一直害怕的聚会的完美借口。这就是问题的本质；它们是每个人所独有的，被各自的心理精选和标记。它们真实地存在于观者的眼中。

家庭治疗最初的困难是，家庭成员提供相互矛盾的问题以引起你的注意，每个问题的所有者不同，严重程度不一。你的工作是筛选和分类这一切，用一些新的视角取代家庭旧有的观点，让他们知道思考问题的方式最终决定了他们如何处理问题。这里有一些视角，你可以在判断问题时试着用一下。

你的临床理论

如前所述，你的临床理论塑造了你所看到的内容，并重新定义了存在的问题。如果你遵循结构化的方法，模型会指导你去注意这个家庭和理想的家庭结构——有稳固的层级制度，父母合作——之间的不同。你可以在这个框架内去观察家庭存在的问题。如果你是用多系统的方法和青少年工作，你将看到除了家庭之外青少年所处的其他系统，这些系统远离了家庭中的那些负面影响并带来了正面影响。通过给家庭提供这种新的视角，你激发起新的问题、新的情绪，甚至有望是新的动机和希望。

技能问题与技能使用问题

这组术语是埃克斯坦和沃勒斯坦于 1958 年在他们的重要著作《心理治疗的教与学》（*The Teaching and Learning of Psychotherapy*）这本书中提出的。总的来说，他们认为来访者的问题可以被归结为两类：技能问题（Learning Problems）和技能使用问题（Problems about Learning）。前者与技能有关。我从未养过孩子，对于换尿布一无所知。这是一个技能问题。一旦有人向我演示如何换尿布，并且我进行练习之后，这就不再是个问题。另一类技能使用问题，是在一些我具备技能的情境中——总体上，我是个好父母，知道如何养育我的孩子——我的情绪却凌驾于我的技能之上，从而导致了"问题"。每当我十几岁的儿子表现得目中无人，插着腰，用"那种眼神"看着我的时候，我就感觉想要扭断他的脖子，而忘记了所有我知道我应该做的事情。

所以，埃克斯坦和沃勒斯说，我们需要在一开始就区分来访者的问题是技能问题还是使用技能有问题。这家人为钱纠结，是他们真的不知道如何制定预算、平衡收支，还是跟情绪和控制有关？父亲在情绪化地持续疯狂消费，但大家争论的却不是如何支付信用卡，而是谁来决定要为什么付费？正如我们所强调的，对这些问题你不需要有答案，你只需要提问。从问自己开始——技能还是情绪？带着这个问题，你就有了一个便捷的评估工具，同时也可以帮助家庭看到他们的问题可能在哪里。

问题是不良的解决方案

由于问题和他们的主人之间存在着紧密的联系，所以通常看起来，一个问题只是解决它背后另一问题的糟糕方法，尤其是对外人来说。这是对问题更深一层的思考。比如，山姆的妻子也许认为山姆有酗酒问题，因为他每晚都喝一夸脱的杰克·丹尼斯*；但是，很有可能，山姆并不认为他有问题。对山姆而言，他喝酒是为了解决另一个问题——尽管这可能并不是一个好的方法——情绪低落或是对业务破产的担心，抑或是过去的创伤造成的困扰。相似地，我们也可以把疯狂消费、青少年离家出走和雷霆大怒以至于要警方出马看作不良的解决方案。这里的假设是：在任何一个时刻，人们通常都尽其所能解决问题，即使他们的做法在你或其他家庭成员看来是功能失调的。作为一个家庭治疗师，这意味着你要问自己："如果这个问题确实是一个不良的

---

* 一种威士忌。——译者注

解决方案，那么这个问题的背后是什么？"

再说一遍，你的工作不是知道答案，而是询问山姆，他是如何理解自己的喝酒问题的，这和他妻子的理解有何不同，然后看看他会说些什么。

童年创伤和过时且有限的应对方式引起的问题

作为不良的解决方案的问题和使用技能的问题，恰好组成了我们对问题的最后一种思考方式——问题来自童年创伤和旧有的应对方式。

这个观点是说，无论我们的父母做得有多好，我们都会在童年时期经受一些情感创伤。比如说，如果爸爸对我吹毛求疵，我会变得对批评很敏感；如果妈妈很抑郁，沉浸于自己的问题或者缺乏做母亲的技能，以至于我经常得不到所需要的关注，那么我会对被抛弃或被忽视的感觉很敏感。

作为孩子，我们应对这些伤害和未被满足的需求的方式是很有限的；作为一个只有 6 岁的孩子，我们无法发起一场成人式问题解决性质的讨论，和父母讨论我们希望他们做哪些改进。相反，在我们的个性、兄弟姐妹的应对方式和父母示范的基础上，我们依赖三种基本的应对方式：退缩、表现好（总是做我们认为别人希望我们做的事情）或者变得愤怒和反叛。

毫无意外，这些伤害和应对方式会被带进成年期。如果你对批评很敏感，相比于其他同事，你很可能会过度解读主管对你问题的简短回答；如果你对被忽视很敏感，当你的伴侣说他累了的时候，你有可能感觉焦虑和受伤，内心质疑他什么时候会离开。当这些情境出现，你又一次感觉自己像那个 6 岁的孩子一样受到伤害，你又一次使用已经学会的方式来应对——离开你的主管或者尽量迁就她，或者生气地谴责你的伴侣太过自私和不敏感。

佛教有一句话："一花一世界，一叶一菩提。"就是说，我们如何做一件事情，就如何做其他事情；我们的个性和主要的应对方式渗透在生活的一点一滴中。通过联系这些情感创伤和童年的应对方式，我们很容易看到问题是如何被激活和维持的。触及过往创伤的关系问题，经常变成家庭、个体和伴侣眼里的急症。要找到一条出路很难，因为个体的应对方式很有限。这些应对方式是基于儿童时期的，在更大更复杂的成人世界里，它们太过狭隘和僵化，就像是在一台新电脑里运行着过时的软件一样。

作为家庭治疗师，你要找到"来访者是怎么应对的"：你要找到"运行的过时软件"——来访者应对压力和管理关系的方式以及他们尤为敏感的特定问题。然后，你的目标是帮助他们识别这些自动反应，协助升级软件，指导他们以一种更灵活和成人的方式做出反应。通常这个过程是让来访者冒着看似简单但情绪上难以忍受的风险，去做与他们习惯相反的事情——大声说出来而不是退回去，决定自己要什么而不是急于辨别别人想要什么，以自我调节来减轻愤怒，然后利用对愤怒的理解来告诉自己和别人他们最需要什么。通过逆习惯行动，来访者才可能走出童年的创伤；通过学会各种各样的应对技巧，他们在问题出现时就不会困在情绪里。

你也有不同的看待问题的方式和视角，通过这些方式和视角，你可以定义和接近家庭的问题。你所好奇的是，是什么让这个家庭无法依靠他们自己解决问题？这是一个技能问题吗——他们不知道特定的交谈或者为人父母的技能？这是一个在特定情境下情绪淹没了技能的问题吗？这是一个在现有问题背后没有被定义的问题吗？这是旧的创伤被激活时他们应对压力情境的方式吗？这些角度也要求家庭成员停止自动反应，逆习惯而行，走出舒适区。我们回到了前文讨论过的务实——做一些不同的事情而不是正确的事情，靠近焦虑而不是回避它。

阻抗

在临床文献中，问题和家庭的阻抗——去做需要做的事情来解决现有的问题——看起来是密切相关的，但不同理论模型的重点和倾向不同。举例来说，传统精神分析模型认为阻抗不仅是工作的一部分，而且也是工作的重点；

而行为取向则不太谈论阻抗（Anderson，1983）。除了这种非此即彼的观点之外，还有一种观点认为阻抗是有意义的，来访者可能总是对走出他们的舒适区、适应新视角甚至是参与治疗过程本身充满了复杂的情绪。

如果我们假设人们总是尽其所能，那么他们花费时间和金钱走进治疗室，至少说明他们有一部分是在渴望改变和解决问题的。这里有四个基本的"阻抗"的来源供你参考，它们都和我们的核心概念有所关联，也恰好都和治疗师有关。

- **对问题没有达成一致**。如果未能澄清实际存在的问题或是对问题的看法不一致（例如，法庭认为这对父母需要伴侣治疗，伴侣觉得法庭在折磨他们），如果目的和手段纠缠在一起（法庭下令做治疗，伴侣更愿意和他们的牧师或祖母谈谈），来访者就没有动力，并且看起来很抗拒治疗。

- **对治疗过程的错误期待**。来访者必然会对治疗有所期待——治疗师将做些什么（倾听、给建议、决定谁是正确的）、关注的焦点是什么（如会见我的孩子而不是家庭）、治疗中将发生什么事情（询问我的过去、聆听我的故事、问许多问题）或是治疗的长度（两次治疗而不是两个月）。如果治疗师没有满足这些期待或调整得不够迅速，家庭很有可能就不会来了。

- **不合理的治疗节奏**。这也和过程有关，并且往往很实际。你给家庭布置了任务（比如，父母要制作一份针对孩子行为的奖励表格），他们下周又来咨询了，但什么都没做。这看起来像是阻抗。但也许是因为他们不明白该怎么做或是觉得太难了，抑或是不理解这如何能帮助他们的孩子在学校表现得好一些。治疗师的步伐太快，已经做了很多假设，而父母感觉压力很大，难以学会这些技能。他们需要更多的支持或信息。

- **重现了一个家庭角色**。治疗师无意中引发了情感创伤，激发出家庭进程中的旧有障碍（例如，治疗师对青少年过于强硬，因而被其视同严厉的父亲；治疗师太努力想去拯救家庭和解决所有问题，以至于家庭中的每个人都变得很被动）。在这些情境中，治疗师已经进入了这个系统，而不是作为一个外部的改变顾问；治疗师扮演了最终维持功能障碍的角色，干扰了家庭学习新的技能。

我希望你留意到所有这些偏离方向和来访者无关，而和你有关。尝试把"阻抗"当作治疗关系或过程中对另一问题的不良解决方案来思考。当来访者固执己见且无法坚持到底时，想想这四个来源，你就可以发现潜藏的问题并解决它。我们会在后续章节中进行更详细的讨论。

那么，回到本章开头的问题："当我们做家庭治疗时，我们在做什么？"我们做的是，在这四个核心概念之间进行切换。

1. 聚焦过程。关注过程而不只是内容——因为这样做不仅会使我们免于被家庭提供的内容所淹没，而且可以开始帮助家庭审视过程并理解它是改变的媒介。
2. 定义模式。阻断功能失调的模式，帮助家庭成员也这样去做，以便他们可以打破模式的控制，有意识地行动，迈向更积极的方向。
3. 处理提出的问题。使用新的视角，以便开始定义和解构问题，这给我们一个理解问题的立足点。
4. 处理阻抗。清除过程中阻止家庭前进的障碍。

现在，你有了构建家庭治疗基础的核心概念，其他部分都以此为基础。在接下来的章节中，我们会看到将这些概念付诸实践的技能和技巧。

自我觉察：第 2 章练习

1. 回想自己的过去，你曾经历了什么样的情感创伤？在你和别人的关系里，你最敏感的是什么？有什么主题吗（比如，"我总是突然感觉……"）？当这些创伤被触发时你会如何应对？你整体上是如何应对压力的？

2. 是否在某些特定问题上你因为缺乏技巧而感觉有困难？这在治疗中出现过吗？当处理情绪情境时，比如面对具有攻击性的来访者，你是否因为不知道如何回应这类人而挣扎？有没有其他你生活中存在的问题，可以通过学习相关的技能来很好地解决？

3. 在过程和内容之间进行转换是需要练习的。在非治疗情境中，比如和朋友谈话时，看看你是否可以在两种模式之间转换。当你看电影时，看看你是否可以识别每种模式。

4. 在你的问题之下还有其他问题吗？区分这点的一个好方法是问自己五个"为什么"。Toyota 最初提出这个方法来深入研究汽车制造问题，你也可以在自己的个人生活中应用这个练习。列出问题，问自己为什么，看看接下来会出现什么答案。然后再问自己为什么并看看会出现什么。即使已经问了五个"为什么"了，你也可以继续追问自己进行更深入的探索。

Chapter

3

六个基本点

过程、模式、问题和阻抗是构成家庭治疗临床工作的核心概念，你可以在此基础上发展自己的治疗方法和风格。在这章中，我们会看看这四个核心概念的外延并查看六个基本点，这些要素是治疗会谈的核心，也是你一直都可以回归的着力之处。当你开始感觉被内容淹没时，当家庭无止境地提出一个又一个问题并把他们的压力直接扔给你时，当家庭被强烈的情绪所麻痹，而这些情绪使你尝试创造的任何新的、脆弱的希望破灭时，你需要一些途径来重新聚焦并回到中心。

回到中心在这里是很重要的字眼。如果你曾学过冥想，你可能被告知要专注于你的呼吸或提前设定好的一字真言。你也可能被告知不管何时你"逮到"自己在胡思乱想，都没有必要感到焦虑或担心，你只需要停下来，回到呼吸或一字真言上就好。一开始，你很容易迷失在自己的计划和担心中，甚至都没有意识到，比如想起你和丈夫当天早上的争吵，想起你要在杂货店购买的商品清单，想起马上就要到截止日期的报告或论文，等等。而且最初的时候，很可能你回到一字真言所花费的时间比你真正在念它的时间还要多。但通过足够长时间的练习，事情会发生变化——你越来越能够在走神之前继续坚持真言。

家庭治疗也是如此。当你发现自己迷失在接受治疗的家庭里，被他们的话语、问题和情感所淹没时，不要惊慌，也不要为弄糟事情而内疚。你只要把这些基本技能牢记在头脑中，将它们作为治疗过程的导航仪，就总能回到中心。它们可以帮助你在最困难的会谈中继续前进。也许一开始，你发现自己总是需要回来，但通过练习，你介入家庭的程度将日益加深。不过，即使经过大量的练习，有时你还是会被淹没，好在你总是可以回来并重新开始。一旦你感觉能够很顺畅地应用这六个基本技能，你就可以在治疗中以它们为基础，打造自己的风格，创造出你对于某个特定问题或家庭的独一无二的方法，就如同高超的大厨可以利用他最喜欢的食材制造出各种不同的精美食物一样。

基本点 1：确定问题是什么和来访者是谁

"我感觉最近我都不是我自己了。"

"老师说我儿子在班级里很活跃，惹人注意，但他回到家总和我过不去。我在想你能不能跟他谈谈，让他正常起来。"

"法官下令让我过来接受咨询，直到你说我可以不用做了，但我认为我并不需要，我前妻才是那个有问题的人。"

"我和我丈夫都认为我女儿的性格有问题，但在我看来，真正的问题出在我丈夫总不回家上。"

简言之，人们因为问题而来见治疗师，他们在意的是治疗能否解决问题以及治疗费用是否可控，因此你能准确知晓问题是什么就至关重要。这意味着你要对来访者所说的内容及其内心的斗争有清晰的理解："感觉不是我自己""在班级里很活跃"或"性格上有问题"指的都是什么？从表面上看，这些都不是可解决的问题，因为他们所陈述的行为、情感和症状都是模糊和不确定的。你要帮助来访者弄清楚他们想说的内容，以助于他们更明确自己的所思所感。这样做，不仅可以明确治疗中的问题是什么以及哪里有问题，而且可以帮助你思考清晰有效的工作方案。

你也需要弄明白是谁存在问题。有时，特别是当来访者是一个自己主动寻求治疗的成年人时，治疗室中的来访者和存在问题的来访者是同一个人，理由很简单："我感觉很低落；我来这里想让你帮助我。""我的孩子不听我的，我需要学习怎样更好地管住他们。"然而，另一些就没有这么简单了。通常，真正有问题的人却恰恰看到了另外某个人的问题：妈妈认为她的儿子需要交新朋友，但儿子认为自己的朋友很好；爸爸认为妈妈应该更严厉些，但是妈妈觉得她和女儿关系很亲密，爸爸只是嫉妒了；妻子希望她的丈夫不要再喝这么多酒，但是丈夫说他只喝了一瓶啤酒，这对别人来说都不是问题，对她却是个问题。每个人都说，如果另外那个人改变的话，我就会感觉好一些。

当他们来到治疗室时，每个人都在指责别人，此时将问题和人仔细进行匹配很重要。认为男孩存在问题的母亲和老师也许才是有问题的人，男孩和父亲也许并没有问题。被法庭介绍来进行治疗的男人也许并没有问题，而是法庭的命令本身有问题；甚至有问题的是法官或缓刑监督官。父亲和女儿之间存在问题，但母亲和父亲之间的问题可能更大。看到或感觉到问题的那个人才是问题的主人，并且最终要负责解决它。

当问题显而易见时——丈夫每晚都喝到烂醉，小男孩攻击每一个邻居，青少年拒绝去上学——你很容易陷入别人的担忧，加入他们一起去试图说服大家都认为有问题并且确实也存在问题的被确认病人（Identified Patient，简称为 IP，也称为索引病人）。那是你需要避免的一个尴尬角色。你暂时离开了治疗师的位置，迅速变成了一个强制执行者，而被确认病人通常就会开始用越来越多的阻抗回应你。在他看来，自己完全没有问题，至少不是大家所担心的那个问题，而你和别人意见一致只能使你更快地被解雇。

你所能做的并不是和被确认病人在问题上较劲，而是将那些提出问题的人带进来，与被确认病人一起，采用不同于以往的语言、情绪和语气（谢谢你）来谈谈他们对于被确认病人行为的担心和恐惧，看看这种方法能否激发被确认病人正视这个问题。如果指出这一问题的人——例如缓刑监督官、社工人员、老师或是一些常见的机构和协会代表——不准备出席首次会谈，那么邀请他前来参加。老师说："我担心如果你不能在班里安静下来专心学习的话，你的功课会落下。"母亲说："我担心，如果你在家里一直和我争吵，你也无法跟你的姑姑好好相处，这样的话，你暑假就不应该去她那里住。"缓刑监督官说："如果你不能通过咨询控制自己的愤怒，你不仅可能会被判入狱，而且还可能会丧失对女儿的监护权。"此时你的工作是确保谈话是清晰的，被确认病人可以理解其他人的担心以及被确认病人可以解释为什么问题不是他的。

这类谈话的另一个方向是，和被确认病人探讨他所担心的任意问题："如果你可以在家、学校或者你的生活中发生任何改变，那会是什么呢？"结果可能表明，男孩的沮丧实际上是因为他妈妈似乎把所有时间都花在了新生儿身上；或他感觉老师总是不站在他这边，从不表扬他做得好的方面；这位男士同意也许他脾气有问题，但自从失去工作后他的脾气变得更糟，而且他感觉没有人愿意帮助他进行上岗培训。你正朝着问题是不良解决方案的方向前进，揭开这个问题背后的问题。现在，你有了着力点和改变的动力；从哪里开始并不重要，重要的是你开始了，继续前进吧。

但如果被确认病人不投入，认为自己完全没有问题，治疗只是在浪费时间呢？你可以试试让被确认病人自己待着，帮助其他人观察他会如何处理自己的问题。感谢男孩的到来，安排时间单独去会见母亲，谈谈亲子教育的问题，并让母亲允许你去和老师谈谈，以便使他们对于男孩行为的处理方法协调一致。告诉来访者你很乐意告诉法庭他不需要再来咨询以及他需要考虑其他选择。告诉这位男士你不确定他是否存在酗酒问题，但是你建议他妻子去参加一次匿名戒酒会，再或帮助妻子弄清楚如果丈夫继续喝酒她该怎么办。

重申一下，你的工作不是去偏袒哪一方，而是弄清楚每一方都是什么——父母的问题和孩子的问题、机构的问题和来访者的问题、丈夫的问题和妻子的问题。在家庭治疗中有一份问题清单很正常，原因很简单，就是有这么多人，而他们每一位都有互相独立又关联的对现实的斗争和憧憬。为了管理所有这些人，你得对每个人的责任划清界限，然后先处理很多事情中的一件。你也许会决定单独处理每一件事："这次会谈我们将讨论如何和山姆一起使用暂停的方法，而下个星期也许我们会谈论你所担心的假期抑郁。""我们先来解决一下该怎样处理克洛伊在学校的表现，接下来我们可以处理你担心的婚姻问题。"

你也可以转移到不同的层次上，使用家庭的力量，运用系统的理论给家庭展示出两个或多个问题是怎样联系的："苏珊，你很不喜欢杰西和那些人出去；而杰西，你觉得苏珊总是和孩子们待在一起而不愿意花时间和你在一起。也许这两个问题彼此是关联的。""约翰，你担心汤姆总是激怒他的弟弟；而汤姆，你爸爸忽视你使你很愤怒。我猜想，是否激怒弟弟是你让爸爸知晓你的愤怒并使他注意你的办法？""曼纽尔，你很担心特瑞莎的功课。特瑞莎，对于父母的争吵，你感到很难过。特瑞莎，我想，家里这种紧张的状态也许使你感到情绪低落和有压力，并使你很难学习。"

这种将一个问题与另一个问题联系起来的方式，帮助家庭成员开始看到彼此的行为不是独立的，而是相互联系的，一个问题实质上是在试图解决另一个问题，行动和反应相互联系构成模式。当这种联系被描述出来并被家庭认可时，争论的焦点就从谁存在问题转变为如何打破这种模式。它也建立在已经存在的动机之上，因为一个成员最关注的变化必然与其他成员的关注点有所关联。

最后，相比于轮流治疗单个问题以及连接问题，更常见的情况是把几个问题精缩为一个新问题。例如贾迈勒，他因为逃学被学校推介来进行咨询，他的父母一起参加了第一次会谈。很快便显露出来的情况是，他父亲在克制了几年之后又开始大肆赌博，而母亲报告说在过去的 6 个月里，她被慢性的背部疼痛所折磨，医生也没能帮她改善多少。表面上，你可以将这些问题视为彼此独立的，但它们都爆发在贾迈勒 6 岁的妹妹去年突然死于白血病之后，因此这很可能不是一种巧合。

从这个角度来看，你可以将他们的问题视为他们应对共同的丧亲之痛的不同方式（尽管不一定是适应的方式）。通过探索和定义这种潜在的共同创伤，看起来独立的问题变得一致，即每个人都感觉到悲伤和痛苦。在你的支持下，咨询的焦点从他们行为的具体问题转变为解开联结他们同时也阻碍着他们的悲痛心结。

安也有类似的情况。她因为违背禁足令、在外面不按时回家而被带来进行心理治疗。她的母亲同时还抱怨说，12 岁的布兰登总是和弟弟丹打架。你发现，所有这些单独的问题都与父母在家难以达成一致有关，他们总是因为制定规则、对孩子做一致的限制而起冲突，而这反映出父母在管理孩子上观点不同。再一次，单独的问题被浓缩为另一个主要问题，即夫妻关系问题和他们一起处理事情的困难，而这将成为治疗的焦点。

给家庭一个新问题和新视角去替代过去禁锢他们的问题，并激发新的能量和创造力来解决新问题。作为治疗师，对你来说最棘手的部分就是确保家庭成员同意你发现的新旧问题之间的联系。每个人都需要认同，在悲痛与贾迈勒的逃学、父亲的赌博以及母亲的背部疼痛之间真的存在联系，或是婚姻关系的紧张与安的行为以及男孩们的争斗有关联。你可以通过多种方法实现这一点：心理教育，在治疗室中探索并指出问题所在（例如，指出父母在此处如何意见不合，还有孩子是怎样付诸行动或不听话的），利用你深厚的专业知识以及他们对你的观点的渴求。但有时，将看似不相干的问题联系在一起很难得到家庭的认同，你也许需要单独去处理每个问题，直到你能够收集更多的证据说服家庭相信联系真的存在。

弄清楚来访者是谁、问题是什么，是制定治疗协议的起点。当你开始感觉被家庭呈现的各种问题淹没时，可以回到这点上进行思考。

基本点 2：寻找缺失的部分

　　夏洛克·福尔摩斯的故事集中，有一则讲的是有人在夜里从马厩中偷走了一匹马。福尔摩斯跟华生断言，这个案件的关键就是那只会叫的狗。华生说，但是狗并没有叫啊。正是如此！福尔摩斯说。狗不叫意味着那晚来的人不是一个陌生人，而是狗所熟悉的人。

　　你也需要像福尔摩斯一样思考。你不仅需要看到家庭呈现出了什么，更要去看他们没有呈现出的内容；寻找没有说出的、没有发生的部分，看看家庭在你面前创造出的图景中缺少了什么。不来治疗的父亲、迈克尔能做好的事情、母亲坐牢的日子、妻子三年前的风流韵事、愤怒、悲伤、长兄持续的抑郁、笑声、潜台词和身体感受，这些缺失的部分，是家庭这块织物上的窟窿，是家庭中不同成员所回避、不能做或没有意识到的事情。

　　你还要去寻找那些他们不能完整表达出来的内容。对语言的微妙保持敏感：父亲提到"问题"或"过往"时的方式，母亲如何在话说到一半时停下来又换了话题，比如"接着他……但老师说"，或者压根儿就不再说了。要意识到这些，就要看到此类语言的保护作用。用"一个问题"代替详细描述行为或情境，实际是在情绪之上覆盖了一层保护膜。在句子中的停止或转换也正是为了表示"不要谈论这些"。所以我们要做的恰恰是谈论这些！询问"什么问题""什么事情"，让来访者回过头来把那句话说完。语言越具体，情感就越清晰。

　　我们回过头来讨论舒适区、根深蒂固的应对方式和创伤，还有问题之间的密切关联。父母知道迈克尔的故事和他的注意缺陷／多动障碍（Attention-deficit/Hyperactivity disorder，简称 ADHD）问题；他们可以告诉你他从小时候就有的所有问题，并且可以谈上几个小时。类似的，母亲熟悉愤怒，不管情况如何，她都把它当作一种默认情绪，然而当妻子的声音中有一点点批评，丈夫就能够在治疗室里展示他的快速适应。看看房间里缺少什么：情绪、行为、话题和语言。我们问自己，这个家庭卡在哪里了？这个家庭没办法做什么？答案就在房间里所缺少的部分。作为一个局外人，你可以看到他们所看不到的部分——他们的盲点、未知的新情感反应和行为，而这些部分，恰恰是他们的焦虑、最终的解决方案和治愈共同存在的地方。

然后你指引他们去那里。由于通常最重要的谈话就是家庭所回避的，所以试着让他们看到发生了什么："汤姆，你一直没有说话，我不知道安是否认为你只是漠不关心。你能够告诉安你对她所说的话有什么想法吗？""好像你们从来都没有谈论过父亲的去世，也许我们可以谈谈这个，哪怕只是几分钟。""海伦，你一直负责让托马斯上床睡觉，这个星期让约翰负责这件事儿怎么样？""安吉，你提到了你曾蹲过监狱，能跟我多说一点吗？""克里斯，很明显你对于你女儿和她男朋友的关系很生气，但是如果这个关系继续，你最担心的是什么呢？"

你也许在有些时候向这些无法表达出来的主题前进，因为你需要更好地理解和过滤家庭呈现出来的内容，但是更重要和更常见的是你提出这些问题去促使家庭成员们远离熟悉的事物。你使用你的领导力来转变过程和谈话，并以此评估他们对焦虑的容忍度，向他们提供一个稍有不同的视角，甚或一个小小的变化经验。

要如何学会倾听和观察到缺失的东西，而不只是看到呈现出来的东西呢？通过训练你的眼睛、耳朵和心灵。当你听一段录音时，仔细倾听其背后没有提到的以及被含糊地一带而过的内容。当你观看录像时，注意个人或作为整体的家庭没有做什么。当你感受到情绪或看到行为时，问问自己反面是什么，或者就像福尔摩斯一样，询问自己期待看到和听到但实际没有看到和听到的是什么。通过练习，呈现的内容将成为发现缺失的自动跳板，帮助你发现这些家庭和个人不能做什么。

当你在治疗中感到被淹没或丧失了焦点时，寻找治疗室里缺失了什么（没有被谈及的内容、被回避的情绪、在家庭过往的某个角落里埋藏的秘密）

或再次聚焦于已经提出的"窟窿"上（母亲的愤怒、父亲的悲伤、孩子不能说出的感受）。你是改变的促进者和向导。你需要不断前进，家庭才能跟上你的步伐。

基本点 3：阻断失调的模式

正如前文中提到的那样，模式是家庭治疗的重心，是你组织自己所看到内容的方式，也是对你所没有看到的内容的补充。家庭成员互动中所缺失的内容（未表达的情感、未讨论过的秘密等），表明了他们所不能处理的巨大焦虑。此外，失调的行为和习惯标志着家庭找到了一种容纳焦虑的方法，而这些焦虑正是由潜在的问题所激发的。如果在缺失的内容中发现了家庭的焦虑，那么家庭的焦虑很可能就存在于相应的模式之中。

就像你可以学习发现缺少了什么，你也可以训练自己去注意家庭的模式。类似的，你可以观看治疗的录像带、一部电影，也可以只是坐着观察家庭聚会上或餐馆里的夫妻，看看你能否注意到一些模式。在初始访谈中，你要给家庭成员提供空间，让他们不仅讲述自己的故事，还要让模式呈现：母亲反复打断女儿，女儿顶撞回去，父亲告诉女儿不能这样和母亲讲话；父亲看到孩子在玩玩具房子，提示说玩具小狗在桌子角落，孩子随即说他不想再玩玩具房子了。年长的父母试图和成年的儿子谈谈他好像有些孤立和游戏成瘾，但儿子总是通过指出父母在夫妻关系中的问题来进行反驳。

一旦你指出模式是什么，下一步就简单了：阻断这个模式。许多家庭治疗的新手会陷入恐慌，因为他们急于找到一个完整的健康模式去替代现有的失调模式。当然，你可以有一个计划，注意所缺失的东西会给你一个方向。但即使你自己想不到这些，也没关系，你仍然可以通过阻断现有模式来迫使家庭做出不同的事情。

让母亲试着不要打断女儿，让父亲不要介入她们。让爸爸只是看着儿子玩，而不是提出建议。当父母又开始一起指责孩子时，你可以像交警一样举起手制止他们，看看会发生什么。他们的第一个反应可能是不理你或是在两秒之内重新滑入安全区，但如果你坚持下去，继续阻断他们，焦虑的状态将会迫使他们尝试一些新的、不同于以往的互动方式。此时，他们开始发生改变了，你可以再对这种新的互动模式进行简单微调；在你的帮助下，他们也逐渐开始识别模式本身。

基本点 4：追踪过程

如第二章中所说，内容和过程是治疗的两面，整个治疗过程中你需要在这两者间切换。两者都是信息来源。你的临床理论也许更强调其中某一个，比如传统的认知-行为理论开始于内容，并且总是回到内容上：约翰感到被拒绝，但他可以学着告诉自己，那并不意味着他是一个不好的人，也不意味着他做不好任何事情；蒂姆没有通过暑期考试，这是个问题，但并不是个灾难；迈克并非总是生气，只有当他感到人们误解了工作对他的重要性时他才会生气。认知行为治疗的治疗师说，我们也许无法选择自己的情绪，但我们能够选择自己的想法，而想法的媒介就是语言。正是我们的自言自语限制和束缚了我们，失真的语言歪曲了现实，导致了负面的情绪。通过对失调的语言保持警惕并有意识地去改变它，我们能够直接影响自己的情感，改变自身的行为。而另一方面，大多数的经验疗法（叙事治疗的外化、格式塔的空椅工作和结构治疗的制定）则更加突出推动过程。

尤其在最初的几次治疗中，你所关注的是教给家庭你认为治疗过程中重要的事情以及他们自己需要关注的事情。如果你过于关注事件的细节（祖母在电话中究竟说了什么？你怎么知道杰克星期二上学迟到了？），那么你就是在告诉家庭这些细节很重要。他们会在下一次咨询时准备好电话交谈的誊录稿，他们会注意杰克离开家的时间。你的话语以及所选择的谈话内容将决定来访者的思考内容。

从咨询一开始你就需要关注过程，而且要密切追踪过程以防止迷失在内容的细节中。追踪过程能使你发现模式，同时也让家庭知道过程本身就是重要的。许多家庭看不到过程、忽视过程或者将过程与内容分离——"不要打断我！"他们吼道——然后再回到他们的故事之中。事实上，当内容能够与过程融合时，它才是最有价值、最有效和最能被听见的："我在犹豫和摸索，因为我害怕如果我说错了，你会生气"；"我在听你说的内容，但我不太明白你说的意思；再换个说法告诉我，为什么我上星期出去会伤害你的感情"。这种在当下对内容和过程的匹配是卡尔·罗杰斯真诚概念的基础，也是禅宗意识、自我意识、自我反思和自尊的基础，是绝对真诚和活在当下的关键。总之这是非常有力量的。

帮助家庭理解过程的一个很有用的比喻是，谈话就像开车。开车包括两部分。第一是在你出发前知道你想去哪里。开始一场谈话时，确定你最想要另一个人理解的内容（比如，你在我说话时查看消息，这让我感觉不受尊重），你最想解决的问题（比如，给孩子们列出一份家务清单）。另一部分是保持车沿着道路前进——也就是过程——而这是许多家庭陷入困境的地方。几分钟内，他们就不再谈论查看消息的事情或家务清单了，而是怒气冲冲地又说起2012年的圣诞节、莎莉说谎的事情以及谁来决定家务事是否重要，等等。谈话陷入了困境。

当这些在治疗中真的发生时，就像模式一样，你要先等待，然后看看家庭是否能让车子重新上路。"我们现在不需要谈论2012年的圣诞节"，父亲说，"让我解释一下为什么手机隐私对我很重要。"如果他们不能——如果2012年的圣诞节的话题迅速地延伸至"你的母亲、你的愚蠢的弟弟以及那时候你做了这样那样的事情"，你要介入、打断模式并通过指出过程来改变过程："大家等一下。你们发现没，这场谈话毫无进展，汽车已经偏离道路，陷到沟里了。"他们的第一反应可能是忽视你，说"是的"，但仍然继续刚刚的内容。

你需要坚持并重复指出这个过程，直到他们可以开始自己去做。

你也可以通过追踪过程来抓住语言、情绪、目的、媒介和信息之间的不协调。这通常是通过问题（"约翰，你在谈论过去的美好时光，但看起来却很悲伤。你此时此地的感觉是怎样的呢？"）或评述（"玛丽，我正在试着提出一个建议，而我感觉你在忽略我"）来进行的。来访者，无论是个人还是整个家庭，在这样的提问下不得不进行转换，被迫停下来，思考刚才发生了什么、接下来会发生什么。焦点的转变给家庭成员创造了一种机会，将无意义的内容转变成有意义的、诚实的内容以及背后的情感。

又一次，当你指出这些不协调时，来访者的第一反应总是抵抗你以减少其自身的焦虑。玛丽可能会嘟囔说："我在听。"这既否认了现状，又躲避了对抗。如果你继续询问（用柔和的语气说："你觉得我在责备你吗？"），并帮助来访者注意当前发生的事情，阻止她滑回到同样的内容，来访者就不仅在与你的关系中拓展了新的情绪领地，而且开始学会从过程中分辨内容，并学会在两者间转换。

最终，你要像猎犬一样追踪过程，以确保你和家庭步调一致。如我们下一章要讨论的，这在第一次会谈时尤为重要。这意味着除非家庭和你一起向前走，否则你不要自己一个人往前走，你要指出过程中出现的每个问题。所以，如果你让父亲试着只是观察孩子如何玩而不要提建议，但他仍继续那么做时，你要立即停下来并解决它："我建议你让辛塔自己玩，以便更清楚地看到她自己决定做什么，但你好像在这点上有一些困难。我在想是为什么。"

类似的，如果你做了一个解译："听起来你的主管让你想起了你母亲。"而来访者做了个鬼脸；"我在想哈罗德是否是因为注意缺陷多动障碍而在上课时无法集中注意力。"你从母亲那里得到了一个无力的似是而非的"应该是吧"的答案。那么你需要停下来，找出当下正在发生什么。"你刚刚做了个鬼脸，看起来你并不同意我的说法。跟我说说你对你主管的不同看法。""我在想，根据你的家族史，哈罗德可能存在注意缺陷多动障碍的风险，但看起来你对此有不同的想法。"

　　抓住这种不同步时刻，你就有机会在治疗室里修复互动和关系中的失误，实施治疗计划。你可以探索是什么使父亲无法让女儿独自待着；你可以向来访者解释为什么她对主管的反应和她曾经对母亲的反应是相似的；你可以告诉母亲注意缺陷 / 多动障碍是什么或者去发现最困扰她的东西。如果你让这种不同步就这么过去，错过或者不理会父亲持续的打断、来访者的面部表情或母亲的微弱反应，他们也许会在这次治疗结束时说，这个真的很有帮助，我保证会做你布置的家庭作业，但之后他们将取消下一次的预约并告诉你他们会回来找你的，或者他们如约来了但没有完成任何家庭作业。

　　通过追踪过程，你和来访者都可以学习，在问题和阻碍（受伤的感觉、引起误会的评论，这些正是治疗关系和家庭关系中愤恨的源头）直接展现出来时，如何在那个当下就处理它们。治疗保持在应有的进程中，而家庭看到了快速有效地面对问题的方式。通过保持觉察，待在成长的边缘，你和来访者能够避免制造和陷入挟裹着焦虑且会削弱改变的旧有的行为模式中。

　　所有这些都要求我们一开始提到的勇气。你的工作是不断地揭起内容的一角去看看下面是什么，谈论没有人想承认的咨询室里的大象，面质迅速驳回你经过深思熟虑并有充分依据的建议、解释、干预和诊断的来访者。你应当提出缺失的内容，说出他们可能在想什么，询问他们在那一刻害怕去问的难题。看起来更简单的做法是让它就这么过去，合理化地认为你可以在"一个更合适的时间"回来，或者像家庭一样转而关注内容来减轻持续增加的压力——"所以，你在假期都干了什么呢？"

　　抵制这样做的冲动。相反，留在过程中，前进，并说出你所看到的。

基本点 5：体验先于解释

　　"来访者是谁"和"问题是什么"告诉我们家庭对于治疗的期望和目标，

这也是你最需要关注和修复的部分。聚焦过程、模式和缺失的内容，可以帮助你将治疗室中发生的事情和家庭在治疗室外所做的事情联系起来，帮助你构想问题的产生和可能的解决方案，也帮助家庭将治疗视为一种改变问题的可行且有效的方法，而不仅仅是谈论问题。

将这两点关联在一起的是治疗师对两项孪生技能的熟练运用，即体验和解释。体验是过程的近亲，是在治疗室中跑来跑去、试图发生点什么的那个兄弟；像问题一样，体验增加了焦虑和能量。而解释是内容的近亲，是平和温柔的那个兄弟；像评述一样，解释能够理解体验的含义，并与家庭的问题和需要建立联系。

正如治疗师要学会在内容和过程之间自如地切换一样，你也要学会在体验和解释这对孪生兄弟之间随意转换。就像在内容和过程中切换一样，良好的平衡很重要。体验跑得太疯狂太久，家庭就会感到过载，充满恐惧的内心不断颤抖，害怕一切支离破碎；踉跄前行，焦虑最终达到顶点；于是，他们往往就此跑掉，再也不回来了。而太多的解释会让家庭昏昏欲睡；就像它的近亲内容一样，过多的解释将使家庭厌烦透顶；言语冲刷着他们，但冲刷过后什么都没有改变。

解释的优势在于其平静的气质，当你想要降低焦虑时它非常有用。医生有时候就会这样做，比如告诉一个害怕打针的小男孩，她会在他的胳膊上打一针，就像蚊子叮了他一下那样。或者，告诉胡思乱想的病人明天的手术将如何进行以及术后住院期间会怎样。你所要做的事情就是在初次会谈时，告诉来访的家庭在治疗中会涉及和不会涉及的问题各有什么以及治疗的设置，等等。

心理动力学方法非常注重增强解释的力量和发起改变的能力。解释在心理动力学术语中被称为"解译"。就像小矮人大卫面对巨人哥利亚一样，因为解译发生在最佳时机，所以弥补了体验动力的不足。在心理动力学治疗过程中，时机恰当的解译是一种艺术。在恰到好处的时刻加以解译，会对来访者产生当头棒喝的效果，使来访者对所有这些体验逐渐有了意识。这道光芒将照亮来访者正慢慢探索的模糊阴影；阴影在瞬间化为清晰实在的东西。来访者不仅获得了一种解释；他还将获得"顿悟"，一种"啊哈"体验，然后这种体验将渗透到情绪和行为中。好的解译将解释转化为体验。

这个过程不利的一面是它需要的时间比较长。心理动力学治疗师的非指导性角色意味着治疗师在本质上是等待巨人哥利亚的到来，等待潜意识过程的建立和接管；而家庭治疗师的指导性角色会加速这个过程。后者不是等待，而是主动加入战局，并开始阻止模式，迫使家庭看到所缺失的东西。这种行动会引发焦虑并开启改变的可能。

上述所有都指引我们得出第五个基本点：体验先于解释。如果初衷是让家庭开始行动，产生治疗动机并来到治疗室，那么就像格式塔疗法的创建者弗里茨·皮洛斯（Fritz Perls）所说的那样，他们需要的不是解释，而是体验。把问题带入治疗室，让他们尝试不同的事情，谈论不想谈论的内容，品味某种新东西，然后再以解释收尾。你接下来要做的事情，正是心理动力治疗师等待几个月才做的事情，即提供解释，以便对你刚才所引发的焦虑进行具体化，使其变得明确。如果解释来得太多太快，而治疗室里的一切还都井然有序，解释就会默默无闻地待在角落里，最后销声匿迹。来访者甚至都会奇怪它为何会出现。

解释与体验齐头并进，不仅打破了模式，还降低了家庭对体验改变和承担风险的敏感。在你的帮助下，家庭没有再次回避新的情境，也没有出于恐惧而将新情境仅仅看作旧情境的另外一种表现，而是开始接近他们的焦虑了；当他们这么做时，他们的自尊和勇气都得到了提升。

当然，你作为治疗师，再一次成为示范这种勇气的最佳人选。你的理论和人生观是你的工具。你可以凭借体验自己的焦虑边界，推动家庭走进他们一直谨慎避开的坑洞。这听起来也许很棘手，但实际上并不难。这里有一些体验先于解释的例子。

　　妈妈很生气。在过去 6 个月里，她 11 岁的儿子让她抓狂——在学校打架，分数不及格，一直和她争吵。她认为问题在于他们班新转来了一个孩子，他总是和这个孩子混在一起。"一切都是在过去 6 个月里发生的吗？"你问道。她说："不是。"然后犹豫了。她实事求是地说："他的外祖母，也就是我母亲，在这个夏天去世了，但她病了好长一段时间，而我们都知道会这样。""跟我说说你的母亲吧。"你说道。她开始描述，同时眼睛变得湿润。"你想念她吗？"你迅速问道。她的悲痛防线开始崩溃，静静地抽泣了几分钟；你陪她坐着，等待着。当她最终平静下来看着你时，你问道："你觉得你儿子和你是一样的感受吗？"她说："我不知道，我猜是这样的，但我们从未谈论过。"你说："我在想，他的这些举动是否与这种悲伤以及你们共同感受到的东西有关。"

　　在学校老师的力劝下，吉姆带来了他 8 岁的女儿杰尼，她最近变得喜怒无常而且孤僻。他不太担心原因，而是想知道该怎么做。吉姆肯定地对你说，尽管与妻子分开很多年了，但他们仍保持着良好的关系，而杰尼也处理得不错。吉姆最近在和一位名叫卡西的女子稳定地交往。他发誓说杰尼喜欢卡西，虽然杰尼很少与人说话，包括你。你让杰尼用自己的方式画一张她心里的全家福。你把画拿给爸爸看。她的涂鸦作品清晰地表明，那是一幅爸爸妈妈牵着杰尼的画，画中的杰尼面带微笑站在两人中间。

　　一个典型的婚姻争执：莉莎开始抱怨菲力总是批评她，菲力厉声顶撞回去，说莉莎从来不按照她已经同意的事情去做。他们的愤怒迅速升级、相互挖苦、作怪样、吼叫、揭旧伤疤。你举起手，示意他们停下来。你让莉莎面对着你坐，让她说出当她感觉菲力好像是在批评她时困扰她的是什么。她开始眼泪汪汪地说她感到被推开了，很孤独，很像在她成长过程中她父亲做相同的事时她所体验到的感觉。你简洁地说明了过去事件的触发力量，并让她告诉菲力，当他感到挫败时，她希望他如何跟她说话。

我们再次看到其他基本点所起到的作用：澄清问题、关注过程、寻找缺失的东西、阻断模式。但每个例子还都表现了如何配合解释来创造体验。当妈妈提到她母亲的去世时，你也许已经猜到，男孩付诸行动的背后流淌着悲伤。但如果你停止追问，直接向妈妈解释这些，她很可能点头称是，但情感上不同意也不相信你所说的，因为它导致了焦虑。

然而通过温和地引导妈妈走进她的悲痛，她儿子和她母亲的故事一起涌上心头。只有她在情感上意识到自己的悲痛时，她才会认为它也存在于儿子心中；只有这时，你把它们联系起来，并用新的语言去定义问题，她才觉得有意义并且和她有关。

对爸爸和女儿来说也是同样。爸爸想知道该怎么做，你也许可以很快给他一份行为列表，让他回家试着照做。然而，女儿未说出的内容、爸爸不愿看到的家庭变化之下的东西以及新的恋爱关系带来的影响，这些都是缺失的、不曾被看到的。女儿的画直接并强烈地告诉了爸爸解释所无法说明的东西。

对于最后一个例子，我们很容易看到夫妻之间的言语和非言语行为如何推进了旧有的破坏性模式。与其针对他们糟糕的沟通进行一场小演说（还可能重复了批评过程），不如打破模式，给莉莎一个诉说的机会，同时给菲力一个倾听的机会，而避免他们再次因为言语或非言语的因素触发旧有模式。更重要的是，你在治疗室里帮他们创建了一种与以往不同的积极互动关系，并且你能够指出它们，促使他们在家中重复这一新的模式。如果它不起作用——菲力没有倾听或者错过了莉莎所说的——你可以看看是在哪里以及如何出现故障的，并尝试其他方法。

上述例子的共同点是，治疗室里的情绪氛围发生了转变。据说，人不可能用与产生问题相同的情绪或观念来解决问题。只有通过改变治疗室里的情绪氛围，家庭才能够看到你所看到的，并完全吸收你提供的新观点，这也是最终能够帮助他们改变对问题看法的新观点。

如果你改变得太快，并注意到来访者的焦虑增长得太快，而且产生了阻抗（例如不专心、注意力分散、完全拒绝尝试你的建议），你可以用解释来做一下间断："莉莎，我让你看着我而不是菲力，这样你可以不被菲力的非言语行为打扰，说出你自己想到的内容。""吉姆，我让杰尼画一幅画，因为孩子更容易通过艺术或游戏来表达他们的所思所想。""约翰森太太，我之所以询问你母亲的事情，是因为我怀疑她的去世困扰着你儿子，尽管他没有谈论这一点，但通常孩子的悲伤是通过行为问题表现出来的。"类似这样的评述，在体验周围形成了结构框架，减少了体验带来的威胁，从而使你得以继续前进。

解释的诱惑总是存在，特别是当你感到很挫败、无力应对时，总想把解释当作一张毯子，在你和家庭的焦虑火势失控之前盖上它。然而，对待焦虑的最好方式是将它视为一根钢丝，你和家庭将携手通过。解释是你手中的平衡竿，你温和地左右移动它，保持平衡走过钢丝。随着练习的增加，你使用这根平衡竿的技能也会逐渐提升，解释会愈来愈多地成为体验本身的一部分。

基本点 6：真诚

真诚是贯穿其他五项技能的基本要素。它指导你沿着正确的方向前进。真诚是领导力的本质要素，也是你的职业所默认的根本要素之一。它使你能定义问题、追踪过程、看到模式和寻找缺失的内容。当你害怕事情已经脱轨、不确定发生了什么或不确定你该怎么做时，当你感到困惑或者担心自己犯了错误时，敞开心扉并对家庭说出这些——我们已经脱离路线了，我感觉很困惑，我不确定要如何回应——让自己始终是负责的，对真诚做出示范，降低必须做对和知晓一切的压力。这样做时，你并不是放弃了自己的领导地位，而只是告诉家庭，是时候需要重组并查看一下地图了。

对新手家庭治疗师来说，这一点可能很难做到。新手治疗师很容易觉得自己必须知道所有答案，否则家庭会认为你是无能的；还很容易觉得如果说出自己的想法，家庭会生气，会变得更抑郁，甚至无法应付这些。但是记住，家庭治疗的美好在于你不需要这么刻苦，你不必成为破案的那个人，不必做得全都对。通过改变过程和模式，你就在解决问题。如果你有疑问而且没有答案，不要惊慌，你并不孤单。把它抛回给家庭，让他们和你一起指出问题。如果你感到停滞不前，问问他们是否有同样的感觉，看看别人是否有办法。家庭治疗师具有成为优秀团体治疗师的潜质；你的工作就是去指导过程并让每个人都承担任务。

这是你自己的价值、原则和人生观发挥作用的地方。我的价值、原则和人生观告诉我，最好去展现真诚，使言行与情绪一致；我的真诚也鼓励别人坦诚相对；如果仔细想一想，会发现支持更多的真诚和诚信其实就是治疗的全部。

拥有家庭治疗的六个基本点，是能使你坚持前进和保持理智的核心技能。你不仅应将其与自己的家庭治疗观念相匹配，更应将其与自己的个性和价值观相匹配。在接下来的四章中，我们将探索如何将这些基本点运用到家庭治疗的开始、中间和结束阶段。

自我觉察：第 3 章练习

1. 当你不处在压力情境下时，更容易提升技能。在临床会谈之外的其他场合观察别人，来增强你对缺失内容的敏感度。坐下来，看看接下来的几次治疗中可能会出现什么或者咨询其他治疗师。追踪你自己的情绪和行为，对你而言，哪些部分难以表达、感受或看见？试着表达、感受和观察它们，看看会发生什么。

2. 试着在治疗室之外保持真诚。不是告解时的那种大诚实，而是在你与人沟通时保持自己内心的小诚实，也即言语与内心感觉一致。毫无疑问，你已经和生活中某些特定的人（你的女儿、伴侣、密友）这样做了；跟另外某个不那么令你放松的人（陌生人、主管或你的父母）也这样做试试。无论结果怎样，你都要为这一努力鼓励一下自己。

3. 练习追踪过程。在一场谈话中，少关注内容，多关注过程。当对方说了半句话就没了下文时，让他重新说完这句话。当对方使用了一个抽象的词汇时，让他用一个例子把它说得更明确和具体，看看这会引发哪些情绪。如果他在你发表意见时做鬼脸，询问对方的反应——"你看起来好像不太同意"或"你不说话了。你是觉得烦了吗？是不是我说得太多了？"再重申一次，内容不重要，要聚焦于过程。

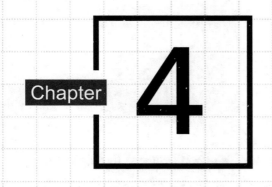

Chapter **4**

开　始

满怀期待

与新人会面通常是一件非常棘手的事情。你总是很容易担心接下来可能发生的事情："这个家庭会开始争吵吗？""他们会期待我在第一次治疗时就去解决孩子的大便失禁问题吗？""如果青少年拒绝交谈或是摔门而出怎么办？"事实上，在治疗开始之前你已经有些心烦意乱了，因为你的汽车毅然决然地抛锚在了省际公路中央，而治疗中心的主任又刚刚再次出现，毫不掩饰地提醒每一个人中心的收入下降了，并顺便提醒你，你的绩效评估将在下个月进行。哎呀！

而坐在房间另一侧的那个家庭，也正在被自己内心的焦虑所折磨："我会讨人喜欢吗？""孩子们会不会举止不当，让我们陷入尴尬？""我是不是必须谈及自己的流产？""麦琪会不会说出有一次我醉酒后扇她耳光的事情？""这个家伙会不会认为一切都是我的过错？"

是的，开始对于每个人来说都是十分困难的。当一个全新的家庭首次步入治疗室的时候，即便是最资深的心理治疗师也会感到一丝不安和焦虑。而就像我们之前提到过的，今时今日的来访者，与 10 年前和 20 年前的来访者相比有着巨大的差异。通过网站、电视和媒体，来访者们对于整个心理治疗过程有着更清楚的认识；而在线购买心理治疗的方式又让他们拥有了更多选择和更加明确的治疗期待。由于受保险限制、候诊名单过长而不得不减少治疗次数，以及工业技术带给人们越来越多的即刻满足等多方面原因，来访者和你通常都更习惯去寻求快速的解决策略。所以压力就摆在眼前，特别是在第一次治疗当中，我们必须旗开得胜。花上大量的时间让来访者填写表格或是仅仅点点头以示你在倾听？你可承担不起这样做的后果。来访者们在治疗结束的时候，需要产生与进入治疗时不同的感受和想法，否则他们下一次就不会再来。当房间中的一切都尘埃落定之时，你和这个家庭需要就治疗走向有共同的愿景，并开始体验治疗可能真的有用的感觉。

在本章当中，我们会为读者呈现第一次治疗所需要的框架，描述治疗的目标、任务和技术工具。而在下一章当中，我们会审视整个治疗过程：如何实际进行第一次会谈，并将这些治疗元素整合在一起，创造一个成功的开始和稳固的治疗联盟。

第一次会谈的目标

艾伦和特瑞·亚当森带着他们的两个儿子——12 岁的丹尼尔和 10 岁的布莱恩——一起走进治疗室。父亲说，这两个孩子总是不停地争吵和打架，丹尼尔最近还因为与几个朋友一起破门闯入邻居的房子而被警察抓了。夫妻双方一致认为，自从布莱恩会爬之后，两个孩子就无法正常相处，而最近 6 个月，情况似乎变得更加恶劣。就在几个月之前，他们也曾经尝试过家庭治疗，但是只去过一次。那位治疗师所做的只不过就是问了一些问题，没有给予任何建议，看上去唯一关心的就是安排下一次治疗。他们认为这实在是浪费时间。

现在，你已经知道了当前的问题。你的大脑可能已经开始加速运转，基于自己所学到的理论形成各种假设和打算询问的问题。但是在你匆忙行事之前，让我们先来规划一下你在第一次会谈中需要达到哪些目标。

回想一下你上一次去见自己的保健医生时的场景。也许你那天早上醒来，忽然发现自己的胳膊上起了一大片丑陋的皮疹，而你完全不知道为什么它们会出现。于是你上谷歌网站搜索了皮疹，浏览了各种医学网站，看到了很多有关皮疹的吓人图片，而这些图片多少都有点像你的情况，你还读到了一些可怕的预测，说皮疹会在 24 小时内蔓延到全身。所以你匆匆忙忙地去见医生，感到十分焦虑。而他都做了些什么呢？医生倾听了你的陈述，用放大镜看了看你胳膊上的疹子，也许还做了一些快速出结果的血液检测，看看是否存在异常。他还问了你一些问题："在过去的 24 小时当中，你都做了些什么？""你吃了什么？""你去过树林吗？""你还有其他任何别的症状吗？"然后，医生给了你反馈：不，这不太像你在网站上看到的皮肤溃烂的表现，而更像是接触性皮炎，如果你在接下来的 5 天当中连续使用他开给你的软膏，应该就会痊愈。如果这个皮疹在你用了软膏后 3 天还没有好转，请再给他打电话。

当你走出医院的时候，你是否感觉好了很多，不那么焦虑，也更有希望了？而毫无疑问的是，医生做这些只用了 15 分钟。而亚当斯一家以及绝大多数家庭都在寻找类似的体验：减少焦虑、增加希望、找到一条可以让事情变得更好的清晰路径。所以，我们需要在第一次治疗当中做些什么，才能实现这些呢？下面这些就是我们的目标：

- 营造和谐
- 创造全新的 / 更深入的对话交流
- 对家庭及其问题进行评估
- 改变治疗室里的情绪氛围
- 提供看待问题的全新视角和初步治疗计划

让我们一条一条看。

营造和谐

你可以提出这个世界上所有的精妙问题，但如果艾伦和特瑞认为你根本不理解他们、不关心他们的感受，觉得你不称职，那么一切都是徒劳。这一点在你和你的保健医生那里也是一样。和谐意味着建立良好的关系，传达能力和信任，以及当你逐渐引领他们穿行于内心的焦虑时，对家庭的需求和恐惧保持敏感。如果没有和谐的氛围，缺少与你的情感联结，来访者会感到极度惶恐，以至于拒绝继续前进。他们可能会封闭自己或是下次不再出现。和谐与安全感永远息息相关、紧密联系。

那么我们到底应该如何来营造和谐呢？下面为大家呈现一些简单的技术：

礼貌

请用每一个人的名字称呼他们，邀请他们就座，而如果你不幸迟到了几分钟，千万别忘记为此道歉。你要专心聆听每一个人说的话，给每一个人说话的机会，并且以不打断和保持目光接触的方式让大家意识到你在认真倾听。

将你的身体姿势、语音语调、遣词造句和知觉系统与对方协调匹配。

你可以镜映模仿那个正在讲话的人的身体姿势：腿交叉，身体前倾。你也可以匹配对方的音调：6 岁儿童的那种活跃或是青少年在那种弓腰驼背姿态时发出的懒散无力的声音。如果父亲爆了粗口，你也可以回赠一句；如果母亲是位科学家，那么就谈谈研究结果。运用神经语言学的程序技巧，让每个人从自己的感觉系统出发："艾伦，你会怎样看待这个问题？""特瑞，你对刚刚布莱恩说过的话有何感受？""丹尼尔，当爸爸向你发火的时候，你会怎么应对？"

留意你的着装

不管你是否愿意，你的着装都会给来访者一种印象。你肯定想要显得专业一些，却不想你的来访者感到不舒服或与场合不匹配。你显然不必为了见从事木匠工作的父亲而特意换上木工靴，你也不必为此穿上三件套的豪华正装，除非你有特殊的原因需要让自己显得更加权威。有时候你确实可以做一些事情（比如，医生们会穿白大褂），来迎合来访者的期望，但是更多的时候，你完全可以彰显自己的品位和自信。最重要的一点就是，我们要对自己的着装有所意识——不要仅仅因为你忘记去洗衣房，就随手拿起一件穿在身上。

对差异保持敏感

近些年来，很多书籍都描写了文化对于临床实践活动的影响。我们都知道，来访者的种族、伦理、宗教和文化背景塑造了他们对治疗的预期、他们的家庭结构、家庭信条、父母与孩子各自承担的角色以及决策方式和优先级设置。熟悉这些文化差异将是你开展工作的一个重要基础。不过你也大可不必逼自己像一本百科全书一样了解所有的文化信条，只要对此保持应有的尊重态度即可。这意味着要重视差异，而不是忽略它们，要对它们的独特性表现出好奇和兴趣。其实，你只需要问一些问题就可以实现这一点，比如："你提到你们是印度人（穆斯林或犹太人），可以告诉我你们的宗教信仰是如何塑造你的家庭观的吗？""每个家庭都是不同的，你觉得有哪些价值观或信念让你的家庭与众不同？""因为我本人不是拉丁裔，所以我很想了解你们的传统是如何影响你的家庭观念的。"家庭成员们往往会欣然接受这些让他们讨论自己独特生活观的机会。通过用心询问和倾听，你表达出对他们价值观的尊重以及和他们建立工作联盟的意愿。

积极倾听

你要向大家展示你对他们的理解，但不要说"我懂了"这样的话，因为这听上去让人觉得虚伪。相反，你要邀请他们进一步解释以便帮助你理解——"我不太确定自己是否真的理解了，你可以再多告诉我一些吗"？——

你要承认和接纳人们言语表述背后掩藏的情绪："艾伦，你一定感到非常挫败吧""特瑞，听上去你很为丹尼尔担心""丹尼尔，我猜你一定觉得你的伙伴们总是对你作威作福。"

积极的倾听也许是最基础、但也是最有效的建立和谐关系的方式：它让个体感觉自己被听到了。而这其实是一位好的家庭医生所做的事情：他询问你哪里出了问题，并花时间认真倾听你所说的话。

你也可以通过倾听进一步发现哪些事情不该做。当亚当斯一家说，他们认为上一次治疗经历没有什么帮助，因为治疗师只是问问题却不给任何反馈，这个时候你需要暗暗记下：确保自己给出反馈意见。与之相似，如果一位青少年说他的父母总是长篇大论地说教，你也许需要小心，让自己在和他说话的时候，听上去不那么具有说教意味。如果一位母亲偶然提及她那苛刻的父亲或丈夫，你就需要小心，确保自己听起来不像是另一个苛刻指责的男性。

在某种最基本的意义上，心理治疗意味着成为理想化的父母或是配偶。要给予人们那些他们并未得到或最需要的东西：敏感性、支持、鼓励、安全感和欣赏。通过聆听他们对过去和当前人际关系的描述，你从中得知应该避免哪些伤害以及如何与来访者和谐共处。积极的倾听并不意味着操纵或虚伪，而是敏感和深思熟虑，同时包含着你自己发自内心的共情和临床经验。

创造全新的／更深入的对话交流

让一个家庭花上 15 分钟填写表格，再花上 35 分钟回答一个接一个的问题……没有什么会比这些更让人感到恼火的了，特别是对某些家庭来说其中一些问题看上去与他们想解决的问题毫无关联（"你们的夫妻关系怎样？""在怀孕期有没有任何并发症出现？"）。然后治疗师忽然看了看腕上的手表，说："哦，看上去我们没有时间了，让我们下周继续吧，还是这个时间你们看怎么样？"就此把这个家庭送走。而一进入走廊，他们就会想："继续什么？浪费我的时间吗？！"毫无疑问，他们下周绝不会再出现了。

　　就像你在走出医生的办公室时也希望得到点什么——一个充满希望的处方，一些检查、初步的诊断，或者被转介去某个专家那里——在第一次治疗结束之前，像亚当斯这样的家庭绝不仅仅期待自己被倾听，而是同样希望可以听到某些有用的东西——你认为发生了什么，谁是真正有问题的人，下一次你有什么神奇的测验可以告诉他们到底发生了什么，当争执在这周又一次爆发的时候他们可以做些什么——以及其他类似的东西。如果他们走出治疗室，感觉就和前一个治疗师一样，不过是在原地打转，那么他们只会奇怪这次治疗有什么不同，以及为什么他们还要费尽周折前来。

　　我们说，你需要创造全新的、更深入的对话，意味着你从第一次会谈开始，就要从根本上展开治疗工作。我们每个人都学习过评估和治疗——步骤一、步骤二——一个步骤从时间上紧跟在另一个之后。尽管这么理解很有逻辑性，但是我们最好相信，治疗并不跟在评估后面，而是与评估同时发生。事实上，治疗已经成为了评估过程的一部分。举例来说，通过要求一位母亲对自己的女儿说一些积极的话，而不是继续站在房间里不停指责批评，你将能够看到她是否情愿接受你的建议，她真实实施起来又有多么困难，以及这种从埋怨到表扬的转换是否真的可以有效改变女儿的反应。通过布置一项家庭作业，你不仅仅可以给这个家庭提供一种解决问题的方法，同时也给自己提供了一条途径来查明，针对这个特定的家庭什么有用、什么没用。

　　通过聚焦于事物的本质和根源，你可以创造出更深入的对话，并就此展开治疗。你要判断是谁有问题以及问题是什么：特瑞很担心布莱恩；丹尼尔让艾伦很抓狂；丹尼尔为自己要去上学感到难过沮丧。你需要阻断家庭中功能不良的模式。如果亚当斯夫妇的抱怨集中在孩子们经常打架，那么你就不要让男孩子们继续在你的治疗室里长时间争吵，或是不要让父母们一次又一次地重复那些无效的处理方式，比如说责骂孩子却不去制止他们。如果在治疗过程当中，功能不良的模式持续太久，那么家庭就会觉得治疗和他们待在家里好像没什么区别，况且待在家还不用花钱呢。你可以就那些缺失的东西进行询问："你提到过去的'事情'——你说的是什么样的'事情'？""我很能理解你对自己的儿子给予了如此大的关注，不过你能不能告诉我一些有关你女儿的事情？"你要有勇气去问一些艰难的问题，进入一些日常对话不涉及的区域，那些他们虽然想到但是害怕提出的内容："你是不是很担心，如果事情得不到改善，你的妻子最后会无法忍受，甚至离你而去？""你是不是害怕你的儿子会像你一样痛苦挣扎？""你是不是觉得，学校方面卷入太多了，而他们有自己的利益需要考虑？"你仔细地追踪整个过程，让艾伦和特瑞在你面前谈论他们对待丹尼尔的方式，指出他们总是很容易产生分歧。你邀请艾伦坐到丹尼尔身边，并向丹尼尔表达自己在闯入事件中的感受，以创造一种新的体验。

在整个治疗过程中，你都需要展现出真诚和领导力，让每个人都感觉到安全，所以你的沉默不能被误认为是一种默许。通过会谈，整个家庭将了解到，心理治疗是一个积极主动的合作过程，大家一起来解决问题，绝不仅仅是回答问题和得到建议。通过创造出这些更深层的交流和对话，你开始改变每个人的故事蓝本，并且为可以变成怎样创造了新的视角，打消了他们认为事情总是一成不变的忧虑。

对问题和家庭进行评估

深入的对话既是治疗的开始，也是评估的媒介。贯穿整个家庭治疗过程，你会在如下两个阶段来回转换：（1）治疗中花一些时间来寻找你需要的东西（比如，波比的学校经历、为什么父母会离婚、祖母抑郁的问题、上周的行为图表执行得怎么样），相关的信息不但可以帮助你更好地理解问题的实质，也可以帮助你制订或完善治疗计划；（2）治疗中花一些时间来帮助家庭实现他们的目标——就问题提供相关的信息，帮助他们学习并运用新的技巧（例如，父亲用耐心倾听而不是指责来对待儿子、大女儿远离父母之间的争吵），获得新的视角和洞察（例如，帮助母亲认识到，她对待自己的大女儿更像是对成年朋友而不是青少年），在一个安全的环境探讨对他们来说非常重要的问题（例如，周末爆发的激烈争吵或是夫妻之间的性和谐问题）。你所要做的大部分工作都将集中在后者，也就是帮助家庭实现他们的目标上，而绝大部分信息收集工作则很明显发生在治疗开始阶段。

不过，一边要判断你需要了解什么，另一边又要找到问题的答案，听上去实在是太过困难。下面我们会给出一些关键性的问题，你可以用来问问自己，并思考它们对于治疗的作用。

是什么阻止了这个家庭依靠他们自己来解决问题？

由这个问题反映出的，是技能问题和技能使用问题之间的差异。并非所有的问题都是复杂和令人费解的，有时候这个家庭所需要的很可能只是一些信息和指导。8 岁的约翰最近被诊断患有注意缺陷 / 多动障碍，并且开始接受药物治疗，医生建议他的父母来预约你的治疗，以便他们在日常对约翰的管理上获得帮助。而你所能做的，就是和他们一起讨论如何在家庭中设置结构和规矩；当全家人还坐在沃尔玛超市停车场时，就界定好对约翰在超市的行为预期；讨论如何与约翰的老师等人一起在家庭作业上进行分工协作。有时候，这个家庭已经开始针对目标展开工作，我们只是需要再为他们增加一些马力——家人已经开始针对 4 岁的孩子使用暂停技术；父亲已经开始加入匿名戒酒会（AA）并增加自己的康复训练；而暂停时间可以更短一些或是在孩子的卧室进行；当压力增加的时候，父亲需要增加他参加匿名戒酒会的次数或是增加他与监督人日常接触的频率——让他们可以把已经开展的工作进行得更加有效。

但是有的时候，要界定到底是技能问题还是技能使用问题并不是一件很容易的事情。一位母亲正陷于和青春期女儿的斗争，到底是因为（1）这位母亲并不知道如何与青少年进行沟通、提供更多选择，相反，她用对待 8 岁孩子的方式来对待已经进入青春期的女儿，还是因为（2）女儿容易被激惹并且好斗，而由于这位母亲有过被虐待的经历，所以很容易在情绪上被激发，像成人而不是父母那样与女儿斗争？这对父母很难管控自己的孩子按时上床睡觉，到底是因为（1）他们不了解规矩对于小孩子的重要性，还是（2）当母亲因为工作出差时，在孩子们的苦苦哀求和逼迫下父亲妥协了，让他们很晚才睡？

是技巧还是情绪？还是两者兼而有之？其实，你并不需要知道答案，你可以问自己这个问题，然后再问他们："所以你们两个昨天就女儿应该穿什么去学校大吵了一架。我很好奇这件事的缘由。每天早上都会发生类似的争吵吗？妈妈，你是觉得自己有义务告诉女儿该穿什么去上学，还是说昨天有什么不同？它是如何发生的？你觉得为什么这件事最终会演变成一场激烈的争吵？"或者"听上去你们夫妇都同意应该给孩子设置固定的上床时间，但是，爸爸，听上去当你独自在家带孩子的时候，他们开始折磨你，逼你让他们待到很晚再睡。我很好奇为什么。会不会你其实觉得上床时间不需要那么固定呢，还是说有别的什么原因——比如，他们喋喋不休的抱怨和哀求让你最终妥协，或是当你的太太外出时你觉得不必如此严苛？"

将问题进行区分，有助于你去了解接下来要做些什么。如果问题是有关育儿技巧方面的内容，你可以进行一些心理教育，并给出具体步骤来帮助他们养成新的行为习惯。而如果更多是有关情绪触发的问题，那么就要花些时间来揭示和阐明它们：当女儿愤怒的时候，妈妈开始有哪些感觉和想法？那些哀求为何让爸爸难以忍受？或者，当妻子不在的时候，他对于规则和习惯有哪些不同的理解和思考？

这个家庭具有哪些力量？

当我们将如此多的注意力放在问题和不良功能上时，我们很容易忽视治疗中的伙伴——也就是眼前这个家庭——所具有的力量。一想到力量，我们时常想起的是那些显而易见的东西——他们有稳定的经济收入、展现出觉察和热情、拥有外部支持——随时待命帮忙的祖母、热心的老师、更像是家庭外围成员的教会团体。然而，通常情况下，最简单但也最强有力的力量信号，就是他们能够来见你：他们愿意，尽管各自程度不同，在你的办公室里坐在一起，向一个陌生人谈论他们对孩子的担心和自我的挣扎，或是他们自己的童年总是萦绕在自己孩子的生活当中。他们坐在这里，满心希望一切会变得更好。

在大部分时候，他们无法明确地表达或界定这些力量。因为当前问题和抑郁所导致的视野狭窄以及他们对你权威判断的期待阻碍了他们。你可以清晰地表达出他们所具有的这些力量，强化他们做得很好的地方，从众多素材中挑选出那些展现他们韧性的故事，从那些看上去不那么好的行为背后发现良好的意图，并认可他们向外寻求帮助的意愿。正是通过你的这种肯定，他们才迈出虽然很小却具有决定性意义的一步。

家庭成员之间沟通的效果如何？

太多的尖叫不是什么好事，但是闭口不言、转头不看、夺门而出或是晃动手指也不是良好的沟通方式。毋庸置疑，良好的沟通是联结美好家庭生活和优质心理治疗的基本过程，但也常常是家庭的问题所在。你的工作就是通过观察来进行评估、教育他们并教授一些技巧（让每一个人开口说话，不打断，以第一人称"我"为叙述的开头，谈论感受而不是事实，等等），当基本的沟通原则被践踏时，你所要做的就是礼貌地向家庭成员指出这一点，并帮助他们重回正轨。这个指正过程就像一辆拖车，可以将他们拉出言语的壕沟，从而帮助他们依靠自己的力量更有效地解决问题。在第一次会谈当中，促进良好的沟通往往是最优先的选择，同时也是治疗的第一步。

家庭结构是否存在裂缝？

你的家庭医生在处理你的病情时，常用的一种手段就是将你的症状与健康标准进行对比。他检查了你的尿液，发现 pH 值高于正常标准；或是测量了你的血压，发现它比正常范围高出 30%。通过与健康范围进行对比，医生就为后续的诊断和治疗找到了切入点。

你也可以做相似的事情，将治疗室中的家庭与健康的家庭结构进行比较。在这里，我们将引入结构家庭治疗模型，用下面的图来进行表征：

$$P\underline{\hspace{2cm}}P$$
$$C\underline{\hspace{0.5cm}}C$$

我们用 P 来代表父母（parents），用 C 来代表孩子（children）。这个图中存在着等级界线，居于上方的父母拥有更多的力量和控制，而下方的孩子则拥有较少的力量。父母和孩子之间的实线表示，在成人和儿童的世界之间有着清晰明确的边界。父母之间的实线代表他们存在着稳定的成人关系，并且在养育子女方面保持同步。尽管他们的养育风格不太一样，但是双方可以在期望和结果方面达成一致，并就如何管理孩子形成共识。单亲家庭的等级结构仍然是存在的。最后，孩子之间的实线意味着，即便存在年龄差异和兄弟姐妹之间的竞争，孩子们还是能融洽相处并且可以互相支持。

通过将你治疗的家庭的模式与上述健康家庭模式进行比对，你就可以对问题有一个迅速的评估。一些相对常见但又不那么健康的家庭模式如下所示。

$$P\cdots\cdots\cdots P$$
$$C\underline{\hspace{0.5cm}}C$$

父母之间的点线表示，他们并不能作为一个团队协同工作，无法在养育子女方面达成同步。在一些极端案例当中，家长中的一方过于严厉，导致另一方出于补偿心理而过度仁慈。在这种情况下，孩子们会不断地进行试探，因为父母对他们的期待总是不清晰的；又或者他们会联合一方家长来反对阻碍他们的家长。该如何调整呢？父母需要作为一个团队共同协作。

$$\frac{P \mid P\underline{\quad}C}{C}$$

父母之间的竖线表示，父母中的一方游离在家庭之外，而移动到旁边来的孩子表示出现了一段替代性关系。想象一下，一位家长将还是青少年的子女作为密友知己，并且像成年人一样对待她。等级结构被破坏，这个青少年会感到自己被赋予了权利。而通常情况下，另一位家长会找到其他形式的抚慰，一段婚外恋或是某种成瘾（酒精成瘾或工作成瘾）。这次又需要如何调整呢？婚姻关系中的壁垒需要被拆除，孩子需要向下返回到孩子的群体当中。

$$\frac{P}{P\underline{\quad}C\underline{\quad}C}$$

从上面这张图我们可以看到，有一位家长孤独地处于统治地位，而另一位家长则加入了孩子们的阵营。从根本上来说，这位家长毫无权力，像孩子一样被对待；孩子们也会视这位家长为自己的同伴，而有时候，这位被剥夺了权力的家长会成为孩子们的领袖，带领他们阶段性地去攻击和反对另一位家长。虽然拥有控制权的那位家长很有力量，但是就像上图明确显示出的那样，他被孤独地排斥在外。需要做哪些调整呢？下面的那位家长需要上升并重新获得权力，父母双方需要建立起良好的成人关系，作为一个团队来协同工作。

$$\frac{C}{P\underline{\quad}P}$$

最后要展现的可以说是最糟糕的一种情况。在这里我们可以看到，没有一位家长处于上层，而是一个孩子，通常是青少年占据了统治地位。是孩子而不是父母，依靠自己的情绪和（或）躯体来运转整个家庭。之所以出现这种情况，有的时候是因为青少年不得不去替代存在严重缺陷的父母——或患有严重疾病，或因为成瘾问题导致他们无法履行自己的角色义务。在一些更加功能不良的模式中，孩子会付诸行动，设定家庭的情绪基调，父母感到十分无助，而青少年则觉得自己有权力做任何他想要做的事情。应该如何进行调整呢？在上述两种情况下，孩子都需要从高层降下来。如果孩子是为了替代父母才占据主导位置，那么可能需要寻求看护机构的帮助，或是父母需要得到外界的支持或治疗来帮助他们去履行自己作为养育者的角色；而如果是因为孩子付诸行动并得到赋权，那么可能需要法院参与进来，对孩子施加某些限制。

所以，就像第一次见面的全科医生一样，你将家庭展现出来的样子与他们应该具有的样子进行对比。你还需要考虑文化和习俗上的差异——父亲或母亲的特定角色，或者，举例来说，依据他们的价值观建立起来的、更加以孩子为中心的家庭结构——来看一看，这个家庭结构是如何导致现在的问题的。然后你可以问自己下面这些问题，并认真观察整个家庭，以判断到底问题出在哪里：

即便他们的风格有所不同，父母双方是否能够在给孩子制定规则和确定预期方面达成共识？是否存在一些他们彼此无法认同的地方？他们是如何应对这些分歧的？

父母是否觉得当他们需要帮助时，能够从对方身上得到支持？他们是否像一对配偶那样在一起做事？

父母觉得孩子之间相处得怎么样？

孩子们觉得他们彼此之间相处得怎么样？

在治疗室当中，父母是否就管理孩子的问题产生分歧？他们是否描述自己太极端？

父母是否说他们根本没有时间给予彼此，会以孩子或工作为中心，或是在治疗室里显得关系非常冷淡？

孩子们彼此之间是否友好，还是他们吵嘴或动来动去以引起父母的注意？

是否存在一方家长与孩子结盟，攻击、反对另一方家长？

有没有某个孩子会驱动整个治疗过程，而父母显得无法去控制他？

什么样的成年人才算是"成年人"？

如果说结构化模型为我们提供了一种评估家庭健康与否的方式，那么鲍文（Bowen）有关分化的概念则为我们提供了一种了解成年人的关系和个体健康水平的途径（Bowen，1993）。

那么，作为一名分化的成人到底意味着什么呢？下面是一些相关要点（Gilbert，1992；Taibbi，2013）：

- 能够为自己的情绪、行为和问题承担起相应的责任，而不是责备别人或依赖别人来缓解自己的痛苦。
- 当出现问题的时候，能够表现得果断自信而不是攻击或消极被动。
- 能够以不控制或过度承担责任的方式成为他人的情感支持。
- 能够保持情绪上的冷静，在面对他人时很少表现出愤怒或焦虑。
- 当身处冲突的时候，能够将他人视为焦虑或是恐惧的（而不是认为他人是恶意和操纵的）。
- 在做出决定之前，能够冷静深思，具有前瞻性。

在法律上，存在着一个"理性人"的辩护概念，也就是问自己这样一个问题：在一个既定的情境中，我们预期一个理性人会怎样反应，并以此作为对比和比较的立足点。正如吉尔伯特（Gilbert，1992）所指出的那样，在心理治疗当中，鲍文的分化自我成了这样一个理性人，可以让你进行对比：缺失了什么？这些成年人在挣扎什么？在这些情境中，他们所呈现的样子与我们所预期的某个情绪健康、负责的成年人相比，是否存在差距？当你听到的是责备他人而不是对自己负责，是愤怒咆哮而不是坚定自信，是过度卷入和

依赖他人而不是自我管控，你就已经知道需要改变什么了：举例来说，艾伦
需要得到支持以变得更加决断，而不是苛责和愤怒；或是特瑞需要在与男孩
子们相处时找到一些控制自己焦虑的方式；或者当问题出现时，他们两个人
都需要找到处理问题的方法，而不是忽略问题，直到它们不断累积而最终
爆炸。

家庭对治疗的期待是什么？

我曾经遇到过那些在第一次治疗时把他们 8 岁或 10 岁的孩子丢在治疗机
构门前的父母。当我问孩子他们的父母在哪里时，她说他们正坐在车里听收
音机，或是需要去一趟杂货店，1 小时之后再来接孩子。类似的，我还曾经
遇到过一些丈夫，幻想你几分钟之后就可以放他们走，然后与他们的妻子来
一个亲密的"闺中密语"，帮助她减少对性的紧张感；一些母亲问你是否可以
催眠她们的女儿，让她们不要对男友过于痴迷；或是父母期待在第一次咨询
结束之后，你就可以写信给学校的校长，建议让他们的女儿可以重回学校。

一些家庭的预期是比较现实的（他们需要作为一个家庭共同参与一段时
间；你将帮助他们让彼此间沟通得更好），但是另一些家庭则不那么现实（你
要与某个核心人物交谈，他可能是行为出轨的孩子、醉酒的父亲或是玩世不
恭的青少年，把他彻底矫正过来；你要告诉一对夫妇，他们到底是应该离婚
还是继续走下去）。我们需要细致地查明整个家庭对于治疗的构想和期待——
"你希望我怎么帮助你？你认为治疗会是什么样子的？"——然后要么满足这
些期待，要么向他们解释为什么你不能满足这些期待。

掩藏在家庭期待背后的，是他们自己对所呈现问题的理解。即便一开始
见面的时候他们说自己毫无头绪，但其实每个家庭都会对他们所面对的问题
的成因有自己的解释：是因为生理因素（"他在婴儿时发了一场高烧，我认
为正是因为这个原因才导致他大脑受损"）或遗传原因（"他和他叔叔一个样，
他叔叔就是这种表现"）；因为某些人不喜欢他们（"学校就是特别针对我们

家"）；因为过去的创伤（"我们的房子去年被烧毁了"）、前世诅咒或者上帝的惩罚（"我因为年少时堕胎而受到惩罚"）、不良的养育（"她由父亲带大，她父亲从来没有任何规则意识"）或是别的什么原因。面对这些问题，我们会本能地创造出一些解释，而不会容忍自己带着迷茫和不确定。

在第一次会谈的过程中找寻到家庭对于他们当前问题的解释是一件十分重要的事情，因为它可以告诉你这个家庭所相信的解决方法隐藏在哪里。特瑞相信男孩子们在学校表现不良是因为老师不喜欢他们，与她认为导致这种情况的原因是自己没有花足够的时间来帮助他们做功课，或是认为他们患有未被诊断的学习障碍，关注的焦点是完全不同的。作为一名家庭治疗师，你所面临的挑战就是扩充他们对于问题的界定，将整个家庭都囊括进来，提供新的视角重塑他们对问题的解释，并尝试性地将他们所看到的问题与家庭内部模式联系在一起。知道他们对于问题的理解，给了你一个起点，将自己的理念和他们的理解相连接。

最后，我们可以将家庭结构和期待结合起来，描述一些更加常见的家庭表现。它们包括家庭特征、期望、你的临床目标，以及要想让治疗有效，你需要让自己避免哪些陷阱（不要做什么）才能不去重复那些功能不良的模式：

"矫治我的孩子"式父母

特征：父母的思路相同，认为孩子是他自己的问题及所有家庭问题的起因和解决关键。

期望：单独对孩子进行工作并且"矫治"他们。

目标：通过发起与父母就孩子问题的谈话，让父母参与到治疗当中（例如，"当弗兰克让你倍感痛苦的时候，你会做什么？"）；评估孩子；帮助父母以一种全新的视角来看待孩子的行为（例如，对他们就注意缺陷/多动障碍的情况进行心理教育），或是将孩子的问题看作更大的家庭背景下的结果；为父母赋权，让他们成为家庭内部改变的代理者。

不要做：在最开始的评估之后，就只对孩子进行个体治疗。

过度卷入型与疏离型父母

特征：在这些家庭中，有一方家长，往往是母亲，过度与孩子卷入，虽然充满支持性，却很难设置清晰的结构或界限——也就是说，这位家长是过度卷入的。而另一方家长，通常是父亲，看起来很疏离和冷淡，他作为纪律的化身，很难具有支持性——也就是说，这一方的父母是不参与和疏远的，而父母常常分处两个极端。

期望：如果过度卷入的一方家长独自出现在治疗中，那么她一定希望你在配偶不出现的情况下帮助她来管理孩子。而如果父母双方一起来了，他们会发生争吵，过度卷入的家长希望你说服另一方不要那么苛刻，而疏离的一方则想要你告诉配偶更加严格一些。

目标：将父母双方都拉入治疗。帮助双方意识到，问题不在对方身上，而在于他们之间的差异和分歧；努力改进两人的关系并建立统一的阵线；让疏离的家长支持另一方设立界限，鼓励严苛的家长更加温和地养育孩子。

不要做：让家庭模式在治疗中重现，也就是说，治疗师忽略疏离型的家长，扮演一个纪律管理者的角色来约束孩子，让母亲仍旧感到力不从心；或是站到父母中某一方，而不是帮助双方作为团队一起工作。

被压垮的单亲父母

特征：家庭内部混乱，几乎没有结构，父母很少一致，通常会有虐待史。

期望：希望你可以创造家庭里的层级结构，强化每个人的角色，减少混乱。

目标：不要全盘接管，而要通过技能训练来增强家长的力量，并不断给予他们支持和鼓励；将问题划分为可掌控和处理的一个个小问题；帮助家长减少环境应激源，使他们不至于被压垮。

不要做：彻底接管一切，拯救家长，使其对你产生不切实际的依赖，同时也让你自己被压力所淹没。

接替型家庭

特征：从本质上来说，接替型家庭其实是"过度卷入与疏离的父母"和"被压垮的单亲父母"两种家庭的组合。纪律维持者离开了家庭，而留下的那一方家长无法支撑起整个家庭的设置和结构；于是孩子中的某一个站出来接替了缺失的一方家长，然后感到自己被授予了资格和权利，甚至可能对留下的家长有虐待行为。

期望：希望你可以控制那个被过度赋权的孩子。

目标：帮助家长发展出设置边界和结构的技能，这样他们就可以承担起相应的责任，从而解除孩子的权利；帮助家庭成员表达对丧失的一方父母的哀伤；帮助被授权的孩子找到崭新的、更健康的家庭内部角色。

不要做：让自己替代性地扮演丧失的一方父母的角色来约束孩子。

危机家庭

特征：家庭常常会感到被生活事件所侵害；面对问题时往往采取无效的反应姿态；通常会有"我们在对抗整个世界"的思维定式。

期望：帮助他们管控当前的危机事件。

目标：通过鼓励家庭在遇到危机时与你进行沟通来建立信任；帮助家庭走出非黑即白的思维框架（"我们要么处于危机中，要么完全没事"），让他们可以尽早察觉到问题出现的迹象，并就此采取积极的行动。

不要做：比家庭成员本身还要投入和努力；充当24小时危机救火员，从而造成家庭对你过分强烈的依赖；感到自己的行为消极无用，并让自己也卷入危机当中。

转介 / 无问题型家庭

特征：由另一个机构确定了问题，并强制要求进行治疗；家庭对此公开表示出愤怒或被动攻击。

期望：认同他们的看法，即问题并不是问题，治疗也并不必要。

目标：澄清彼此的角色；利用转介资源来澄清一些担心；探讨治疗的各种可选方案和结果；找到一个他们愿意去处理的问题或目标。

不要做：成为转介机构的强硬执行者。

显然，你会在日常工作中见到各种由上述这些家庭结构而来的变式，我会在之后的章节中更为详细地对此加以论述。这些结构的家庭所共有的期望就是，让你填补家庭结构中存在的漏洞，或是掌管和控制问题——做那些他们做不到的事情——而不是让你帮助他们学习如何依靠自己来应对和解决问题。快速界定这些家庭的期待，对这些期待进行重塑，并且充分意识到做什么可以避免重复问题，以及有哪些是不能做的，这样你就可以支持家庭成员学习他们所需要的技能，以便他们可以更成功地经营自己的生活和家庭。

家庭的情绪范畴是什么？

这是另一项需要我们去寻找缺失内容的任务。拥有可以广泛表达各种情绪的能力，就好像钢琴拥有能谱出我们生命华美乐章的所有音符。然而，对于我们中的大多数人而言，这个情绪范畴太过狭窄，有些人甚至只有一个音（例如，我伤心了，感到很愤怒；我失败了，感到很愤怒；我孤独了，感到很愤怒）。我们的情绪易感性一方面是由社会和文化标准（男人不可以流泪，女人不可以愤怒）所塑造的，另一方面也来自我们童年时代在家庭中学习的榜样。通常，我们的情绪会因为毒品或酒精而被压抑或歪曲，以见诸行动的方式（例如，花很多钱、有外遇）表现出来，或是隐藏在一片难以驱散的焦虑阴云之下。狭窄的情绪谱带，就像贫乏的词汇量，不但会让人们对你产生误解，更使人无法理解你内心的真实世界。

在家庭治疗中，你可能会在不同的家庭成员身上看到不同的情绪范畴：例如，爸爸只会抓狂，妈妈总在哭泣，杰克在课堂上充满了破坏性，艾米莉老感觉抑郁。在这种情况下，每个人都只依赖于最令自己感到舒服的情绪。然而，只有将所有情绪融合到一起，才能够补充完整家庭的情绪谱。通常，一个人特有的某种情绪往往会成为其他某个或某些人替代性的情绪出口：妈妈的容易落泪，替代性地表达了爸爸内心当中那份无法表达的深深悲哀；杰克向父亲表现出的敌意，也让妈妈得以替代性地表达她自己对爸爸的强烈愤怒；又或者孩子们之间充满张力的同胞对抗，其实是对父母更为隐蔽的婚姻紧张关系的反映。家庭对于这种间接情绪出口的需求和依赖是如此强烈，以至于很难轻易放弃。即便因此导致的结果是消极的（杰克和他父亲关系恶劣），个体对于情绪出口的需求仍然会潜移默化地强化这种不健康的模式，将家庭成员们囚禁其中。

仅仅通过询问每个人的感受或是认真观察整个过程，你就可以了解他们各自的情绪世界中缺失了什么以及可以通过什么方式来拓展不同个体的情绪范畴。接下来你需要做的，就是关闭这些替代性的情绪出口（让杰克和爸爸尽量避免争吵），以便其他人更为直接地去体验和标定自己的情绪。

不过，尝试新情绪都会引起人们的焦虑，甚至也包括你本人在内。一旦新的情绪崭露头角，家庭的反应可能会是忽略、批评或是将其分析至死。要想让这些新的情绪逐渐生根发芽，最需要的就是来自你的认可、空间和滋养。尽量避免让你本人的一些倾向影响整个过程，同时也不要急于向解决目标和新的行为猛进。相反，你要让大家明白，一切都好，他们无须害怕妈妈的爆发或是爸爸的眼泪。以身作则，向他们示范良好的倾听、等待、共情，对承担风险给予积极反馈，慢慢展开这个过程。同时，你也再次向大家展示了你向着自身弱点迈进的勇气，帮助这个家庭看到有哪些全新的体验会因此涌现。

家庭对你的反应是什么样的?

来自不同家庭成员的反应告诉你需要做些什么来营造和谐。如果爸爸愤怒而沉默,你的目标就是使他冷静下来并让他开口说话。总体来说,你最需要做的就是直言不讳地告诉他,你可以理解并接纳他的愤怒感觉。如果妈妈看上去惊恐万分,你的目标就是使她放松。你也许可以谈谈自己作为一名家长感到的挫败,或是试着和她开点儿玩笑,帮助她更多地看到你身上的幽默而不仅仅是权威。

他们的反应同样告诉你,你的力量和影响力被对方感知到了多少以及你可以如何有效地利用它们。举例来说,如果父母看上去对你所说的话十分专注,如果他们把你当作专家或是拥有某种可以治好他们孩子的神奇力量的人,你可能不仅仅要把这种情况本身看作问题的一部分(作为父母的他们是否缺少自信,并且将解决方法看作独立于他们之外的东西?),而同样也可以利用他们对你能力的尊重让转变更迅速地发生。比如说,他们是否更愿意在家里尝试和使用你在治疗中建议的行为图表?就孩子行为与他们紧张的夫妻关系之间的联系,你是否可以说得更直接一些?他们是否也更容易接受你的解释?

相反,如果你的力量只有很少一部分被对方承认,如果你很快就被家庭中的核心人物忽略,如果他们开始挑战你所说的话或是频频摇头,那么你需要寻找一些方法来增强自己的力量,比如下面这些:

- 多花一些时间来建立你与家庭成员之间的和谐关系。
- 澄清他们对于治疗的预期以及你所扮演的角色,并用清晰的语言告知他们。
- 让他们了解你的资历和成就;通过提供对问题有帮助的信息来展示你的专业性。
- 让他们清楚你的权威性,比如说,你有能力向法庭提供专家意见或是有资格告知社会福利机构。

- 在你不断前进、尝试开始崭新的挑战和改变之前，一定要确保他们忠实地跟在你的身后。你一定不想自己在前行了一段时间之后才猛然发现，他们早已掉头回去，只留下你一个人孤零零地走着。

上面提到的这八个问题，都是你可以在第一次会谈中进行探索的关键内容；而其他的一些问题和变式可以来自你自身的理论流派。将所有问题的答案整合在一起，就可以奠定你所发展和肯定的初步假设与治疗目标。尽管看上去我们要收集的内容很多，但是其中大量的信息从简单的观察和倾听中就可以获得，而剩下的部分，你可以直接询问。你需要避免自己被这个家庭呈现出的内容所淹没。如果真的发生了这种情况，你一方面需要形成观察整个家庭动力的框架，另一方面则需要发挥自己的领导力重塑整个治疗过程。随着不断练习以及你在这方面的自信的提升，相信这个过程会变得越来越容易。

改变治疗室里的情绪氛围

营造和谐为我们设定了安全的基调；通过建立更深层的对话并询问具体的评估问题，则为家庭成员提供了关于彼此和心理治疗的新信息，从而开启了治疗过程。现在轮到改变他们自身的观点和情绪了。很有用的一点是，我们可以把改变情绪氛围——即让家庭在走出治疗室的时候，与刚刚走进治疗室时相比，感受到一些不同的东西——本身就作为一个目标。将这一点作为目标不仅可以帮助你时刻留心那些可以创造某种体验的机会，而且情绪上的变化也可以强有力地帮助你将整个家庭与你和治疗过程联结在一起。

下面我们会列举一些常见的氛围改变技术，你可以提前做好在治疗中使用的准备。

通过谈话内容挖掘更柔软的情绪

改变房间中氛围的一个最简单的方法，就是去揭露一些新的通常也是更柔软的情绪。之所以要关注更柔软的情绪，是因为愤怒和失望通常都很容易展现——它们常常是家庭最先呈现出的东西。你需要提出担忧、恐惧和悲伤等情绪——那些你通过询问发现隐藏在表面之下的东西，并引导家庭去追踪它们，直到情绪完全显露出来。举个例子，当艾伦提到他的父亲去年过世的时候，你可以平静地询问丹尼尔是否想念他的祖父；进而更具体地询问他，对祖父印象最深刻的是什么；问问他们两个人最后一次见面的时候说了些什么。相对于其实并不那么重要的内容本身，这种提问更多的是作为一种中介来激发与他的哀伤相关联的情绪。

同样地，你也可以温和地询问似乎总是冲丹尼尔大喊大叫的特瑞，如果丹尼尔持续这样抗争，她最担心和恐惧什么；或者请她描述一下丹尼尔刚刚出生时她的感受，或是当她自己的母亲常常责骂她时她的感受如何。这些问题将引导特瑞展现出自己内心更柔和的一面，并转变同样待在房间里的其他人的情绪。如果这种试探得以成功，那些极少被个体表达或是在家庭中出现的崭新情绪渐渐浮出表面，那么其将创造出某种共通的强烈体验，让每个人都惊讶地捕捉到他人的另一面。

通过非言语信息来挖掘更柔软的情绪

除了改变谈话内容，你还可以通过搜寻一些非言语信息线索来挖掘那些更柔软的情绪：虽然艾伦听上去对上次的争吵怒气冲冲，但是他的眼睛里却闪动着泪光；当妈妈厉声呵斥布莱恩不要在座椅上扭动时，他深深地叹了口气。你可以温和地问问艾伦，刚才发生了什么让他看上去很悲伤；你可以走过去摸着布莱恩的膝盖，问问他，当妈妈斥责时他有何感受。

在挖掘这些情绪时，很关键的一点就是要对如何使用你的声音有所意识。再一次想一想理想化的父母或配偶应该是什么样的。你要温和而轻柔地交谈，降低来访者的防御。如果来访者的反应变得很防御或是不再说话，那要么是因为你听上去太过苛责，要么就是因为你的提问使来访者焦虑上升。这时你可以做出一些解释性的陈述——"我之所以问起你有关特瑞的事情，是因为……"——再次提醒，请用温和的语调。请在问题和陈述之间来回切换，以调节家庭成员们的焦虑水平。

想象中的声音

另一种挖掘柔软情绪并转换氛围的方式就是你说出想象中的父母或伴侣可能会说的话——想象中的声音。举例来说，你可以这样对丹尼尔说："丹尼尔，假如你的妈妈走过来对你说：'我真的很抱歉，昨天晚上我因为你私自闯入邻居家而生气，还对你大发雷霆。但那是因为我太惊讶了，它让我非常担忧。你最近看上去如此不开心，我不知道为什么，但我希望能够有什么方式让你感觉好一些。'假如你的妈妈对你这么说，丹尼尔，你会怎么回答她？"如果你可以用一种温和而带有关切的声音说出上面的话，那么丹尼尔很有可能会降低他的防御，并说出一些新的东西：那就是他其实一直都很悲伤，或是他对非法闯入行为感到抱歉。而即便出于某些原因他并没有发生变化，你也向父母示范了如何以不同的方式来交谈（将愤怒转化为担忧、失望转化为恐惧），而这些更加柔软的情绪可以让别人更好地听到。

通过上述这些方式来揭露情感，可以迅速改变整个治疗氛围，所以也请做好心理准备，某些人也许会试着暗中破坏正在发生的改变。丹尼尔的哥哥也许会开始批评他，或者丹尼尔也许会到处调皮捣乱（当特瑞流泪的时候去弄翻垃圾桶），艾伦也许会取笑特瑞的母亲，以此努力将丹尼尔和特瑞从这些新的情感中拉出来。之所以会发生这些，是因为你打破了家庭的旧有模式，以至于每个人的焦虑感都有不同程度的上升。我们要记住的一条定律就是，当某个模式被打破的时候，其他人所做的第一件事就是想办法恢复这个模式。所以，当这一切发生的时候，请温和地指出，请他们停止功能不良的行为，然后将注意的焦点重新放在那些柔软的情绪上。

活现

为了获得成功，我们需要一些临时工作台来进行活现。将注意的焦点集中在两个家庭成员常常会产生冲突的特定话题上，而通过谈论他们两个都会获得一些好处。举例来说，可以让爸爸和布莱恩就在此时此地谈一谈有关布莱恩争取更多零用钱的事情——他想要什么、爸爸期望什么，是否有什么会对整个过程起作用。让两兄弟看看他们是否可以在共用电脑这件事上达成某些协议。你要清楚地知道他们应该尝试和实现什么，并且只有在为了保证交谈继续的情况下才打断，千万不要进行说教。你会从他们的尴尬和迟疑中得知，是否每一个人都在努力克服自己情绪和行为上的惯式。而得到的结果将不仅仅告诉你他们有能力去尝试一些新的东西，同时随着支撑情绪的某些行为解体，他们会释放出新的情绪体验。

家庭雕塑

如果家庭足够开放和积极参与，你也可以布置一场体验式的舞台剧：家庭雕塑。让每个人都站起来，请家庭中的核心人物（或是让家庭成员依次）就他（她）所见到的场景为家庭创造雕塑，其间不使用任何言语，将每个人摆成不同的身体姿态，来代表他在大多数时候表现出的样子（妈妈怒气冲冲，不停摇晃她的手指；爸爸则躲在角落里看报纸）。记得要确保雕塑者本人也处于被雕塑的行列。然后，让大家改变雕塑的形态，创造出他们理想中的家庭情境（妈妈和爸爸手牵着手，孩子们聚在他们中间）。通过对这些雕塑形态进行探讨（"爸爸，一个人躲在角落是什么感觉？""妈妈，在大多数时间，你觉得自己的面部表情是怎样的？"），你创造出一些可以自由操控并在稍后可以探讨的形象。而这些形象将在情感层面发挥强有力的作用。

解释与洞察

最后，你还可以通过解释和洞察来创造出一种全新的体验：比如说，和爸爸谈一谈他的童年，然后指出，他对于丹尼尔行为的反应正是自己曾经说过的最恨自己父亲的地方；告诉那对夫妇，他们俩的争吵模式与孩子们的简直如出一辙，或是男孩子们对于电脑的争夺，与他们在个人时间和夫妻相处时间上的紧张冲突十分相似；帮助布莱恩承认这样一点，尽管他十分想要得到父亲的关注，但不当的行为并不能起到作用，事实上只会让情况变得更糟。洞察往往存在于旁观者的眼中，而之所以将它称为洞察，并不在于它让你显得很聪明或是内容非常准确，而是因为它可以对听者产生情感上的冲击。

心理教育

尽管缺少上述技术所能带来的情感触动，但是提供新的信息对于帮助整个家庭以全新的视角来看待问题十分重要：注意缺陷／多动障碍是一种大脑疾病，并不代表他是一个坏孩子；在创伤性压力之后，解离的症状是很常见的；当有一个弟弟或者妹妹降生之后，孩子常常会伴随退行；对年幼的儿童来说，焦虑不安是抑郁而非愤怒的表现。从全新的角度来看待问题，就像你的家庭医生所做的那样，他告诉你这并不是你想象出来的严重疾病，而是某些更加良性和可治疗的症状，从而让你感到安心。用新的解释替代旧的解释，并降低家庭的焦虑感；尝试去做一下，然后用你的治疗计划为这个家庭提供希望。

不论是创造一种全新的体验并改变情绪氛围，还是对家庭成员和能够发挥作用的方法（例如，活现或者心理教育）给出你的信息和意见，都可以帮助他们充分了解家庭治疗到底是什么，增强你们之间的亲密与和谐，并且强化你的可靠程度和他们的治疗动机。

提供看待问题的全新视角和初步的治疗计划

我们现在已经接近了第一次会谈的最终目标：为问题呈现出全新的视角并制订初步的治疗计划。这个步骤需要你把贯穿这一整节咨询中的内容提炼出来并串在一起。这就像是你的家庭医生所做的压轴好戏，他把你对自己症状的描述与从问卷和检测那里获得的信息关联起来，给出一个诊断意见和后续治疗方案。你也可以做同样的事情，下面就是一些总结性评述的示例。

> "所以，你们两个对于女儿在夜晚难以入睡都感到十分忧虑。但由于你们的工作安排时常变动，所以听上去在管理睡眠时间上你们也存在差异和分歧。对你们女儿这个年龄段的孩子来说，一件很有帮助的事情就是设置好入睡流程。这个流程包括一些令人平静的活动，比如读书可以帮助她放松。我希望你们两个人都可以思考一下，什么样的入睡流程是你们两个都可以操作的，然后我们下周可以一起来规划一下。这个办法怎么样？"

> "我知道你们都很担心萨拉在学业上的困难，而萨拉，你说自己很难集中注意力并理解老师所讲的内容。我想也许应该与老师就这一点沟通一下，并且请学校的心理专家做一些测试，看看萨拉是否存在某些注意力方面的问题。我很愿意帮助你们去和老师或者心理专家沟通。你们两个对此有什么意见吗？"

> "你们全都做得很好，很努力地描述当爸爸和杰克之间发生各种问题时自己的感受，这些问题看上去影响到了你们每个人。我们可以利用接下来的治疗时间针对这些问题开展工作，但是我现在最担心的是你们父子两人之间的冲突总是快速升级。也许要做的第一步就是先停止争吵。我希望你们去做的，就是保证在这一周之内不再争吵，如果有些事情出现了，困扰到了你，请把它写下来，然后下周拿到这里我们一起讨论。你们两个愿意试一试吗？"

"你们都提到，自从你生病以来，托马斯就不愿意去上学了。而托马斯，你说你很担心当你在学校的时候会有某些不好的事情降临到妈妈头上。这是一种分离焦虑，而且在这样的情况下发生并不算罕见。托马斯，我希望下一次单独见你，和你一起聊天一起玩，好不好？然后我希望两周后的那次治疗再同时见你们两个，这样我们就可以一起找到一些方法帮助托马斯不那么焦虑。这个主意听上去怎么样？"

我们在上述示例中所做的，就是把我们从治疗中收集到的信息（不愿去上学与母亲生病之间的关联，缺少入睡习惯并且无法上床睡觉），与我们观察到的过程（治疗室中爸爸和杰克的冲突升级；当父母开始谈论他们自己的问题时男孩子们表现出的紧张），以及接下来的步骤（单独见父母，养成睡眠习惯，在下一次治疗当中讨论当周的问题，与校方就测试问题进行沟通）结合在一起，带着我们的关切表述出来。虽然我们仍然需要更多的信息——比如与托马斯一起进行游戏治疗，或是看看爸爸和杰克能否管理他们各自的愤怒——这个家庭仍然会感觉到你理解了问题所在，你对接下来将要发生的事情有一个明确的看法，而通过这一整节的治疗过程，他们已经可以对问题有一些新的观点，并为改变可以发生而感到轻松。

你还可以布置家庭作业。家庭作业是一种让治疗计划可以立刻得以开展的方式，并且从很多方面来讲，家庭作业都是十分有价值的。首先，它让家庭了解到，心理治疗并不仅仅是在一个封闭的房间里谈上一个小时，而是要在他们的日常生活中进行并创造改变。其次，它让前进的动力得以在治疗之外的时段继续产生。而最重要的一点是，它给了你一个测查家庭动力的机会，既是对你指导的依从性的动力的测查，也是对他们在家庭中进行改变的意愿的测查。它可以向你展示什么会发挥作用、什么不会发挥作用（例如，行为图表太过复杂了）以及改变过程会在哪些具体的环节上搁置（如果孩子们在公共场所大发脾气，妈妈就会放弃原则）。在你向家庭成员描述家庭作业的时候，不要把它说成是问题的解决方法，而要把它说成是一项尝试的实验，让我们从中看看到底会发生什么。当他们下周重回治疗室的时候，你可以将这份家庭作业当作开始治疗的切入点。

但是，家庭作业，特别是在第一次治疗时布置的家庭作业，并不需要很精巧细致。通常我们只布置一些简单的观察任务：当男孩子们相处时，留心观察；或是让特瑞在一整天的时间里追踪自己易怒的情绪。作业可以很具体，让夫妻两个共同列举出一份下周想要讨论的问题列表；让妈妈和女儿花上 5 分钟来讨论这一天当中美好的事情；或是建议父亲开始感到抓狂的时候，尝试抵抗想要离开家的冲动。我们所需要的作业，就是那些能够帮助这个家庭将治疗过程与他们的日常生活联系在一起，并且依据你的判断可以让家庭成员稍微走出他们的日常模式和舒适区的任务。

我们在第一次会谈中所要做的，就是奠定好基础，将评估与治疗、事实与情绪编织在一起，并且提供足够的安全感以推动整个家庭走出他们的舒适区。思考一下你自己看待第一次会谈的方式，将上述这些理念与你自己的风格和理论流派结合起来。在下一章当中，我们会谈一谈如何将这些概念贯彻到行动上，并看一看在实际操作的过程中都有哪些细节需要注意。

自我觉察：第 4 章练习

1. 在与朋友和家人的谈话中，通过镜映身体姿态、语言、感知系统和语音语调来练习营造和谐的技术。

2. 如果你也曾尝试过心理治疗，试着回忆一下你自己的期待，特别是在最初几次治疗的时候。如果你还没尝试过心理治疗，你会最想要什么？

3. 你自己的情绪范畴是什么？哪些情绪是你难于自我识别的？有没有哪些情绪是你需要依赖他人替你表达的？不断练习以增强你对这些

不太熟悉的情绪的自我觉察。

4. 某些人生来就比别人说话多，也有些人生来话就比别人少。为了提升你的言语流畅度，尝试在人际交谈中对抗自己的天性——如果你倾向于安静内敛，那就多说一些话；如果你倾向于主导交谈，那就试着多一些倾听——并看看这样做会发生什么。

5. 家庭系统中的裂缝：你如何评估自己的原生家庭？你希望自己的父母做出哪些改变？

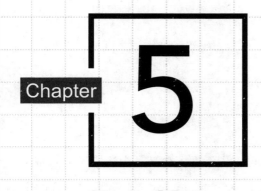

Chapter **5**

开　始
实际操作

很不幸，并没有一张清晰的蓝图可以告诉你，在第一次治疗当中如何应对自如；究竟会发生什么取决于参与的人员、呈现的问题以及你的个人风格。但是就像我们在第四章中讨论的那样，关于第一次会谈，有一些目标和思考方式可以让治疗不仅更容易操作，也可以为后续治疗奠定坚实的基础。一次良好的初诊，应该像是一曲美妙的交响乐，或是一篇精妙的散文，包含着三个部分——开篇是对问题或主题的陈述；然后是一段探索和评估；之后回到主题，你基于评估的反馈和建议，以及结束——每一部分都与前一部分衔接紧凑。

在本章当中，我们会详细审视第一次治疗的每个步骤，然后再讨论下一次治疗，最终构建起整个治疗的开始阶段。

预演

首先是预演。这部分的信息应该是你在初次治疗开始之前就已经得到的。它也许来自做预咨询的同事给你留下的简短便条：便条中的内容主要基于他与某位家庭成员在电话中的沟通，简要陈述了当前的问题和病史；也许来自一张涉及人口信息的表格；或是来自你本人与某个家庭的电话交谈。无论来源于哪种途径，信息含量总体来说都很少并且常常是指责性质的，但通常这已经足够让你开动脑筋，构思最初的理论假设。

让我们设想一下，假如你收到一张有关亚当斯一家（上一章提到过）的便条："男孩子们经常打架，丹尼尔最近非法闯入一所房子被抓到。父母主动要求前来就诊。"即便是如此少量的信息，你也可以开始头脑风暴式的探索：家长约束孩子的方式、促成因素、家庭内部处理愤怒的方法、具体的行动是否牵扯到法院等机构，等等。父母的主动就诊可以被看作一种力量，反映出他们想要寻求改变的动机。

如果你在一家机构工作，是直接从候诊的来访者那里收到电话留言信息，那么你需要回复。需要做些什么呢？尽快回电话。如果你没有时间打电话（你正在会议当中），那么给她留言，告诉她你已经收到她的来电，你会在某个特定的时间给他们打电话，或者她可以留言告诉你更多的信息和问题。你的快速回应也是营造和谐氛围的一部分，在这个过程当中，潜在的来访者会感觉到你的专业、深思熟虑和可靠。

当你最终拨通了电话，对方毫不迟疑地说出了现在整个家庭面临的最大问题："我的儿子没办法上床睡觉。""我和妻子准备离婚了，但是我们不知道怎么跟孩子们说这件事。""我父母年纪很大了，我妹妹和我都很担心妈妈饮酒过量的问题，怀疑她得了抑郁症。"这个时候，你需要问一问他们心中期望的服务是什么："希望你可以给我们一些方法，让孩子能够正常上床入睡。""我们想带孩子一起来进行治疗，所有人一起谈谈离婚的问题。""我其他的兄弟姐妹也会一起来，我们想一起接受干预。"他们的预期和你将要做的事情之间是否存在一定的差距？

也许你们彼此没有期望落差："好的，和你丈夫一起来吧，我们可以谈谈哪些技术能够帮助孩子上床入睡。""好的，请带着你们的孩子一同前来，我们可以开展一场安全的讨论，共同面对你们即将发生的离婚。"但是也可能来访者的期望与你所能提供的服务相距甚远："不，我想你最好还是带孩子一起来，这样我才能更好地理解为什么入睡对他来说这么难。"或者"不，我在酒精成瘾方面并不是专家，但是我可以推荐你去一位很有经验的治疗师那里，她正好提供你需要的服务"。不论你到底说了什么，你都需要在表达的时候营造和谐，做一个积极的倾听者，同时对来访者的感觉表示共情。

但我想你一定不想把这次电话交谈转变为一场迷你个体会谈。为什么？因为这么做会打破更大范围系统的平衡。在正式的治疗当中，父母双方是处于一个平等的位置，而将你视为中立的专业人士。与此相反，电话会谈等于让一方家长开始陈述他（她）理解的故事，而其他家庭成员则会担心到底向你暴露了什么内容，以及你是否被误导而产生偏差。所以尽可能让电话时间短一些。你需要在这次电话中做的，就是收集和问题有关的最初步的一些信息，并且回答来访者与心理治疗服务相关的问题、澄清来访者的期望、解释你的理论流派以及开始构建你对问题、治疗和形式的看法。

你需要见谁

由于家庭治疗是一种对家庭进行思考的方式，而不是胡乱将八个人塞进房间，所以你可以决定谁是你在第一次治疗中需要见到的人。某些临床治疗师在面对亚当斯一家这类案例的时候，会选择先单独会见父母。这么做可以给治疗师一个机会来搜集自己所需要的背景信息，探索夫妻双方形成统一阵线的能力，并对他们的婚姻质量进行评估。与此同时，治疗师还可以借此来与父母建立关系，并探讨一些他们可以立即开展的策略。

但是，这么做的副作用在于，你只能通过父母的眼睛来看待问题——而他们也许并不能就当前的互动模式进行很好的汇报，或者他们由于担心自己在你面前显得"看起来不够好"，而严重阻碍了观点的表达——而且当处于前青春期或者青春期的孩子下一次进入治疗时，会感到自己不被信任。他们会担心你们背着他们说了一些不公平的话（事实上确实经常如此），家长们在他们背后指手画脚，而你则听信了父母的观点。你可能会需要付出更多努力才能获得孩子们的信任，而要做到这一点，你需要展现出你的开放或是花上足够的时间与他们单独相处，这样他们才能相信你是可以理解他们的。

第一次就会见所有家庭成员当然可以避免上述问题，但对于一些新手家庭治疗师来说，这意味着很大的压力。如果真的如此，可以考虑将第一次治疗划分成更小的单元、更容易控制的组合，或是与另一位治疗师共同协作，请这位联合治疗师补充更多支持和视角。有时候父母自己会拥有强烈的意愿（"我觉得先让我和我丈夫给你提供一些背景信息会更好"），或者他们会告诉你他们认为怎样做会更好（"是的，我想如果只有我们三个和你在一起的话，苏也许会觉得被孤立，并因此一言不发；我可以再带几个别的孩子一起来"），或是更符合逻辑（"我的大女儿出城去了，直到下个月才回来；我们可以不等她就开始吗？"）。

所有这些问题都需要依据你个人的临床判断来解决：这些是牵扯到风格、技巧和临床治疗理念的问题。尽管我们十分欢迎全家人在自愿的情况下全部到场，但我们也愿意接受他们的选择。如果父母问你谁应该在第一次治疗的时候出现，你可以坚持自己的看法和偏好。但如果孩子十分年幼，那么很多心理治疗师会要求先单独见父母。为什么？出于两个理由：除非你的治疗风格是在第一次治疗的时候就进行游戏治疗评估或是有一个安全的空间能够让较小的孩子全神贯注，否则这个孩子就会让人分心（"我们的婚姻？……嗯，那个，我……本！把那个东西放下！"）。而更重要的一个原因是，较为年幼的孩子往往对于父母养育方式的改变格外敏感，通常，你所建议的一些很简单的习惯上的改变或是父母反应方式就足以改善孩子的行为。在这种情况下，你只要成为场外指导就好，帮助父母成为治疗师。

与之类似，如果家庭中存在明显的养育主题（例如，一个新的重组家庭，父母对如何管理孩子无法达成共识），那么让父母单独前来解决他们之间的差异，要比当着全家重演他们的分歧效果更好。更大一些的孩子和青少年——能够通过言语表达自己的感受——以及那些虽然年幼但是可以从治疗室中的哥哥和姐姐那里获得支持的孩子，非常适合陪同父母一起来治疗。根据上述原则，你可以决定接下来的步骤：为学龄儿童准备一些矫正性的游戏治疗；对青少年进行个体治疗；单独会见兄弟姐妹或其他形式的组合。要具有临床上的审慎，选择那些既匹配你的个人风格同时也满足父母期待的治疗形式。

开场：营造和谐，界定存在的问题

现在，你已经掌握了需要预先准备好的知识，是时候去会见家庭了。理想情况下，那些书面工作不应该占据太多时间，或是已经作为知情同意的一部分提前准备好了——保密协议、保密性的例外条款（儿童／老年人虐待、自杀）、收费账单、取消治疗的规定——所以你不需要再对这些领域进行正式的陈述，可以直接开始治疗工作。你和他们在候诊室相遇，引领他们来到你的治疗室，确保每一个人都有自己的座位。一段简短的自我介绍或是对这个机构的介绍（如果他们从来没来过这里的话）会很有帮助。即便你和某位家长已经在电话上有过交谈，也不要一厢情愿地认为所有信息都已经交代清楚了。介绍该有多正式或包括什么描述取决于你自己的风格，但是需要与家庭的风格和文化背景相匹配。现在也是一个不错的时机，可以问问他们中是否有人曾经接受过心理咨询或治疗。比如亚当斯一家就说，他们曾经去见过一次治疗师，但是再也没回去；或者艾伦说他曾经因为抑郁的问题在大学时接受过个体心理咨询；或者其中一个男孩曾经被学校的指导老师叫去谈话；又或者完全没有咨询或治疗经历，这是他们第一次体验心理治疗。

你当然很想就他们所说的内容继续深入下去，但现在还不是了解他们临床病史细节的好时机。不过，他们的反应给你提供了一个很好的机会去谈一谈你个人或整个机构的工作方式：比如你做短程或是有次数限制的治疗，也做长程的心理动力性治疗，或是聚焦于家庭，与精神科医生协作，等等。这么做不但可以帮助他们塑造正确的治疗期待，同时对于那些第一次进入心理治疗的家庭来说，也可以帮助他们理解哪些部分是可以期待的，而哪些部分是与他们的想象不同的。

　　转向一些微不足道的日常话题。"艾伦，你在哪里上班？""特瑞，给三年级学生上课是什么感觉？""布莱恩，你喜欢玩足球吗？""丹尼尔，你喜欢学校新来的体操老师吗？"或者，对于很小的孩子，"你最好的朋友叫什么名字？"这种开头可以向每个人提一个问题或是与每个人有一段简短的交谈。这就是联结——一部分是为了建立和谐的关系，另一部分则是评估每个人的焦虑程度以及他们交谈的能力和意愿：他们是更愿意自发参与还是游荡在你的问题之外？他们向你表达自己态度的愿望有多强烈？此时你可以通过镜映身体姿势和语调来建立关系。通过询问，你在主动承担责任，但更重要的是，你也在让家庭听到并熟悉你的声音，让他们安定下来，在开始谈论自己之前先适应当前的环境。

　　当然，在建立和谐关系、让每个人平静下来，与为了避免你自己的焦虑而滔滔不绝之间，有着明确的界限；家常话说得太多太久，会让人们感觉你在浪费他们的时间。一旦所有人都看上去稳定了，就继续进行你的工作。

留意时钟

　　人们常说，在体育比赛中，谁控制着球，谁就控制着时钟，而在家庭治疗当中，你就是那个控制球和时钟的人。你需要经常留意时间，这么做不仅仅是为了保障你的下一节治疗可以准点开始，同样也是因为在第一次治疗当中有很多的任务需要完成，所以保持节奏是非常重要的。你一定不希望看到特瑞一开始说话就无法停下，或者更糟糕的，特瑞开始说话，然后崩溃、哭泣，但是没有留给你时间去帮助她冷静下来或是让你与家庭中的其他人交谈。艾伦可能会感到非常沮丧，因为你只听到了特瑞的一面之词；大家也都觉得情绪上已经不堪重负了。缺少了你的领导和反馈，他们会觉得从治疗中没有获得什么。在治疗过程中，你可以依靠时钟来掌握节奏，帮助自己判断是否有足够的时间去追求较强的情感冲击。至于开场部分，几分钟就够了。

"告诉我为什么你会在这里"

到了该工作的时间了。"你们每个人都知道为什么会来这里吗？"或是"特瑞，你和我通过电话，但是我想知道你们所有人对于今天要进行的治疗有过交流吗？"通常他们没有，有可能一个或是所有的孩子都摇摇头或耸耸肩。你可以问父母："你们为什么没有告诉孩子们来这里的原因？"注意谁会说话以及父母双方是达成一致还是相互矛盾；你已经可以开始绘制家庭结构了。如果家庭成员们已经在家里讨论过了，问问谁能够简要概述一下他们讨论的结果。有时候年长一些的孩子可能会从学校了解到治疗师的角色，但是年幼的孩子并不清楚，而如果父母使用了"医生"这样的词汇，你也许需要向他们保证自己不会给他们打针——相反，你告诉他们你会帮助人们处理他们的担心。通过这样开放式的询问，你可以对问题有一个清晰的界定，并且从每一个人的角度来理解为什么他们会来到这儿。

所有这些，都会引发对家庭问题及其运转的更为深入的发掘和讨论："你对刚才妈妈所说的话有何感想？""艾伦，你是否像你太太一样担心？""安妮，如果情况继续这样发展下去，你最担心什么事情发生？"不要让一个人完成所有谈话；确保每一个人都能够对所发生的事情提供意见。比如说，丹尼尔也许会告诉你他是如何看待非法闯入这件事的，或者男孩子们又开始在房间中争吵，就像他们父母所描述的那样。观察父母此时会做些什么，但不要放任情况一直发展下去；要记住，你并不希望将问题重现得太久。

如果每个人都用含糊和笼统的语言进行交谈（"他陷入了麻烦""男孩子们就是不上心"），那就让讲话者说得更具体一些（"布莱恩是怎么陷入麻烦的？""当你让男孩子们去做一些事情的时候，他们通常是什么反应？"）。具体化不仅仅可以帮助你勾勒出家庭模式，让其他在场的人对自己的行为有更好的认识，同时也帮助我们发掘出那些掩盖在模糊言语背后的情绪。

不要过度控制谈话的走向。最开始的几次治疗是一种在评估与治疗、内容与形式、家庭中最主导的人与其他人——还有你的领导与跟从——之间保持平衡的艺术。你需要收集信息，确定你的假设，终止不良模式，为家庭指出一个全新的方向。你要主持大局，但又不能过分到使整个家庭被训练得被动消极，不能让他们期待你一直问问题并且有答案，由你独自撑起整个治疗过程。

不要把自己看作在开着一辆由家庭构成的汽车，而要把自己看作坐在乘客位置上的助理驾驶员。最开始的时候，你可以指导得多一些——设置规则、澄清预期，向他们展示哪些按钮可以按，哪些控制杆可以使用。但是，一旦车子已经上路并且开始运行，一旦他们开始体验到运转过程所带来的感受，你就要回到自己的乘客角色。此时你的任务是帮助这个家庭持续行驶在路上，当他们在权力争斗中走得太远或是忽然驶入被动的深沟之中时，温柔地提醒他们，鼓励他们向前看并预期可能出现的危险。偶尔，你可能会被迫插手，踩下你自备的刹车使车子慢下来，以避免可能的碰撞，但是你决不能从他们手中夺过方向盘，自己开始驾车。随着时间慢慢过去，治疗将越来越属于他们自己。你的问题清单越来越短，简短的讲解出现的频率也越来越少。你的注意力开始从他们对车子最基本的控制能力，转向更为高级的行车表演技巧。你要指出，经历过一些转弯之后，他们已经驶离了自己熟悉的心理旧城，向着不那么熟悉的、通往焦虑、转变和成长的大路驶去。

要实现这一点，你就需要让心理治疗尽可能快地恢复它真实的样子，在最初的几次治疗中，让家庭尝到甜头，了解心理治疗远不止是收集家庭史和填写表格这么简单。如果你过分控制，用一个接一个的问题来炮轰这个家庭，感到自己必须思考出各种谈话的主题，总在传授经验，或永远做那个拥有答案而不是帮助家庭思考出属于他们自己答案的人，你很快就会感到被压垮，并最终精疲力竭。而这个家庭，在毫不知情的情况下，永远也无法学会自己开车。

通常，这种过度控制来自恐惧——害怕家庭成员的反对，害怕失去控制，害怕因为手中的缰绳拉得太松而爆发争吵，从而让整个治疗过程翻落悬崖。要想学会放松手中的缰绳，你首先要学会信任，信任家庭，也信任你自己：相信家庭不仅仅会进行学习，同样也会为他们自己的生活负责；相信心理治疗可以为双方建立起有效的合作关系；相信即便在最坏的情况下，你的勇气和真诚也足以应对这一切。下一步就是勇于冒险，停止你自己的控制模式——抑制住问问题的冲动，让家庭成员们说话——当你这么做的时候，仔细发掘在自己和他们身上发生了什么。一旦你发现自己最大的恐惧实际并没有发生——家庭并不会恨你，夫妻间的冲突也不完全是大爆炸，摔门而出的青少年几分钟之后就回来了——你会变得不那么害怕，会更为自如地尝试运用自己的力量和技巧，对你所做的事情更为自信和灵活；毫无疑问，你对面的家庭也会学着去做同样的事情。

这个过程的目标就是让每一个人都说话，并尽可能开放地谈论一些对他们来说很困难的事情。千万要小心，避免陷入你提问题然后每个人用一个字回答的互动模式（特别是孩子们，他们会模仿自己的父母），或是让他们习惯于等着你来问下一个问题。只要互动的过程不具有破坏性，你就要鼓励它继续进行下去，并且在这样做的时候保持一种总揽全局、不加打断的态度。你可能需要将那些沉默的个体带进谈话里面或是温和地限制那些过于控制的个体。这样做会给大家一种感觉：你有能力掌控所发生的一切，因此在这里谈话是绝对安全的。

走得更深：理论

在了解了家庭现存的问题之后，接下来就需要将注意力转移到家庭对此的理解上了。"那么，艾伦、特瑞，你觉得为什么男孩子们会争斗得如此厉害？"或是"你觉得为什么丹尼尔会和其他男孩子一起非法闯入别人的房子？"再一次聆听来自父母一致或相左的意见，聆听男孩子们对此的看法，看看他们各自的解释在处理问题上是否起作用——举例来说，"丹尼尔就是这么一个充满愤怒的男孩（暗示：就像他的爸爸），他总是挑起争执然后让自己陷入麻烦"（潜在的替罪羊理论，认为丹尼尔需要得到矫治），或是"我们认为每当我俩关系紧张，男孩们就会开始打架"（父母的想法很具有系统性，同时表达出想要处理婚姻关系的意愿），又或是"自从他们的祖父去世之后，这种情况就开始出现了"，"……自从丹尼尔开始与他们那所高中的一群孩子鬼混之后"（未解决的家庭丧失，父母感觉自己无法控制的同伴影响）。透过这些理论解释，我们可以知道家庭成员曾经尝试解决问题的方法：使用"暂停"技术、忽视、喊叫、尝试修复婚姻关系、试着保持温和，等等。寻找其中的力量和模式：养育的连贯性和一致性、哪些方法起作用、谁来制定方案以及谁来实施。

通过继续提问来追踪解决方案是在哪里失效的：是什么让这个家庭无法自己解决问题？通常情况下，家庭成员们找对了方向，却太早放弃或不知道什么时候可以退回来。如果他们的解决方案具备发挥作用的潜能（并且不违法），那么你可以帮助他们完善它并强化家庭成员们的力量。比如说，"当他不肯进入自己的房间时，你们会做些什么？"清晰地了解整个模式——"我会大声喊叫，他拒绝，我叫艾伦过来，他把布莱恩硬推进房间，布莱恩从里面跑出来，然后我们就放弃了"——以及方案后面的问题（这个例子当中，就是放弃）。你需要寻找问题背后的问题。

最后，你可以在这里问问大家的预期：他们认为心理治疗会如何帮助他们。听一听他们的预期与你自己的风格和观点之间的差异。这个家庭的期待也许是让你矫治好丹尼尔，而不需要再会见父母；或是你可以写一封信给法庭，请他们放弃起诉；又或者特瑞会继续来治疗，而艾伦因为工作"太忙了"没办法过来。如果他们的预期与你的期望存在差异，记下来，并继续你的评估，当你给出反馈意见的时候再重提这个问题。

探索和评估

　　相信到这个时候，你已经艰难地走过了治疗三分之一的时间。希望在治疗最开始的时候，你就已经开始通过关注家庭的沟通方式、不同家庭成员的情绪范畴、力量、模式、成人责任感和分化程度以及每个人对你的反应来构建你的评估了。留意一下你们之间的和谐氛围与可能存在的关系问题。比如说，如果艾伦仍然看上去有些退缩，试着拉他一下，或是温和地就你所观察到的现象进行评论："艾伦，你一直都很安静，我很想知道你此刻的感受。"这么做有助于你追踪整个治疗过程，让家庭紧随你的脚步，并使得整个治疗更加明确清晰。

　　到了第一次会谈的中间阶段，我们关注的焦点在于评估。这也是你的家庭医生从询问你哪里出了问题，逐渐演变到形成他的诊断的过程：你吃了什么，你去过哪里，你之前的病史，诸如此类。你现在也需要在第一次会谈中做相同的事情。一旦你围绕问题了解了相应的信息，就需要利用这些信息构建或确定基于你的理论流派的假设，并发展出初步的治疗计划。你可以将现存的问题想象成位于某片原野中央的一块巨石或一堵墙。这个阶段你所要做的事情，就是在原野上四处走动，探索附近的所有区域。你也许可以问艾伦和特瑞通常是如何做决策的，或是让他们谈谈自己的童年和成长经历，你也可以让每个人都说说一年以前祖父的去世。

　　你一边倾听着他们的回答，一边研究整个过程——家庭沟通的能力、夫妇两人给予和索取的能力，在什么时候孩子们分别会站在谁那一边。随着问题范围的扩展（例如，过去、死亡、愤怒），你开始渐渐拓展家庭最初的期望界限。此时，即便在他们看来某些问题或话题似乎与主题无关，但你所做的事情仍然非常重要。你可以让他们知道，所有这些主题都是你乐于与他们分享并且愿意在将来与他们进行讨论的。除此以外，你将陪伴他们逐渐意识到，他们的生活远比现在讨论的某个问题更为复杂，甚至问题本身也并不是他们想象中的那个样子。

现在你需要寻找的是能量蕴藏在哪里，以及激发这些能量的动力最容易从哪里迸发。探索他们的情绪和情绪范畴。他愤怒的时候会做什么？什么时候他感到受伤？（通常愤怒会掩盖伤害，而伤害也会掩盖愤怒；一句"我不在乎"会同时掩盖伤害和愤怒。）就孤独和抑郁展开提问，也问问一个人对另一个人最大的误解是什么。问问他们最担忧的是什么以及他们最恐惧的又是什么。大部分人会很容易对这些问题做出反应。你在搅动家庭这潭水，挖开那片埋葬家庭秘密和宝藏的土地，开始与不同的家庭成员制定关于他们各自希望有哪些改变的治疗协议。你在向他们展示，两个人竟然可以产生相同的感受却表现得大相径庭（比如，艾伦和特瑞都很担心孩子们，但艾伦表现出来的是急躁和控制，而特瑞是抑郁和退缩）。

你同样还可以从中发现，家庭跟随你引领的效果如何。他们是否努力地诚实回答你的问题，还是他们只给出一个含混的答案，然后就迅速退回到令他们感到舒服的话题和关注范围内？一方面你想要继续营造和谐的关系，另一方面你也想让他们向着自己的焦虑迈进。将你的问题当作一把铁锹，挖开一片新的天地，扬起他们的焦虑；将你的评论当作一支耙子，去给予支持，抚平和降低焦虑。在两者之间保持平衡，就像在你说话和他们说话之间保持平衡一样。如果你觉得自己陷入僵局或是引发了太大的痛苦，请将注意力转回到这个房间中发生的过程，一起谈谈所陷入的僵局或引发的痛苦。

创造一种体验，改变治疗气氛

在最佳情况下，你的探索以及你对不良模式的制止，都给这个家庭一个机会，让他们得以用不同的动力来体验整个沟通过程，并创造出更深入的交流，这些又转而会改变治疗室的气氛。不过，如果这一切并没有发生，家庭成员们仍然彬彬有礼或非常理智，而你决定要尝试通过更细致的方式来改变治疗氛围的话，那么现在正是时候，你肯定不想等到治疗快结束的时候再做家庭雕塑或是问及祖父的过世，让自己毫无时间去进行解释和结束。

所以，寻找一些机会，并将它们穿插到你的探索过程当中：当提到祖父的时候，问问丹尼尔是否思念祖父；当特瑞再次表达自己对丹尼尔的失望时，问问她对于丹尼尔的希望是什么；当父母抱怨男孩子们总是争吵时，创造一个活现的机会，让两个男孩设计出一个如何分享电子游戏的计划；当布莱恩显得很退缩，难以说出希望家庭出现何种不同时，让布莱恩做主导，进行一场家庭雕塑。从他们的尴尬和迟疑当中，你会了解到，每个人是否准备对抗自己旧有的情绪和行为倾向。

一旦你这么做了，就需要用解释的方式来处理那些被你搅动起来的情绪（丹尼尔因为祖父的过世感到悲伤，特瑞的希望，布莱恩的雕塑）："丹尼尔，我之所以问起祖父的事情，是因为处于你这个年龄阶段的孩子，常常内心感到悲伤，但又不知道如何表达。""特瑞，在你失望的情绪背后，掩藏的是希望和梦想，而这些你的儿子们并不知道。""谢谢你所做的雕塑，布莱恩……我很担心，你的父母其实并不知道你内心是多么孤独。"

如果你没有这么做，可能会让每个人都感到非常沮丧，并让一些家庭成员害怕作为治疗师的你，同时也对治疗过程充满恐惧，而另一些成员则会感到非常焦虑和不安全，因为他们不知道这些行动会通往哪里。再一次，你需要留意时钟，确保在第一次治疗时可以掌控好时间节奏。

如果你在这个部分卡住了（例如，感到被淹没了、丧失了方向感），记得返回到这些受阻模式的根源上，寻找缺失了什么，追踪整个过程，保持坦诚并重新聚焦到问题上。如果他们或是你真的被压垮了（举例来说，父母陷入了彻底的争吵，青少年陷入完全的沉默），那么请负起你应有的责任：分开父母双方，将孩子们先送到候诊室；让父母暂时离开，以便你可以和青春期的孩子单独说上几分钟。不要再创造问题，表现出领导力，并做你需要做的事情来控制住局面。

回归和结束

现在我们已经到了治疗最后三分之一的时间，也就是回归和结束的阶段。你已经界定了问题，探索和评估了与问题相关的领域，不但追踪了整个过程，还根据搜索到的信息构建了初步的假设。

果断出击

就像我们在第四章中提到过的，我们需要让整个治疗过程保持对称和平衡。你现在需要回到开始的主题上，将家庭的担忧与治疗过程中涌现出的内容进行联系，并呈现你所看到的内容和你所能提供的东西。现在正是向整个家庭呈现出你的假设的好时机："我知道你们都认为丹尼尔的不法闯入和与他鬼混的那些男孩子有点关系，不过，丹尼尔，看上去你仍然为祖父去世倍感伤心；把悲伤变成'行动'并不罕见。"或者，"特瑞，看上去你很容易生气，而孩子们在惹恼你这一点上似乎一直做得很成功，但是我可以从你的愤怒下面看到许多忧虑、担心和关怀，但这些是孩子们很难理解和发现的"。又或者，"艾伦，这些年来似乎你一直尽力在避免像你父亲对待你一样责骂孩子，但是虽然看上去你可以长时间忽略男孩们的行为，但这只是让事情变得更糟；最终你会爆发，给男孩们心中留下伤痕，从而验证你一直以来尝试去避免的恐惧。"

你所做的一切，就是要给这个家庭一种全新的解释来替代他们原有的解释，向他们展示现存的问题并没有得到很好的解决，而他们解决问题的能力就隐藏在自己并未看到的问题和情绪下面。这将给予家庭一个全新的视角，以及一种新的能量和解决问题的新方法——丹尼尔并不是一个坏孩子，他只是无法表达自己的悲伤；艾伦并不想把事情搞糟，他一直在努力克服来自父亲的糟糕示范；特瑞也不是恶毒妇女，她发展出坚硬的一面，让别人很难知道她真实的感受和需求。

在这样的过程中，你需要观察自己的想法是否惹怒了某些家庭成员，特别是家庭中那些拥有至高力量的人。询问每一个人对此的反应。搜寻最轻微的摇头、一声柔和但却清晰的"是的，但是"以及不带有任何激情的虚假认同。非常重要的一点就是，要让他们认同你的观念，否则他们没有动力跟随你走得更远。除非艾伦愿意将男孩们、自己和父亲之间进行关联；除非特瑞同意，愤怒虽然让自己感觉更舒服，却阻碍了自己向别人表达关心，同时也扭曲了她与儿子们之间的关系；除非夫妻两个和丹尼尔都相信，在他的悲伤和不当行为之间，真的存在一种联系，否则，你将无法在此基础上建立起治疗性的契约。

但如果你们建立了良好的关系，如果他们感觉你聆听并理解了他们的担忧，如果这种新的体验强烈到足以撼动他们之前的假设，但又不会完全压垮他们，他们将会从心底认同你的观点。如果家庭成员对你的理念有任何阻抗，就在房间中处理这个问题，勇敢面对他们，谈论整个过程："特瑞，我看到你在摇头；看上去你看待这个问题与我有不同的视角；你在想什么？"认真倾听来访者说的话，看看潜在的障碍存在于哪里，运用心理教育来帮助联结这些问题。

设定目标，描述你的治疗方案

如果每个人都跟上了你的步伐，那么就继续前行。邀请大家进行下面的步骤："如果你和你的父母不介意的话，丹尼尔，我希望下一次可以和你单独谈上一段时间，聊一聊你最近的感受。""也许你们两个都尝试着转换一下角色会比较好。艾伦，也许你可以掌管一下家中的纪律，让特瑞有机会不用继续当坏人。也许你们两个下次可以单独过来，我们就这个问题详细谈一谈，好吗？"

通过你的语言来进一步加强家庭当前的问题与你思考出的解决方式之间的关联。举例来说，父亲在 40 分钟前描述的问题是如何帮助他们"矫正自己的儿子"，那么确保你会谈到你的思路和方案（他们需要在一起度过更多有品质的时间、使用奖励表格、分别与父母双方会面来确定家庭规则等），你会怎样帮助他们解决"矫正儿子"的问题。类似的，如果父母最担心的是孩子的学业表现或是自己的养育技巧，那么请用她使用过的语言（例如，"提高学业成绩"），将你思考出的方案与这些担忧进行联系。

再说一次，如果你还需要一些信息，还需要花上更多时间来更好地了解某个家庭成员，请直接说出来。对自己的所思所想一定要保持诚实的态度："我很想知道，它在多大程度上与你祖父的去世有关。你愿意下周和我更详细地谈谈这个吗？""今天我和你父母聊了很多；下一次我可以单独和你们几个聊聊吗？""我想我可以帮助你更好地设置更明确的家庭规则，但是我想先进行一些心理方面的测试。"清晰而具体地阐述你的需求，以及你打算如何实现它，将有效降低家庭成员们的焦虑，带给他们一种朝着某个方向前进的确定感。

这时，你还可以澄清自己的期望："我记得你们曾经提到过，希望我可以单独会见丹尼尔，但是我认为更重要的是，我们可以作为一个家庭整体一起见面。让我解释一下为什么。"或者"我记得你提到过，希望我能够给法庭写一封信。但是我没办法做这件事。让我来解释一下为什么"。又或者"特瑞，我很理解你现在忙于工作，但是你也说过，你很担心自己与儿子们之间的关系。我很感谢你今天能来，但是我认为唯一能够对此开展工作的方式，就是邀请你一起参加。你觉得这样可以吗？"

再说一次，务必使用他们的语言来把你的方案和问题进行联系，然后等待，看看接下来会发生什么。除非你觉得大家确实就这个计划和前提条件达成一致，否则不要轻易冒进。

这并不是说，你需要变成治疗室中的独裁者。你的目标是发展出一种合作性的治疗关系，并且让家庭可以作为一个团队共同针对他们的问题进行工作。虽然有的家庭很欢迎明确的指导，但是另一些家庭可能并不是这样。举例来说，如果父母来治疗的时候的期待是"治好我的孩子"，而你不可能在第一次治疗当中就促成这种改变，那么你的临床决定可能是要再花上一到两次的治疗时间来评估孩子，呈现你的"发现"，然后再前进到你也许一开始就有的想法：聚焦于父母的养育技巧或婚姻关系。把这个评估过程当作一个重要的临床决策，因为它不仅仅为你提供了更多信息，更重要的是它也是一个获得父母更多信任感的必要步骤。你需要把他们争取过来，站在你这一边。

将上述步骤看作持续建立和谐与安全感的过程；建立信任关系通常是我们最优先要做的事情，而上述这些做法有助于移除阻挡你们建立稳固治疗关系的障碍。在父母看来，你真真切切地花时间去了解他们的孩子，向他们展示了孩子画的画并对此进行了解释，而这些解释又关联着你个人的思考和担忧，他们因此放松下来，能够更好地去倾听你提出的建议。

布置家庭作业

如果大家都已经准备就绪，你就可以布置家庭作业了。比如说，你可以让特瑞在每次感到愤怒的时候坐下来停止一分钟，问问自己到底在担心什么；你可以问艾伦，在他父亲的记忆中，艾伦小时候是什么样的，他父亲小时候又拥有怎样的童年；你可以让孩子们在接下来的几天里尝试他们制订的电子游戏机分配使用方案，然后在适当的时候与父母一起对方案做一些可能的调整。

结束会谈

你安排好了下次的治疗时间，转回到日常的寒暄话题上，祝福布莱恩的足球比赛成功，再次与他们握手，感谢他们能够前来，并陪同他们走出治疗室。这种仪式会让治疗带来平衡感，并帮助家庭成员更轻松地过渡到外部世界。

需要再次强调的是，所有这些建议并不是一张标准化的蓝图，告诉你具体该做什么，而是一种描述整个治疗结构、流程和平衡的方式。如果你可以在头脑中谨记这些基本理念，那么治疗过程完全可以向着你希望的方向前进。

第一次治疗的灾难

好吧，假如没有一件事情如你所愿，你该怎么办？妈妈或青少年夺门而出。父母双方开始争吵，而你没办法让他们冷静下来。你说你没办法给法庭写信，然后所有人忽然间都穿上大衣，感谢你并起身离开。你询问有关下一次治疗的安排，他们说回头再联系你。这种时候，你该怎么办？

你可以跟进，但这并不意味着你要追他们到停车场或是追上高速公路，"等一下，等一下，请回来！"你可以通过电话或电子邮件告诉他们你认为他们是怎么想的。你可以对他们的情绪进行共情。"特雷莎，我知道你很愤怒，觉得你的父母都在针对你。我很抱歉，我当时应该和你谈一谈我们如何阻止这种情况发生。"或者"我意识到这是一次很艰难的治疗，并且我感觉到你们都很担心孩子们。我想知道你们俩是否愿意再回来谈一次，让我们制订出一个计划来帮助你们"。又或者"我能理解，法院的传唤让你们两个都感到十分担忧，而当我说无法写信时，你们感到非常失望。你能否给我打个电话，这样我们也许可以就这件事再多交流几句？"

这么做的目的是修复关系，退回到开始阶段。你需要通过去触碰和表达那些你认为他们产生的想法来实现恢复关系的目的。通常这种方法本身就蕴含着强大的力量——你在展现出一些他们并不常能够感受到的关心，特别是在与其他组织机构打交道的时候，而这是你所能做的最好的。如果你没有得到回应，换个时间再试一次，或是亲笔写一封短信寄给他们。这并不意味着你需要在自己的价值观、流派或风格上有所妥协，而是在向这个家庭表明，你希望能够与他们一同来解决问题。

第二次治疗

　　一些治疗师会在两次治疗的中间给家庭打提醒电话。现如今的医生、牙医甚至美发师都会遵从这个惯例，提前一天或相应的时间给家庭打电话或留言提醒他们预约的下一次治疗时间。这种做法可以有效地减少你的门诊安排表格上的空白和爽约，并且许多家庭已经渐渐习惯了这种服务方式。但是这么做无疑是很耗费时间的，特别是如果你需要亲自来做的话。另一些治疗师则基于一些价值观上的原则对此表示反对——来访者应该承担属于他们的责任，还有一些治疗师觉得这么做就好像一位母亲在提醒自己的女儿去购物商场之前别忘了打扫房间一样。

　　尽管这看上去很像是一种礼节性的服务，而且在机构设置下，如果拥有一个很好的支持团队，我本人并不反对这样的做法（我通常会在第一次治疗结束的时候询问家庭是否介意收到这样的电话），但是在我独立开业的治疗门诊里，我是不会这么做的，原因有以下几个：它耗费时间；我假设这些家庭都是有责任感的；这么做感觉有些侵扰性（我可以在家庭电话答录机上留言吗，或者这会对你们造成不便？）；并且我已经在一开始的时候就讲清楚了取消治疗的方式和规则。只有几种情况属于例外——来访者确实感到很难遵守时间约定，比如他们有精神迟滞方面的问题或最近几周被激烈的情绪彻底压倒，或者发现自己不管出于什么原因，不是很清楚下一次见面时间的时候——但是这些例外情况通常非常少见。就像其他我们曾经讨论过的临床决策一样，我觉得对这个问题最好还是不要过于武断，更不能完全依据上一次工作的成效或是你的同事做了什么来做决定。全面地思考一下，对自己的理由和动机保持足够的觉察，以便这个家庭也能够理解这些理由和动机。

　　不论你的决定是什么，第二次治疗会和第一次感觉有所不同。那些初诊时不稳定的因素已经渐渐消失，每个人都感觉更为安定一些，但是家庭很可能还没有准备好为整个治疗过程担负起主要责任。你需要拥有具体的目标，并选择某些事情作为开始。这个治疗时段你需要做些什么呢？下面有一些备选方案。

结束上一次治疗时遗留的问题

这个家庭中是否还有某些人是你需要会见的（祖母，上周去参加工作了的长兄，上周因为公务出差在外的父亲）？有没有什么人是你需要进一步去了解的，某些没有怎么与你接触交流的人（上次治疗时一直坐在角落里玩积木的小妹妹；一直在点头并且说一些正确观点，但是却显得三心二意，很少参与的父亲；尽管你十分努力，但仍然感到被其他人攻击的被确认的病人；以及某个需要知道你可以为他说话的人）？有没有你需要的更多信息（一份对于母亲抑郁症状的更完整的评估，父亲的成瘾史，孩子们不肯上床时父母会做什么的更清晰的描述，家庭争斗对小女孩所造成的影响的更深入理解）？

在第二次治疗时，你开始希望将家庭拆成不同的部分（或是将不同的部分组合成一个整体，如果你选择在之前单独约见各个部分的话）——举例来说，如果你感到父母中的一方在上次治疗的时候，不知出于什么原因表现得有些退缩，那么就单独与他见面；对孩子当中的一个进行游戏治疗并与之建立和谐关系，以便更好地了解他的世界；在父母不在场的情况下与兄弟两个会面，看看他们的行为表现是否有所不同。有很多种方式可以帮助我们进一步限定目标、建立联系、与不同家庭成员制定协议、缩小问题，或是判断家庭的能量和动力蕴藏在何处。

如果你决定要将家庭分成小组，请一定确保没有人会感觉自己被孤立或是对将要发生的事情一无所知。告诉父母为什么你打算单独约见男孩，否则他们会以为你想要逼迫孩子说出家庭的秘密。如果你见了一个孩子，就至少要花上几分钟与另一个孩子相处，以便让他们不感到被排挤，更何况你也不希望强化这样一种印象：只有那个孩子有问题。如果你单独会见了一位家长，要么通过会见另一位保持平衡，要么就同时约见这对夫妻，向另一方解释一下你们刚才探讨的话题。

类似的，不要在某人背后讲他的闲话。不要愚蠢地以为你私下和某人讲的话不会在其他人耳边响起。告诉一位妻子她的丈夫看起来在亲密关系上存在困难或有抑郁症，不仅仅是违反伦理那么简单，从临床上讲，这么做也破坏了你、丈夫和妻子三者之间的平衡。你这样就等于将丈夫当作一个小孩，并且给了妻子一个潜在的机会在治疗室以外用它来对抗丈夫。同样，告诉哥哥他的妹妹很可能对他充满妒忌，无疑会让妹妹最终发现你在她背后说三道四，并就此损害了你与她之间的关系。

确定你对被确认病人的诊断

即便是在机构里或私人执业只做家庭治疗的治疗师，也有可能因为保险基金、行为记录或管理看护方面的需求而需要为家庭中的一位成员提供 DSM（美国精神卫生协会，2013）式的诊断。如果你在第一次治疗的时候还不能完成诊断，那么现在正是时候。在大多数情况下，如果一个儿童或青少年被父母认为存在"问题"，那么通常会记录有关他的行为图表以及相应的诊断。你对诊断的看法以及你会如何运用它们，取决于你的理论、价值观和风格。有些治疗师自始至终都是从家庭治疗的视角看待问题，认为个体诊断是次要的，仅作为补充——有时候他们进行诊断工作只是为了完成文案书写，或是作为对个体忧虑的一种陈述，而这种忧虑通常可以在家庭治疗过程中被处理。另一些治疗师则倾向于另一个极端，从一开始就会给予诊断更多的权重；他们会在此基础上建立治疗方案，并将家庭治疗看作解决它所代表的行为和症状问题的最佳途径。

需要再次指出的一点是，一个更加中立的立场是，将个体诊断看作对个体和家庭进程的一种平衡。你需要问问自己，同时也问这个家庭一个相同的问题：这种行为是如何匹配整个家庭环境的？你该如何给予家庭一种全新的看待这一问题的方式（例如，将注意力集中在孩子的注意缺陷／多动障碍上，是给了父母一种全新的、更具有同情性的眼光来看待孩子，还是仅仅强化了孩子作为全部问题的角色）？家庭来寻求治疗的期待和动力是什么？被确认病人的行为和症状又会对改变家庭内部系统产生何种影响？个体症状会在多大程度上打扰或损害家庭治疗的过程？

上述问题的答案将决定个体诊断可以如何被嵌套在更大型的治疗方案当中。而你最不能去做的事情，就是让家庭将诊断看作"病态化"某个家庭成员或者为替罪羊合理化的一种方式，从而对更大范围的家庭进程采取不闻不问、不承担责任的态度。

决定某个家庭成员是否需要被转介去接受个体治疗

很多明显的个人问题，都可以在家庭治疗背景下得到处理：被父母描述为"态度问题"的敌对反叛的青少年；带有一定焦虑和程度较轻的注意缺陷 / 多动障碍儿童（其症状的组织和结构不至于让孩子跟不上治疗过程）。这些例子总是可以很快地进入我们的脑海。但是某些精神疾病（重度抑郁、双相情感障碍、精神病性问题、严重的焦虑——比如惊恐发作和强迫症、进食障碍、严重的注意缺陷 / 多动障碍、创伤后应激障碍），则明显需要进行医学和（或）个体治疗，先让个体的症状得到控制，才能让家庭治疗发挥效用。

如果你认为个体治疗工作需要成为家庭治疗的辅助，请与家庭成员们进行探讨，并解释为什么单独进行家庭治疗并不是最好的选择，要把你的看法与家庭最初的担忧联系起来："我知道你们都很担心爱伦的学业成绩，但是爱伦，在我听完你描述的感受之后，我担心你现在可能陷入了抑郁当中，而我可以想象，抑郁症是如何削弱你的能量以及你在学校时的注意力的。我想，如果你能够与医生谈谈用药的问题，与此同时找一个人私下谈谈你的感受，可能会对你很有帮助。"

然后看看他们接下来会说些什么。也许所有人都表示同意，并询问进行个体治疗的治疗师名单。也许父母对此表示同意，但是爱伦却持反对意见，在这种情况下，你可以和她谈一下她内心的顾虑，以及她是否愿意再考虑找个人咨询一下。爱伦或父母也可能会询问你能否给爱伦同时进行个体治疗，而你的回答取决于你自己的理论流派和技术，以及你认为个体治疗能否与家庭治疗、家庭现有的主题相融合。他们也可能会询问你，当一个家庭成员被单独会见时，家庭治疗中会发生什么，又该怎么相互协调和匹配。

在这种时候，通常来说最有效的方法是进行转介，让个体治疗师独立完成她的评估，然后你和她都可以给家庭一些建议，看看何时以及以何种方式将两者结合起来。选项之一就是将家庭治疗视为一种支持和补充——比如说，每个月进行一次家庭治疗，用来评估进展，同时讨论一些家庭成员可以用来支持爱伦的方式；而爱伦本人则聚焦于她针对抑郁症的个体治疗。又或者更合理的方式是你退出这个家庭案例，让个体治疗师和爱伦共同设计每月一次的家庭治疗。

还有一些时候，个体治疗和家庭治疗可以同时进行。举例来说，用家庭治疗来关注那些潜在的家庭议题，而事实上，正是这些议题导致了爱伦的抑郁。还有一个选项就是在个体治疗完成一段时间之后，再进行家庭治疗。当爱伦更加稳定、不那么心事重重，能够有能量和注意力去触及家庭议题时，再开始家庭治疗。

有两类个人问题很容易让家庭治疗迅速陷入混乱的泥潭，即成瘾和愤怒问题。它们常常会演变成"谁才是问题所在"的争论。通常都会有某个家庭成员被指出来（"我认为我丈夫存在酗酒问题"；"我妻子需要愤怒管理，因为她总是大喊大叫还扔东西"），而伴随着指责的，还有各种辩护（"只有当她喋喋不休时，他才会去喝酒，但是他每天仍然可以完成自己的工作"；"只有他故意去做一些他明知道会惹恼她的事情时，她才会爆发愤怒"）。这时，在家庭治疗当中展现的是一场有关内容的战斗，每个人都坚信自己才是掌握真相和事实的一方，并想要让你说出他才是对的。

面对这种情况，通常最有效的方式就是转介。如果愤怒或成瘾问题超出了你的临床实践领域，那么你当然需要推荐个体去寻求那些对此更有经验的人的帮助。即便你对愤怒或是成瘾问题十分精通，并且也认为家庭中的某个个体确实存在问题，但一旦你选择了一个明显的立场，就会使系统失去平衡，而家庭治疗也很可能终止。愤怒或成瘾的个体并不会认真去听你的思虑和担心，而是会觉得你与其他人站在一起共同反对他，从而强化了他的阻抗。

除了要避免扮演"法官"角色，转介的最重要原因在于，它可以打破责备、防御或因个人缺少责任感而依然如故的状态。像"如果你不再唠叨，我就不再喝酒"或"如果你不激怒我，我就不会生气"这样的说法，并不完全真实，这里面缺失了个体对于自己行为的管控、对愤怒和成瘾来源保持觉察的责任感。通过要求个体考虑接受围绕其成瘾或愤怒问题的治疗，你保持住了临床心理治疗师的立场，强调了这样一个事实，那就是这确实是某个人自己的主题，而与他人行为无关。你向他呈现的是成为一个分化的成年人意味着什么。

但是如果个体拒绝的话怎么办呢？这时候你需要做的就是处理任何形式的阻抗时都应该做的那些事情。拒绝并不是一个问题，而只能说是一个糟糕的解决方法，所以你可以探讨和强调这种解决方法背后的隐患。你可以指出，向外寻求咨询是一种判断是否真的存在问题、让争执暂时终止的方法。你可以解释一下自己的专业考量和原因，表达出你认为当事人可能会怎么思考和感受，然后告诉他，大多数人在这种情况下都会产生同样的感受。

大部分时候，在面对上述案例时，与你的督导进行头脑风暴都会很有帮助，你们可以一起来决定到底采取哪种方式。需要意识到的一点就是，你只需要做你能做得最好的事情。当你做完，你就已经完成了属于自己的工作，接下来是属于他们的选择。

更深入地了解什么在发挥作用

这一步主要针对的是家庭作业，不论是分小组还是全家人集中在一起进行讨论，只需要简单问一问他们对于家庭作业的体验，就可以给予家庭成员们一个信号：你是以十分认真的态度在对待他们的作业，并且希望他们去完成它。如果他们没有完成，请他们解释原因——例如，"我向凯卓提到家庭作业的事儿，但他只是耸耸肩膀，所以我没有完成"；"约翰忽然去别的城市出了四天差"；"我们本来要开始做了，但是忽然意识到自己其实并没有完全明白要做什么。"如果这些看上去都是些苍白无力的借口，不妨推动他们走得更远一些：他们是否对完成作业感到特别焦虑？他们是否担心自己做作业会出错？这是否可以反映出他们对你、对治疗或是对你初次评估的问题的态度？

通过这种方式，你可以得知阻碍隐藏在哪里以及你需要做些什么来移除它们。你也许会发现自己推进得太快，让他们做了超过他们情绪控制能力的事情，或是并没有很好地让他们理解并认可你的理论，又或是有一个关键人物对你持有不信任、不合作的态度。或许家庭对作业的反应仅仅是他们对其他问题、挑战或来自外界的压力的行为重复，说白了，就是忽略它们。

如果家庭成员们完成了作业，你需要了解他们对此的感受。有的时候，家庭会完全按照你的要求去做，并且按照你希望的样子完成作业，但是结果好像对家庭并没有什么情感上的影响：当然，爸爸花了更多的时间与布莱恩待在一起，他们玩得很高兴，但是爸爸说，这和他以往所做的似乎没有什么不同，所以并没有留下深刻的印象。也许爸爸并没有看到作业与他个人问题之间的联系，并不理解你是针对什么问题布置的作业，或是并没有与你站在同一条战线上，仅仅是完成任务本身。如果大家尝试做了作业却没有起到任何作用，也就是说，家庭无法顺利展现出作业的效果（妈妈还是会抓狂，布莱恩还是在打架），你需要追踪是哪里出了问题，以便帮助家庭更好地调整方案，或是重新思考你的理论假设。

还有一个好的建议，就是在这个时段问问他们对于上一次治疗的看法。你不仅会发现谁不喜欢什么（"我觉得你站在艾伦那边"）或是什么令他们感到不舒服（"我很惊讶，与布莱恩谈论他的学校作业竟然如此困难"），还会发现哪些东西会对某个具体的人产生了最大的影响（"你提到我父亲的某些事情，确实引发了我的思考"；"能够有机会听到特瑞的真实想法，对我很有帮助"；"感到这并不完全是我的错，我对自己不那么求全责备了"），这些线索会提示你什么东西是可以再次探讨和利用的。即便他们对你提出的问题回应很少，但通过问问题的方式，你也会让他们了解，他们对于治疗的反馈正是你所期待和欢迎的。

帮助家庭进一步了解心理治疗是如何工作的

如果你询问他们这一周过得怎么样或有没有出现什么问题，他们就会很快认定心理治疗还包括以周为单位进行监控。而如果正好相反，你采取了一种非指导性的方式，让夫妻或家庭谈论任何他们想要谈的东西，或是继续对他们的过去进行探索，那么家庭就会开始认为，心理治疗就是这样一种形式。

由于人们期待设定步调，所以请清晰地说明你正在做什么。我们要再一次强调，最好的方式就是保持平衡：在主动发起与被动回应之间保持平衡；在个体与团体之间保持平衡；在评估与治疗之间保持平衡。通过清晰的言语交流来调整自己的行为："我知道自己在这两次治疗过程当中问了太多的问题，下一次我会有所减少；我希望你们去思考一下我们需要谈论的主题并把它们带到咨询室里来。""在接下来的两周当中，我们将完成心理测试，然后我会给你们测试的结果和一些建议。"让他们知道你是如何思考的，这样他们才能开始学着去做相同的事情。

第三周的转变，或者我是怎么失去他们的？

通常来说，到了第三周，事情应该已经渐入佳境——你的评估已经完成或是基本完成；双方之间相对很和谐；家庭成员们感到和你在一起很舒服；期望都已经明确；治疗进程已经到了转向中期阶段的转折点。但并不是每一次都这么顺利。有时候第三次治疗会在你眼皮下面悄然发生一些变化——家庭成员们开始变得不满甚至会缺席，又或者包括你自己在内的每一个人都好像忽然失去了前进的动力，而所有这一切都让你猝不及防。在第三次治疗的转变背后，到底有哪些潜在的原因呢？我们一起来看看。

- **危机中的家庭或是危机的制造者，已经通过讲述他们的故事或是聆听你的建议而变得安定下来，抑或是外部的事件环境发生了变化**（例如，父亲找到了新工作，学校决定不再进行处分）。他们看不到继续治疗的需要，因此选择退出，或是他们因为在危机中耗尽了所有能量而感到筋疲力尽。他们很难理解生活中那些潜在的问题，也无法去做一些预防工作来避免下一次的危机。

就像我们之前提到过的，如果你怀疑这个家庭的功能具有如上特点，那么提前就危机反应和问题的复发进行心理教育将会很有帮助；帮助他们从情感上了解潜在问题与表象行为之间存在的联系。如果他们仍然犹豫不决，给他们一个几周或是几个月之后回来复查的机会，鼓励他们保持一种预防性的、积极主动的姿态，而不是被动的态度，或是问他们是否介意你日后给他们打个电话来确认一切正常。

但是如果他们决意离开，请对他们的决定予以支持。除非你有明确的临床上的考虑——儿子似乎极度抑郁，有自杀的风险——否则就让他们对自己离开的决定感觉良好一些，而不是让他们带着内疚离开，觉得你认为他们无法继续深入。如果他们在离开的时候得到了你的支持，那么他们会预期自己回来时也能同样得到你的支持。

- **同样地，一些家庭在经过了一到两次公开讨论，敞开自己的心扉之后，会渐渐感到焦虑。** 他们抬起头，并意识到你正与他们一起坐在房间里，并为你怎么看待他们感到恐惧；他们想知道接下来会发生什么。处理这种情况的一种方法就是接纳和正视它：谈论这个过程，让他们说出自己的感受，并向他们勾勒出下面要做的事情的框架。

- **在经过几次治疗之后，移情和反移情开始出现。**家长们发现你并不像他们原来设想的那般无所不知，母亲觉得自己很难与男人敞开心扉谈话，你开始发现这个家庭并不像你最初相信的那样充满前进的动力。他们草草结束或是中途脱落；你的行动开始变得更具有压迫性。与你的督导谈一谈，帮助自己脱离这种过度反应。谈谈你所看到的一切："就好像我们变得强大了几周，现在又开始慢慢衰弱下去了"；对他们进行心理教育，并将这个过程正常化（"大多数前来治疗的家庭会在头几周感到最为热情澎湃，然后开始觉得他们无法再取得那么大的进步了"）；帮助他们梳理自己的感受（"特瑞，你看上去对我刚才的建议感到不舒服"），以便阻止这些情绪导致家庭问题的重现或是暗中破坏治疗过程。

- **如果你在最初的一次或两次治疗中，只见到了这个家庭的部分成员（例如，妈妈或爸爸无法前来），那么被遗漏的人会感到自己脱离了治疗过程，拒绝前来并暗中破坏其他人对治疗的动力，让所有人都退出。**在夫妻治疗当中，最常见的情况就是妻子首先过来，然后她告诉自己的丈夫，她去见了一位婚姻治疗师，这位治疗师现在想要让他和自己一起去。出于焦虑，丈夫会许诺自己洗心革面、痛改前非，并努力说服妻子退出治疗。尽可能快地与每个家庭成员见面，与遗漏的个体进行接触，哪怕是通过电话；或是向参与治疗的人提前预言这种情况的发生，并训练他们如何应对来自他人的阻挠。

- **当讨论或是评估孩子的时候，那些"矫治我的孩子"型父母会感到很舒服，但是当你开始转向更大的家庭问题（比如他们的婚姻）或是作为个体的他们时，父母就会陷入恐慌。**就像我们以前提到过的那样，解决这种情况的关键是保持恰当的前进步伐——迎合他们最初的预期，仔细监控他们的焦虑水平，同时确保你在将孩子现存的问题与更大的问题做联结。

- **被强制要求前来的家庭也许会在前几次治疗当中出现，久到足以让你说自己见过了他们或是让他们说已经见过了你，然后他们就会脱落，完全是因为他们并不想出现在治疗室里**。立刻与转介推荐机构联系，并与家庭成员一起来决定，如果不愿意继续前来，他们希望事情如何应对和解决。这种讨论可以帮助你澄清自己的角色，并让家庭感觉你是和他们站在同一条战线上的。

除了被强制前来的家庭，所有掩藏在第三次转变背后的驱动力都是焦虑，这种焦虑来自我们的注意力从现存的、表面的、外部的危机源，转向了潜在的、内部的和此时此刻的过程。如果你前进得太快或是推得太用力，他们就会感到威胁过大，从而中断治疗。保持你的开放性和真诚，关注过程本身，让它尽可能体现真正的心理治疗，要快到足够让来访者感觉事情正在发生变化，但是不要快到让家庭觉得自己被强推着做某些并不认同的事情。

不断地重申治疗协议："你能来我真的觉得很好；我想我们最根本的问题是……我觉得我可以就此对你们提供帮助；只要我们一起努力，我不认为治疗需要很长的时间。"时刻记得，你需要不断从房间中得到反馈。一旦你感到自己不确定家庭是否停滞不前了，就勇敢地进行询问。

当某些家庭终止治疗，不再出现的时候，治疗师常常会感觉到轻松和解脱。如果你发现自己找了各种理由不去跟进这个家庭，那么很可能说明你的反移情出现了。通常来说，一个好的办法就是写一张便条或是打个电话，猜测一下他们当前的感受，以及他们为什么未能如约治疗并邀请他们重新回来，就这个问题进行讨论。但是即便你这么做了，你也会发现，就像我们之前说过的那样，尽管你付出了很多努力，仍然有很多事情是超出你的控制范围的：

家庭不愿轻易展露的期待、个体的情绪触发点或是来自家庭生活的压力，都会让他们觉得与你在一起，甚至连整个心理治疗都是没有必要的。你所能做的，也只是那些你可以做到的事情。

你在治疗开始阶段面临的那些挑战，也正是开始任何一项合作性事业时会面临的挑战，简单来说，就是就彼此之间关系的本质、如何度过共处的时间以及这些工作会怎样发挥作用达成相互理解和共识。现在这个时间，治疗的节奏还未完全展开，而你不得不更多依赖自己的个人力量。但如果你可以成功地应对这一切，完成你在最初几次治疗中设定的目标，那么就等于你已经战胜了大部分的困难，已经为前进到下一个阶段做好了充分的准备。

自我觉察：第 5 章练习

我们特别设计了下面这些练习，帮助你增强有关"开始"主题的自我觉察，并通过在治疗之外进行练习来提升你的观察技巧。加油，在接下来的一周中尝试练习它们。

1. 再次思考一下你自己的理论、价值观和个人焦虑水平。你最强大的力量是什么？你认为谁是第一次治疗当中最重要的人？谁是令你感到不舒服或不想再见的人（例如小孩子、大家庭）？什么可以帮助你最大程度地降低自身的焦虑？看看你是否可以提前发展出自己的经验以在第一次治疗的时候更好地为自己和家庭进行工作。

2. 如果第一次与家庭的接触对你来说不那么美妙，试着在一些不那么具有压力的场合改进自己的技巧（例如，在某次聚会上结识某个人，在排队或是乘坐公车的时候与身旁的人交谈）。试着在与更广泛的人保持接触的时候增强自己的冒险精神和舒适程度。

3. 如果需要为自己的诊所设计一份来访者知情手册，你会囊括哪些内容？

4. 思考一下你自己的家庭——既可以是原生家庭，也可以是核心家庭——中的某个人所做的某些特别烦扰你的事情。将它写下来并充分描述。然后思考一下，家庭中的其他人是否会不自觉地卷入其中，以某种方式促进或维持了问题。比如说，你爸爸总是开车超速，部分原因在于你妈妈十分胆小，或总是唠叨着让他慢下来。你的配偶似乎总是会对某个孩子反应过度，因为你总是纵容或是偏袒这个孩子。接下来，尝试着采用一种与你以前截然不同的态度，用其他人看待世界或应对内心某种情绪的方式来进行工作。看看这些新的知觉会如何影响你的感受。

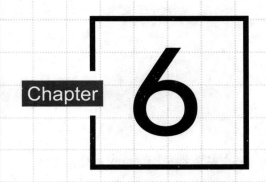

Chapter

6

中期阶段
我们已经到了吗？

────▶   旦你成功地翻越了开始阶段的高山，就来到了广阔又平坦的中期阶段
        的草原。在你为战胜了这些最初的挑战而长舒一口气之后，就要开始
寻找中期阶段应该具有的稳定的推进过程了。这个阶段是心理治疗发挥其主
要作用的阶段，同时也是在开始几周形成的一些视角和目标渐渐变得稳固和
持久的阶段。

　　但是随着轻松的感觉逐渐退去，你发现在那些出色的治疗时段中，总有
一些不那么完美。那些你努力帮助家庭成员们去学习的技能——交流、养育、
决断——需要反复学习和调整。就在你觉得所有危机都已经远离的时候，一
个新的危机会毫无预兆地出现你面前。你渐渐发现，这片草地并不像在远处
看时那么平坦，那些你之前从未看到的沟壑和凸起现在似乎遍布周围。

　　所有这些困难都体现了在治疗中期阶段"修通"工作的重要性。修通并
不是一件轻松的工作，你会感觉自己并没有深入挖掘到家庭结构和个体人格
的深层层面，而更像是挖了一个坑，把它埋上，然后再一次挖开。连续三周，
每个人都能很好地倾听，避免破坏性情绪的爆发，但就在这时，祖母突然来
访，要小住一段时间，这种紧张和压力使得一切崩塌，重新陷入混乱之中。
妈妈本来已经可以严守上床时间的规定，但是有一天她工作十分疲劳，爸爸
又不在家，面对孩子给她的双重压力，她终于屈服了。爸爸对孩子们已经不

那么暴躁易怒了，但是面对妻子，脾气却总是处于千钧一发的爆发边缘。

家庭治疗的几个阶段

在更深入地探讨家庭治疗的中期阶段之前，让我们把视角放在整体的家庭治疗背景下，将中期阶段与开始阶段和结束阶段进行一下对比。尽管治疗的进程明显处于一个连续谱上，但是以阶段的形式来思考也会很有帮助，就像儿童或成年人的发展阶段一样，我们可以识别出每一个阶段各自具有的特征：你可以知道自己该找寻什么，它会给你一些标准来和家庭进行对比，并让你能够预期接下来会发生什么。你的理解和视角也会被传递给你治疗的家庭，向他们指出什么才是正常状态，并渐渐推动他们进行改变。

开始阶段的特征（第一次到第四次治疗）

这一部分曾经在之前的章节讨论过，但在这里我们还是对开始阶段的一般性特征做一个摘要：

- 玩法庭游戏：就事实或内容进行争论。
- 一定要争论出对与错。
- 用内容激发情绪。
- 很容易陷入权力斗争当中。
- 使用"你"进行陈述（"你改变了的话，我会感觉好一些"）。
- 对于过程或模式几乎没有什么觉察。

很明显，有些家庭——那些曾经接受过心理治疗，具有良好洞察力的家庭——在开始阶段可能只表现出上述特征中的一两点，或者他们很快就越过这些进入中期阶段。

中期阶段的特征

这也正是我们此刻所处的位置。其特征摘要如下：

- 间断地使用新技能。
- 问题看上去似乎恶化了。
- 能够更多地觉察模式或过程。
- 开始更多使用"我"陈述。
- 争论的焦点更多集中在过程上，而不是一直聚焦于结果。
- 针对"热点"主题，很难进行情绪的自我调控和倾听别人。

下面我们将逐一进行解释。

间断使用的技巧

如果你认真思考，就很容易理解。因为技能仍然很新，还没有被整合进家庭的日常生活中，家庭获得的成就感还很脆弱，很容易就土崩瓦解。在一些压力不大的好日子里，他们可能心智清明，能够使用这些崭新的技能；但是在那些压力山大的糟糕时间里，每个人都会退回到过去的模式当中。

方式与结果

这是指，家庭成员们在争执或讨论当中，会陷入对方式的争论——每个人都试图劝说其他人按照自己的方式来解决问题。而随着家庭在交流和觉察整个过程方面做得越来越好，他们就可以自己判断什么时候交谈的汽车已经偏离了道路，该将注意的焦点转回最终目标，也就是解决问题上。

热点主题

在中期阶段，年长的家庭成员们的自动化反应会变少，而且能够更好地保持冷静并调节他们的情绪。不过，某些主题仍然十分敏感，而当这些主题涌现的时候，那些新学的沟通和调控技术很可能就被抛在脑后了。

问题恶化

在你觉得一切进展顺利的时候，父母会带来一些老问题，在治疗当中公开争吵，或者更糟糕，提出一些你从未听说过的问题——一方严重酗酒，而另一方则透露说自己童年时期遭受了可怕的虐待。或者是，那些看起来表现还不错的青少年，现在告诉你说，因为担心发胖她在学校会把吃下去的午餐都吐掉，或者她认为自己是同性恋。

这个阶段很容易让人陷入恐慌：我错过了什么？哪里出了问题？大部分情况下，没有任何事情出了问题。也就是说，事实上，这是一个好的迹象。每个人都开始前进，并且谈论那些问题背后的秘密和更深入的问题，因为他们现在感到安全和对你的信任。很常见的一种情况是，一对夫妇前来治疗，求助的是孩子的一个很小的问题，但是到了第三次或第四次治疗，他们就开始将话题转向他们的关系。初始的几次治疗，是让他们踏进治疗大门，确认你是否合格。一旦他们觉得和你在一起是舒服的，也信任你和你的技术，他们就做好了准备，开始去处理自己的潜在议题和最关心的问题。你做得非常好。

结束阶段的特征

最后，我们到达了结束阶段。尽管我们会在下一章当中充分探讨这个部分，但我们还是先在这里对这个阶段的特点做一个快速的总结：

- 能够聚焦于结果，而不会卡在过程中。
- 能够积极地倾听那些困难的主题。
- 能够在情绪上进行自我调控。

- 能够妥协。
- 能够意识到心理过程和模式，并且让它们停止。
- 更加灵活有弹性——能够抵制自己过去的倾向，处理自己的焦虑。

很明显，上面所写的是一种理想状态，有些家庭可以比另一些家庭更容易接近上述标准。这取决于他们的起点、他们对于心理治疗的期待、他们和你的时间以及你的技巧和理论流派。思考一下你现在正在处理的个案以及你过去处理的个案，思考一下这些特征是如何构建和促进你的工作的。

陷入瓶颈

尽管这种"进两步，退一步"的模式在家庭治疗的中期阶段十分普遍，但是仍然有一些家庭，他们是真的陷入了瓶颈之中。有些时候，家庭会在一开始取得十分显著的进步，然后几周之内，他们不仅丢掉了获得的阵地，甚至会退回到原点。

例如，特瑞沙是一位单亲妈妈，带着她的两个青春期的孩子——15岁的拉瓦那和13岁的肯尼莎——一起来进行家庭治疗。当前凸显的问题是，肯尼莎拒绝去学校，而拉瓦那则在外游荡到深夜才回家。在最初的两次治疗当中，由于你营造的和谐关系和所做的心理教育，特瑞沙不再坚持认为自己的孩子是被他们的坏朋友带坏了。她开始贯彻实施一些你认可的结构和行为上的改变——安排自己、肯尼莎和学校老师的见面，一起讨论肯尼莎对学校的种种抱怨；在家的时候采取一个明确且坚定的立场，重申肯尼莎每天去学校的需要；对拉瓦那设置明确的限制；并积极与青少年法庭联系，寻求纪律方面的援助。

它确实发挥作用了。肯尼莎整整三周时间每天都会去学校；在和法庭官员进行了一场严肃的谈话之后，拉瓦那也放弃了对自己母亲忍耐极限的挑战，每天晚上都待在家里了。然而，之后一切却开始分崩离析——肯尼莎连着几天都待在家里，因为她宣称自己生病了，而这成了她终结学校生活的序幕。她的借口越来越无力，特瑞沙也似乎丧失了带肯尼莎去学校的能力。拉瓦那在同一时间加入了另一个团体，开始越来越晚地游荡在外面，对此，特瑞沙却没有给他任何反应。还不到一个月的时间，一切似乎又回到了开始的地方。

到底发生了什么？整件事情当中的某些情况完全是可以预料到的。大部分家庭会在最初的焦虑和担忧降低之后感觉良好，并取得一些进展。这时，一些意外发生，比如肯尼莎因故几天没有上学，大家开始陷入恐惧——那些取得的收获不过是假象，她们最初的看法最终被证明是正确的，这些心理治疗的东西真的不起作用，她们再一次"尝试"，但是没有任何变化。

他们其实并没有完全接受这样一个事实，那就是：要完成整个治疗过程，并不能仅仅依靠他们努力出现在你的治疗室里，而是需要他们开始去尝试某些不同的东西。他们需要理解，之所以说倒退是不可避免的，不是因为治疗不起作用，而只是因为他们还处在尝试摸索阶段。即便他们会出现倒退，那些曾经帮助过他们的技巧，现在仍然可以再次帮助他们。

治疗中期阶段开始时面临的最大挑战是，不管家庭成员们各自处于何种情绪状态，要继续坚持原则并保持行为的一致性。要做到这点，特瑞沙需要总结和强化自己的最新目标，帮助自己集中注意力，继续采取行动，哪怕她并不想这么做或是不相信自己可以做到。我们需要帮助她扩展新技能的使用，识别那些看似新问题其实只不过是老问题变形而来的问题，并且详细地教授她，当肯尼莎说自己不想去学校或者拉瓦那在门禁时间之后 3 小时才到家时应该说什么和做什么。她所需要的最重要的东西，就是不断给予的鼓励——当事情看起来失控时，在她后背上轻轻地拍一拍，告诉她没有那么糟糕。

但有的时候，仅仅凭借这种技巧训练、强化和支持是远远不够的。几周之后你会发现，情况远比你最初设想的要复杂得多；你发现还有一些在最初评估时并不明显的动力因素正在发挥作用。举例来说，特瑞沙存在虽不那么严重但持续了很久的抑郁；她糟糕的健康状况或是她那年老而又要求多多的母亲占据了她太多的时间和能量，让她很难继续完成任务。其他一些最初看似与家庭无关的人此刻也许会出现，卷入这个家庭并破坏她的努力。比如说，特瑞沙的男朋友过去在晚上工作，而现在晚上会待在家里，他对孩子们忽然得到更多关注充满嫉妒。相对于支持特瑞沙的新立场，他选择破坏她的努力，劝说她不要对孩子太过严厉，或是在她试着实施新规则的时候公然站在孩子们一边。如果特瑞沙陷入瓶颈之中，她需要得到你的帮助，不论从行为上还是情感上，通过探讨和描述这些充满威胁的新问题，我们无疑可以将她拉出这片泥潭。

在其他一些案例中，并没有出现常见的新技能运用上的倒退，或是来自其他问题和家庭成员的阻挠，出现的反而是明显引发停滞的动力斗争。有时可能会出现替罪羊轮换的情况——比如说，肯尼莎不肯去学校，而拉瓦那表现得很好；然后他们会发生互换；肯尼莎似乎可以走上正轨了，拉瓦那却忽然在深夜溜出去跑到街角见自己的朋友——两个孩子转变自己的情绪位置，轮流充当一会儿"好孩子"。还有一些时候，尽管看似在说或做一些正确的事情，但父母的内部过程还保持着以往的样子。举例来说，虽然特瑞沙尽可能表现得更为坚定和一致，但你会注意到她烦躁、喊叫，或是把所有时间都花费在孩子们身上，使得男朋友有足够多的借口留在家庭的边缘位置。这些特殊情况充分体现了家庭旧有模式的坚韧性，它希望继续容纳家庭成员的情感并维持各自的角色。相对于在过程中发生所需要的根本性改变，焦虑的情绪推动着每一个家庭成员只在其关注的范围内和熟悉的事物上发生轻微的变化，却阻止更深层的改变。

丧失感也是如此。改变并不仅仅意味着学习新的技巧和角色，通常也意味着从情绪和心理上彻底放弃家庭成员长久以来所认为的"生活"。解决问题和打破以往的模式会激发出新的情绪，给他们带来新的挑战。如果不再总是担忧孩子们、关注孩子们的问题，特瑞沙发现，她作为母亲和成人的自我概念也会发生改变。她将会拥有更多心理资源和情绪空间来为自己考虑，也许她会提出"我是谁"的问题，并不仅仅作为家长，而更多是作为一个独立的个体。也许她会有更多的时间和能量来关注自己与男友的关系，这可能会让她重新考虑他是否适合自己的生活，或是让她转向更新的、更深层的有关亲密关系主题的思考和挑战。

这些转变会引发她旧有认同感的暂时缺失，在找到新的替代品之前，这种缺失无疑会引发她的悲伤和彷徨。但是这种转换、悲伤和挑战，就像是蕴藏在持续进行的表层改变之下的一道暗流，它最终会将我们引入治疗中期阶段那种舒畅、迟缓而又平稳的感觉。

走出瓶颈的良方

那么，在面对这些陷阱、失控和黏着的时候，你又该做些什么呢？下面这些意见可以供你思考和选择。

精研细磨

这是治疗中期阶段最基本的操作方法——在相同的内容上一遍又一遍地进行单调乏味的探索，让每个人都坚定不移地沿着正轨走下去。这一点对于整个家庭，特别是那些从来没能发展出一致性和贯彻能力的危机制造者来说可谓意义重大。家庭成员们在完成这一过程的时候很可能会逐渐失去耐性或三心二意，而你的存在正是为了给他们树立榜样，同时极大限度地引导他们进行思考。你的任务就是不让一个人脱落或者掉队，让他们聚焦在细节上，以此来更好地完善自身的技能和策略，帮助他们克服出现的情绪障碍（例如，特瑞沙感觉自己是一个糟糕的母亲），同时也让他们看清楚家庭中的每个人是如何通过不同的方式来应对改变所带来的压力的。

组装混合

不要以为精研细磨就一定意味着死气沉沉。要想强化技巧和理念，治疗中期是在一个非常规基础上改变模式和引入体验性工作的最好时机（在常规基础上这么做只会失去它潜在的影响力）。将一些其他的家庭成员带入治疗当中：例如，特瑞沙的男友，单独或一起会见兄妹两个，进行一些引导式的想象，雕塑正在变化的家庭关系。这样做不仅可以让治疗避免陷入低谷，让家庭成员对参与治疗继续保持浓厚的兴趣，也可以探查出一些掩藏在整个过程下面的其他问题。

划分／澄清问题

尽管特瑞沙像以往一样否认她存在抑郁的问题，你却很明显地看到抑郁症损害了她持续实施你所提供的建议的能力。你需要对治疗工作进行引导。接下来你需要做的，可能是将她转介去进行医学评估，以便给予她足够的能量来进行改变和打破负性循环，因此你需要花上一些时间对她进行心理教育。此时，你的工作就变成了不仅帮助她看清楚两个问题——养育挑战和抑郁——之间的关联，同时也要让她意识到，后者更为重要。同样地，你也许会发现，她与男朋友之间的关系才是影响她作为家长采取积极行动的关键。至于你到底该如何将一系列问题进行关联和呈现，取决于你所掌握的治疗理论以及这一理论对于问题因果关系的解释。

最后，还有一些时候你需要进行判断，一个突然冒出的新问题究竟真的是个新问题，还是旧有问题的变式（例如，轮换出现的替罪羊），抑或只是一种干扰。就像那些没有进行心理治疗的家庭，当他们的焦虑和压力水平太高时会回到自己业已习惯的问题上，那些正在进行治疗的家庭也是如此。这就是黄金三角法则——要想同时降低两个人之间的焦虑和冲突，就让他们另找一个更为中立的问题来关注。你会注意到问题忽然又回到了以前的抱怨、模式或那些老掉牙的故事上。举例来说，随着你开始帮助特瑞沙更仔细地审视她与男友之间的关系，肯尼莎忽然就在学校遇到新的危机或是与拉瓦那一起躲在家里不去上学，所有这一切都反映出，新的改变引发了压力的增加。如果你已经做了良好的评估并且熟知最让家庭感到熟悉的问题，那么你就不会误入歧途，而是可以帮助家庭成员们一起集中注意力讨论他们的焦虑。

正常化、命名、多样化

在治疗的中期阶段，你的角色通常已经从教导家庭成员如何工作、如何养成新行为习惯的老师，转变为了比家庭成员更熟悉自己变化领域的向导。这个时候，你可以预测家庭的倒退、被确认病人的转变、危机的爆发、焦虑和失衡感的涌现以及来自其他家庭成员的破坏，然后正常化这些过程，帮助家庭成员们意识到自己并没有彻底失败，从而让他们的信心免遭重挫。这么做同样也为家庭提供了一种控制感，让大家开始了解和预期整个改变的过程都包含了什么。

为过程命名同样具有积极的作用。举例来说，为特瑞沙的学校问题贴上标签，将其标定为最令她感到舒服的问题，是她的情绪和注意力最容易转向的地方——或是将某个青少年的自伤行为标定为她应对压倒性情绪的解决途径——这么做可以有效地帮助她和其他家庭成员学做同样的事情。有能力为正在发生的事情命名，让家庭成员们在问题和情绪再度出现的时候可以体验到一种距离感和控制感。家庭会开始模仿你看待问题的方式，将问题看作更大模式当中的一部分，并能够更自如地以一种全新的方式来面对它。

最后，要帮助家庭成员们增加他们的情绪出口，通过阻断过时的模式、鼓励他们对抗自己的弱点（帮助特瑞沙勇敢面对她的男友；帮助肯尼莎与老师探讨问题，而不是打断整个班级上课的进程）来拓展家庭成员们的情绪和行为可选范畴。这两种方式是确保他们可以找到取代自己放弃的东西的最好方法。除非人们可以发展出更大的情绪和行为灵活性，否则他们将很容易对自己已知的角色和模式产生依赖，陷入它们编织的牢笼。

处理丧失

该如何处理因为新的改变而带来的丧失，既取决于这种丧失对家庭所造成的影响大小，也取决于你自己的临床和个人态度。举例来说，如果你正在开展的是短程的、焦点解决式的治疗，或问题本身并不是积重难返，那么最好还是不要去触碰这些丧失情绪。相对于确定并聚焦于哀伤，你所需要做的，只是简单地帮助家庭成员对抗这种情绪，直到他们可以脱离它的掌控，然后新的行为和情绪就会自然而然地填充缺失的位置。

如果丧失对你来说是一个很困难的问题，如果你正处于应对自己个人生活变化的阶段，那么你会发现自己很不情愿去触碰这个主题和这些哀伤的情绪，并且毫无疑问会找到一些吸引人的临床理论，证明自己这种回避的正当性。而从另一方面来说，如果你对于自己生活中的丧失格外敏感，你也可能会将这个家庭向相反的方向推得太远，逼迫他们去解决这方面的问题，而这么做，有一部分是出于你自己的需要。在上述这些情况下，督导可以有效地帮助你将个人问题从治疗当中撇清。

当然，最为简单且真诚的做法，就是直截了当地谈论丧失。问问特瑞沙，既然孩子们看起来表现不错并且不那么需要她了，她对于自己母亲角色的重要程度降低感觉如何，她对自己未来的想象如何？这种谈话不仅可以让所有的家庭成员和你免于受到治疗过程忽然停滞所带来的挫败感，还为家庭体验更大的哀伤主题开启了一扇大门。你可以和他们探讨一下过去发生的丧失以及他们渡过丧失的成功经验。随着这些尘封的情绪被再度激发、浮至表面并最终得以表达，过去的丧失渐渐开始被治愈，家庭的情绪范畴也得到了再次发展的机会。

休息一下

随着家庭的不断改进，他们可能会对例行的治疗工作产生倦怠。就像在剧烈的体育运动之后也要按照计划进行休息，以便让肌肉得到恢复和进一步的发展，心理治疗中也可以采取休息或减少治疗时间的方法，让家庭来整合自己所学到的东西，用自己的方式演练那些技巧，暂时远离你观察的眼睛，从而增强他们自身的心理肌肉。

如果特瑞沙可以很好地控制自己，那么就隔上一周左右的时间与她见面。如果家庭看上去已经达到了一个令人满意的程度，那么可以与他们一起考虑并讨论一下你倾向的某种个案管理方式，等他们有需求时再回归密集治疗。通常情况下，家庭不会把它看作一种放弃，而会视为某种形式的毕业，是对他们增长了的能力的认可。这么做同样也给了你一个机会来看清到底家庭成员们需要多少支持。

积极一点，勇敢一点

那些低头工作、专注于改变的家庭很容易变得视野狭隘，陷入一周的起伏，并且忘记或无法完全看到他们在开始时的情况。你的工作是标记他们的进步，指出他们尚未注意到的变化，无论那个变化有多小，比如向特瑞沙指出，比起你们第一次见面，她在治疗中跟孩子说话时听起来果断多了。这会鼓励他们不断前进。

正如我们在一开始所说的，支撑这一切的是勇气。面对所有的瓶颈和退步，保持勇敢是最基本的解决良方。贴近家庭成员和你自己的焦虑，即便出现了某些分心物或新技能学习进展得十分缓慢；当行为改变的背后出现了失衡感和哀伤时，保持诚实和清晰的态度；挑战一下自己和家庭成员们，一起抵制退回到旧有且熟悉的模式的诱惑。如果你愿意继续勇往直前，那么家庭也必将与你保持一致。

不过，千万要记得，勇气本身并不能改变治疗的基本蓝图。新问题的涌现、重新评估、重新分类以及重复的心理教育这些看似乏味单调的工作，仍然是治疗中期阶段的主要组成部分。很多时候，不论你多么努力，进展都要比你当初设想的更为缓慢和冗长。

隐藏的陷阱

家庭无疑会脱落或倒退，唯一能够让这些变得可控的因素，就是你作为系统旁观者所具有的纵览全局的能力。而中期阶段可能出现的最大危险，就是家庭中的动力模式悄然重现在治疗当中——你与家庭在情感上纠缠不清，并因此成了系统当中的一部分，或是你为自己设置了一道路障，限制了家庭前进的距离。

以下这些风险是我们需要避免的：

卷入系统之中

治疗室里，你正与比尔、海伦，还有他们的三个孩子坐在一起。现在的问题是，8 岁大的乔伊总是喜欢玩火柴（有一天他被抓住正尝试点燃房间里的窗帘），但这不过是让家庭陷入麻烦的众多危机事件中距离现在最近的一件。你已发现，比尔需要在教养孩子方面更积极投入一些，因为海伦已经完全被压垮且陷入了抑郁；这对夫妇之间的交流十分糟糕；10 岁大的帕翠西不得不承担家长的重任，但也只能勉强做到；而 4 岁大的汤姆很明显总是去模仿他的哥哥。你确定了最初的目标，要把比尔拉回到家庭系统之中，让家庭成员之间能够进行开放、清晰的交流，从而解决问题。

但是，当你刚刚开口询问他们这一周过得怎样时，所有人同一时间都开始自由发言。孩子们几乎同时开始讲述他们的房间墙上如何出现了一个洞，各有各的故事版本。海伦插话进来说，她认为这是乔伊故意干的；比尔试着说了两句，但是很快就被其他人的声音淹没了。你开始充当裁判的角色，试着想让每个人轮流说话并且不要打断别人的发言；你试着去分辨并理解整个故事，但是在这件事情得到解决之前，海伦已经开启了另一个话题，孩子们也立刻在言语上响应她。你所能做到的唯一一件事情，就是让所有人不在同一时间讲话。

这种卷入家庭过程或是被牵着鼻子走的情况，在家庭治疗中十分常见，特别是对于那些新入行的治疗师来说。作为治疗师的你，不但没有引领整个过程，反而一瘸一拐地跟在家庭成员的身后，卷入了家庭互动的旋涡之中。不论造成这种局面的原因究竟是因为缺少技巧还是胆怯，又或者两者兼而有之，总之在家庭中出现的问题现在在你的治疗室里一遍又一遍地重现了。家庭成员们故伎重施，而你却感到疲于招架，被彻底压垮，晕头转向。最后你产生了这样一种感觉，你根本没有办法改变他们所做的任何事情。

还有一些时候，你虽然没有情感上的卷入，却扮演了某一个家庭成员的角色。比如说，你可能替代了无所作为的比尔，与海伦站在一起，支持她设置的规则，批评乔伊或是制止汤姆发言。或者你可能会认同某个孩子，鼓励乔伊在治疗室中发泄自己的愤怒。如果这个家庭最近正好经历了一些丧失（祖父去世、父母离婚、父亲离开），你可能会在家庭成员的默默期待中去扮演那个失去的家庭角色。而一旦被限定在这个角色上，你就无法再成为一名旁观者，这个家庭的成员们也就不再会努力去理解该如何与你一同工作。旧有的过程保持不变，唯一变化的只是面孔不同。

对双方来说，这种对空虚的填补都具有很大的诱惑性，就像黄金三角法则一样，可以迅速而又轻便地缓解在座所有人的焦虑。在众多家庭成员所提供的选择当中，通常总会有那么一个角色是符合你的心理本质的。即便你认为自己是在工作，但其实这种工作并没有真的进行多少。即便这个家庭知道他们现在正在接受心理治疗，这种感觉却是令人惊讶地熟悉。你无法再继续对抗家庭的弱点，家庭成员们也不再会受到你抛出的那些令他们感到不舒服的问题或评论的威胁。

毫无疑问，这种无意识的诱惑与那些有意识、深思熟虑的支持表态完全不同——比如说，你可以就事论事地支持海伦，树立一种行为榜样给比尔看；或是替帕翠西表达你怀疑她心中蕴藏却从未说出来的愤怒。在后面描述的情况下，你是灵活的，而不是顽固不变的；你可以让家庭及自己清楚地知道你的反应是什么以及你为什么要这么做；随着需求产生，你可以随意抽身或根据需要进入任何一个角色当中。

平行过程

海伦冲着乔伊大叫，乔伊与汤姆打了一架，汤姆踢了狗。狗咬了汤姆，汤姆打了乔伊，乔伊拿了帕翠西的发卡，帕翠西跑向妈妈。而此时此刻，妈妈正转向你——心理治疗师。随着行为和反应的模式一遍遍地反复上演，情绪的火药桶在家庭的队伍中传来传去。就像很容易陷入情感和角色的旋涡一样，你也很容易加入这支队伍，亲自把火药桶传递给你的督导或同事，而不是想办法让这一切停止。只要治疗一结束，你就会跑进督导的办公室，谈论你与这个家庭的工作经历，听上去就像那些家庭成员们一样处于危机中，要被压垮。

这个时候，一名出色的督导所要做的，就是识别出正在发生什么，阻止这个过程，使其不再继续传递下去。他对待精疲力竭的治疗师的方法，恰恰也正是治疗师需要对家庭采用的方法。他会帮助治疗师看清楚这些平行过程，促进治疗师也以同样的方式处理家庭目前的情况。

但不幸的是，这些传递着的波浪不仅来自家庭，同样也来自治疗师和督导。如果同样是这名督导，他此刻正处于治疗机构领导者的巨大压力之下，不得不想办法降低候诊人数或是增加财务收入；又或者治疗师本人刚刚入行不久，正处在试用期，感受到来自督导方面的巨大压力，那么毫无疑问，这种焦虑会发挥它的作用并传递给治疗中的家庭。此时的治疗师再也无法保持冷静和镇定，而是开始阻碍和干涉家长的工作，逼迫他们重新塑造和整合自己的行为，或是要求他们准时付账，替代他们完成许多事情。由于治疗师具有一种角色榜样的作用，父母将很容易把这种焦虑继续传递给他们的孩子，而孩子们则会将情绪发泄到彼此、小狗、小猫或是班级里邻桌的孩子身上。

不言而喻，所有这些都会让家庭脱离正轨，并且越来越糟。心理治疗不再是一个尝试新行为的安全环境，反而变成了治疗师或机构领导人宣泄自己内心嘈杂混乱的场所。更糟糕的是，心理治疗师无法看到自己所具有的影响力。很少有家庭有勇气或者技巧来告诉治疗师，不要把他自己的东西投射到别人身上，或是拥有足够的自信相信所发生的一切并不是自己的过错。如果治疗师不加以修正的话，家庭最终会从治疗中脱落，再次证明自己是不可救药的或者心理治疗根本不值得尝试。

反移情

不论卷入还是平行过程，都反映出了治疗师身上的反移情问题，证明治疗师被家庭独特的动力所吸引，并且在不自知的情况下被卷入家庭系统当中。还有另一种更为常见的反移情形式，像盲点或路障一样从情绪上保护治疗师，却极大地限制了家庭的治疗进程。

举例来说，你可能很容易被像比尔这样的男人吓到，他位高权重，比你年长，或是显得十分具有控制力。相对于正面处理自己内心的焦虑，你也许会找到一些借口和理由把他排除在家庭治疗之外："真遗憾他必须去工作，不过比起取消预约，我们剩下的人还是可以一起工作。"如果他在治疗室中，你可能也会忽略他（这不但重复了家庭已有的模式，同时给了比尔双重打击），或者和海伦共同反对他，让海伦替代你来表达内心的愤怒或恐惧，抑或是让海伦住嘴，通过和比尔站在一边来取悦他。

同样的，你可能很难处理与性、言语虐待或抑郁有关的问题，你的退缩并不是因为缺乏技巧，而是来源于更深层的个人反应；你没有选择直面这些话题和你自己的情绪——即便对外人来说它已经足够明显和严重——这些主题也从未被提起或被最小化。也许你的督导会注意到你以往一系列案例中存在的模式，或是你回顾之前的工作，发现自己只愿意在治疗过程中前进一段距离时，会对自己的问题有一些模糊的感觉。但是在无数次理智化（妈妈需要与某个人进行单独会面；这个家庭还没有做好处理爸爸成瘾问题的准备；

他们不肯努力；他们需要时间来消化自己获得的进步）之后，当来访者变得过于依赖、过于攻击、过于愤怒或是过于什么——那些触动你自身焦虑和个人情绪底线的东西——的时候，你就会切断双方的关系。相对于逼迫自己继续前进，出于自我防御的原因，你选择了退出。

这种情况既难以察觉同时又很难处理，因为它隐藏在我们的意识层面之下而且充满了焦虑。也正是这种焦虑以及由焦虑引发的行为，造成了现在种种广泛传播、跨越国界的行为模式：回避、不做反应、过度反应以及由他人替代性地表达情绪。焦虑歪曲了心理治疗师的所见所闻，将一个理由衍生为一种合理化机制，限制或破坏了家庭成长的进程。

共谋

最后，还有一种陷阱，它既不是因为你的卷入，也不是因为你替代了家庭中消失的角色，而是来自一种你与整个家庭共同营造出的治疗氛围。简单来说，你们全都在一条路上不断重复。例如，每一次治疗，你们都采用完全相同的模式，先提出同样的问题或是评论——“你们这周过得怎么样？”“让我们从上次结束的地方开始吧。”然后爸爸开始抱怨，妈妈反驳他，你保持中立，笼统地给出同样的建议，而这些建议从未被完全贯彻实行过。或者，妈妈开始抱怨自己的某个孩子，而你知道这要么是她开始谈论自己前夫的热身运动，要么是为了让你能轻松地问一些有关她过去的问题。与这种预期会在一起度过一段时间或者某种虚伪的亲密感相比，内容早已显得无关紧要。

共谋就是这样一种情况，此时治疗丧失了它的边界，每个人都默默同意不再进行任何改变。尽管从表面上看，一切都在运作，但是真正的改变却很少。形式取代了内容。每个人都感到很舒服而不是充满挑战。那些在治疗当中产生的情绪（妈妈体验到亲密感；爸爸体验到对妻子的憎恶；治疗师体验到自己的力量或是一种不可缺少的感觉）成了一种新的令人舒服的感觉，推进并维持着治疗的角色和模式。就这样周而复始，这种治疗有时候会持续好几年，而除了带来的稳定性，它根本毫无价值。

当然，这并不是说稳定性本身不能成为心理治疗的合理目标，特别是对那些混乱的家庭而言。但如果它是在帮助治疗师回避和家庭的面质以及为了改变所必须冒的风险，如果它仅仅是出于一种合理化而不是现实的家庭需求，那么稳定性就不是一个合理的目标。就像其他形式的陷阱一样，串谋勾结也是一个十分隐蔽的过程，如果不加以警惕和核查，它会迅速破坏治疗过程。

抵御陷阱

理论上讲，上述的所有这些陷阱都应该被我们察觉和警惕，但现实却往往与之相反。一个抵御陷阱的基本方法是寻求优秀的督导或是向你尊敬的同行咨询。因为督导离整个家庭系统更为遥远，他可以看清治疗师存在盲点的模式，可以探测到平行过程是如何运作并将治疗师卷入个案当中的，与此同时，他也更了解治疗师本人，足以在不适当的反应再次显露时就将它识别出来。

即便督导本人并不能准确察觉出所有的问题，只要他怀疑治疗师可能比预期的更为卷入或是在合理化自己的行为，都可以坦率地提出这个问题（"我想知道你是否正在取代消极被动的母亲的工作"；"我想知道你谈话时的感觉是否很像是父亲的感觉"；"我注意到你似乎很难与这种类型的青少年打交道"），这种陈述或问题本身就会成为我们刺探掩藏在表象之下的内容的探测针。而一旦掩藏的东西变得公开，无意识就会变成有意识，从而丧失它之前具有的力量。

作为一名心理治疗师，你也可以采取一些个人检测行动。通过了解你自己和每一个独立的家庭，你可以预期那些可能诱惑你的漏洞、陷阱和角色。通过熟悉自身的弱点，你可以对那些捷径、回避和吸引物保持警惕；防止自己过度反应；打消自己想要让来访者替自己表达无法说出的内容的需求。通过对你自己的工作模式保持足够的敏感，你将能识别并从情感上对理由和合理化加以区分，你将能够辨别自己最想去迎合谁的需要。

最后，你还可以在治疗中寻求来访者的帮助。安排好时间，有规律地不断对治疗协议进行再评估，让家庭成员们（还有你）有机会公开交流是否一切还保持在正轨上。如果家庭结构出现了某种不平衡，如果某个家庭成员感到自己被忽略或被攻击了，又或是需要设定新的目标，公开交流会为解决问题提供机会，避免了家庭通过脱落或变得被动消极来应对他们的迷惑和怨愤。在这些讨论过程当中，你需要同时对房间里的每个人的言语和非言语交流保持敏感。如果你只想听到自己愿意听到的东西，你一定会得偿所愿，却是以牺牲整个家庭的利益为代价的。

简单的解决方法往往是最有效的。如果是为了避免焦虑而产生了陷阱，那么你处于变动边缘（治疗过程中的、治疗室间里的、你本人身上的），承载焦虑的能力就是最好的破解良方。如果治疗过程变得太容易、令人感到很舒服或是完全可以预测接下来很长一段时间的情况，那么一定要警惕，是不是哪里走岔了路，家庭的需求是否受到损害，你是否还具有作为局外人引起改变的影响力。假如你不能确定在某个时刻到底应该做什么，那么就重拾你最基本的勇气和真诚。慢下来，明确问题和目标，负起责任。这将帮助你重新定位你自己，让治疗过程重回正轨，引导你和这个家庭向着目的地前进。

糟糕治疗的急救指南

不论在面对各种陷阱、卷入和共谋时你做得有多么出色，总有一些时候你会像其他所有的心理治疗师一样，经历一次绝对糟糕透顶的治疗。这种情况与家庭或你本人的心理动力毫无关系，而仅仅是因为你的这一天十分不顺：你几乎整夜没有合眼，因为你的孩子每隔15分钟就会呕吐一次；也许就在马上要出门之前，你和配偶发生了激烈的争吵，因为你们的狗又在地毯上撒尿了；又或者你母亲昨晚打来电话，说自己发现胸部有个肿块，尽管她认为没什么大事，但还是预约了医生在今天早上的门诊，并希望你不要为此担心。

所以你带着无力、烦躁或是忧虑的心情去工作，而你最不想做的事情就是去倾听其他人和他们的烦恼。但是你这样做了，所以当妻子贝蒂谈论起这一周弗莱蒂带给她的麻烦，而亨利又露出一贯的得意扬扬的傻笑时，你真想痛扁一顿这个家伙。当然你不会这么做，但是你确实严厉地批评了他，自然而然地，他一边用愤怒的目光注视着你，一边否认自己有任何感受，而这一切只让你感到更加挫败。或是丹妮斯又开始用她充满焦躁的声音请求孩子们不要争吵，而你因为太累了，所以放任这一切进行下去，直到你忽然意识到孩子们已经跑出房间了。丹妮斯完全崩溃，开始大哭特哭，而你却没办法帮助她，因为你正在从走廊向下俯视，希望看到孩子们到底去了哪儿。

这样的情况往往让人很难释怀。它们让你感到愤怒、内疚和忧虑。你为自己如此自私或懒惰而责备自己，后悔自己选择了一份愚蠢的工作，后悔自己养了一条狗，后悔自己结了婚，或是其他别的什么。让你抓狂的是，尽管你在最近的六次治疗中竭尽全力，试着让家庭成员们变得有所不同，但他们一次又一次地重复做着同样的事情。你一边担心他们不会再回来，一边又乞求上帝让他们再也不要回来了。

放松下来。现在还不是世界末日。首先，让自己休息一下。是的，你本可以把工作做得更好，但是在那一刻，你已经竭尽全力做到所能做的最好了。错误之所以叫作错误而不是悲剧，就在于你可以修正它们。做几个深呼吸，然后看看接下来该做些什么。

你是否对这次治疗给家庭造成的影响倍感担心，以至于需要在下一次治疗见面之前做一些什么事情？亨利是否会气得发疯，并整整一周都把火气发在贝蒂和孩子身上？他是否会决定以后再也不来？丹妮斯的感觉是否会变得极糟，以至于她会彻底崩溃并且丧失所有已取得的进展？她是否会陷入抑郁，再次产生自杀的念头？

　　如果你觉得家庭中的某人会见诸行动或情绪失控，如果你虽然不确定但总感觉不舒服或不对劲，那就做点什么。在某天的下午或傍晚给他们打个电话，看看他们都在做什么，了解一下他们的想法，并向亨利道歉，让丹妮斯安心。你并不需要花一个小时在电话上——完全可以在下一次治疗时段对发生的一切进行探讨——而是要做一些危机干预的工作。如果你无法直接联系上他们，就在答录机上留个口信，请他们给你打电话；或是简短地说一下自己意识到这次治疗完成得很艰难，你对此感到遗憾，只是想打电话来确认一下情况；又或是给他们写一张简短的便条寄过去。用充满关心但并不愤怒的声音，告诉他们你认为他们可能会产生怎样的想法和感受，但不要对此纠缠不清或使对方感到无助。记得去做点什么。

　　如果你觉得他们一定会回来，而且与他们谈话的需求并不那么紧急，那就耐心等到下一次治疗。以清扫上次治疗遗留下来的问题作为这一次治疗的开始："在我们开始你们想要探讨的话题之前，我想先对上周发生的事情说两句。"然后说话。如果你感到需要道歉，就向他们道歉，并探讨自己在治疗过程中的感受（"当……的时候，我感到很受挫"）。然后请家庭成员分别谈谈他们对上一次治疗的印象：丹妮斯感到自己被彻底压垮了；亨利不明白为什么你要一次又一次地问同样的事情，坦率地说，这使他厌烦透了。或者，他们通常会陷入家庭之前建立起来的模式，不发表什么意见。"我就是感到有点不堪重负，"丹妮斯说，"不过没什么事儿。""不，"亨利说，"我不记得有什么事情出了问题。"只要等上一会儿，等到他们的信任和自我决断能力有所提升，他们也许就会对此发表自己的意见了。

　　无论他们到底说了什么还是什么都不说，你所起到的榜样作用将是十分重要的：如何去承认并修正问题，如何去承担自己的责任，如何修补破裂的关系。对于那些总是把事情压抑下来、总是互相指责从不道歉，或是从不对谈话情况进行交流的家庭来说，这将成为一种十分有力的体验。通过再一次触碰内心的焦虑，你将以一种诚实、坦诚和共情的态度来看待这次治疗脱轨，从而正确地处理它。这就是你能为此做得最多、同时也最好的事情了。

随着近些年在临床实践中兴起的管理看护和短程治疗运动，传统的治疗中期阶段的概念已经有所改变；相比以前，现在的中期阶段变得更短、所涉及的范围也更狭窄，更像是连接开始与结束阶段的站台。但即便治疗的各个阶段都变得更为精简和压缩，让每个阶段保持自己的完整性仍然是我们必须面对的挑战。

既要告诉自己，也要告诉家庭成员们的一点是，我们已经到达了治疗的中期阶段，而它只是一个平台并非终点，不断地重复和再学习将是这一阶段的主要内容，定义并描绘转变过程本身的轮廓是这一阶段的目标和主旨。不论在这个阶段还是其他阶段，你对于治疗过程进展的思考会影响你自己和你对面的家庭对于治疗的预期及最终的收获。

自我觉察：第6章练习

上一章最后的练习聚焦于与开始阶段有关的技巧和主题，本章的练习关注的是中期阶段的内容。请再一次鼓起勇气，逐一尝试它们。

1. 思索一下你现在正在进行或曾经完成的两个案例。你是如何决定何时停止治疗、何时坚持治疗的呢？你在多大程度上相信改变已经发生，尽管它并不明显？你是怎么知道自己正在为家庭内部的改变承担过多责任的呢？

2. 反移情。再思考一下，哪种类型的来访者对你来说最难？你会对这类来访者做何反应？你通常会扮演什么样的角色？这个角色会怎样限制你的治疗灵活性？它是否会产生某些治疗优势？你的督导或治疗师怎样才能最好地帮助你充分理解并拓展自己的选择？

3. 哪种类型的问题对你来说是情绪上最难应对的？你会对这类问题做

何反应？你的情绪底线是什么？哪种类型的合理化是你最容易采用的？你会如何处理丧失？是在自身内部解决，还是通过其他人的力量？同样，这些代表你过去未解决问题的迹象是否值得你去关注？和谁谈论这些事情会让你感到舒服？

4. 在临床治疗工作之外的环境中仔细观察，以强化你对平行过程的自我觉察。比如说，你可以在一家商店中注意孩子是如何向妈妈抱怨，而妈妈又会转而向父亲抱怨的；或是在工作中，机构领导者的急迫感会通过督导传递给所有员工；又或者，即便在家里，当你的配偶责备你或孩子们向你哭诉的时候，你总会把这种情绪传递下去，并对某个人做同样的事情。练习停止这个过程。

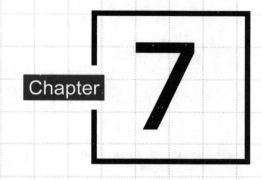

Chapter

7

结 束
已经足够了吗?

正如生活中的各种结束一样，治疗的结束既是整个过程的终点，也是之前发生的所有事情的产物。它不仅反映了你自己的理论、价值观、个性和临床风格，更体现了治疗过程中来访者和咨询师彼此之间的相互支持和共同努力。就像良好的开始和中期阶段一样，好的结束需要你对自己以及家庭的需求和模式具有极高的临床敏感性。

我们在上一章提到了一些结束阶段的共同特点，可以帮你了解什么时候在走向终点站。但是，你要在何时何处结束呢？什么时候意味着足够了？当他们不再有问题的时候？当被确认病人不再是被确认病人的时候？但如果夫妻之间老是谈话超不过 5 分钟，要怎么办呢？如果母亲偶尔抱怨父亲喝酒太多，你又会如何决策？尽管别的事情看起来都进行得不错，那你还应该试着解决它吗？你感觉家庭越来越依赖你，该怎样做呢？你该如何让他们看到，即使不再每周会面，他们也真的可以处理自己的问题？

我知道你在想些什么。在众多的案例中，你很少有机会问自己这些问题。似乎有一半家庭治疗从未超过三次。他们要么觉得治疗费太贵，要么发现保险终究无法承担你的治疗费，再要么是因为管理式医疗最多只提供五次治疗。可能持续几周，只有母亲一个人来治疗，最终她决定如果没有其他家庭成员参加的话她也不再来了。也有可能在两次治疗之后，家庭中的每个人都觉得他们已经变好了——鲍比上周一自己起床去上学，而且只打过一次架（还不是他先动手的）；除此之外，爸爸因为工作原因要离开三个星期，他们说："我们会在他回来的时候给你打电话。"治疗周期还不到四分之一，这个家庭就已经退出了。

了解将会发生什么

当然，有时候情况并非如此。有些时候，结束如约而至，大家直接说出"结束"并加以讨论。好的结束不仅为好的治疗带来心理上的终止，同时还完成了内心深处的治愈。虽然正式结束时，来访者和治疗师很少会互相拥抱一下，或在门口拍拍肩膀，或是在最后一次治疗后一起慢慢地走到走廊尽头，但结束真的非常重要，它应该在你的开始、评估和愿景中都占有一席之地，也应该是家庭愿景的一部分。

结束应该是可以被预期的；它几乎不应该让你感到惊讶。不同的理论对于开始和中期阶段的定义不同，结束也是如此。如果你做的是短程治疗或治疗的上限是10次，结束会相当清晰。如果你将自己的角色看作终生的咨询师——为家庭提供一种推动力去克服最新的发展障碍，之后撤回来等待下个循环开始——你可以在治疗开始时就和家庭分享这个观点，并一起详细描绘整个过程。如果你将治疗的过程看作像剥洋葱一样逐步剥去表皮，深入到家庭或个人内心的话，那么其他人所谓的结束对你来说也许只是中期阶段的平稳期。不管怎样，你的理论确定了你的治疗工作的特点。

同样，结束也不应该让家庭感到惊讶。治疗时长应该在一开始就明确下来，并作为治疗协议的一部分。如果你或机构的工作方式有治疗次数的限制，那么在第一次治疗时就要让家庭知道，这样他们就可以聚焦自己的关注点并了解可以预期什么。如果你只做长程治疗（例如，一年或者更长），预先告知并解释你这样做的原因（例如，你认为有解决潜在的旧有问题的需要），这会帮助家庭理解你的治疗方式、进程和焦点，或者相反，家庭觉得这完全不是他们想要的，所以决定在让双方都感到受挫之前就离开。

如果治疗正处于中间阶段，正在从几次变为几个月，治疗时长取决于问题的本质和家庭自身的需求。要向家庭说明这点或告知家庭多久会回顾一次协议中的内容（例如，大约每五次治疗就花几分钟看一下治疗的进程是否都是切题的）。不论你决定如何处理治疗的时间框架，都要让家庭知情。

你对家庭的评估应该包括对结束的评估。如果家庭看起来是在一个危机到下一个危机中得过且过，很有可能，一旦眼下的危机过去，他们就会准备好离开。如果他们报告说，在之前的治疗中，治疗师问到了和婚姻有关的问题，但他们认为婚姻对自己儿子的问题没有什么影响，所以就没再继续治疗；由此你可以猜到，婚姻也许会再次成为让他们走出治疗室的敏感问题。如果家庭描述的模式是，通过寻找生气的原因和过早地切断关系来回避悲伤或亲密，那么你可以预见，他们和你之间也可能会出现同样的模式，你要准备好尝试切断这一模式。

把你的思考说出来。和家庭谈论治疗的结束，作为新的家庭模式的一部分是非常有价值的。例如，如果威尔逊夫妇说，当他们没有达到目的时会切断关系（当儿子没上他们认为应该上的课时，他们将他从私人学校拉了出来；不跟在遗产争执时没有站在他们一边的亲戚说话），你可能会很疑惑，如果某个时刻，你似乎也没有达到他们的预期，他们是否会想要退出治疗。相似的，在泰勒家，父亲描述自己的倾向是，不论何时家里发生冲突，他会让其他人离开，自己躲入工作室。强调这种模式，并告诉他你的担心，"好像一旦治疗看起来不稳定，你就可能会停止治疗。"这会让他的这种切断行为更透明化，并降低发生的可能性。

如果你能帮助家庭认识到，他们是如何使用结束来应对各种困难情境和情绪的，行为就失去了诱惑力和自发性。通过和他们提前讨论他们的结束模式，你提出了一种可能的新选择，你的面质也不会显得那么有攻击性。就像他们生活中别的方面一样，你可以邀请他们看到并停止自己的模式，你可以让他们挑战一些不想做的事情，从而增加处理和创造关系的新途径。

当然，所有这些对时间框架和模式的描述并无法保证它会以你认为应该的方式出现。对某些家庭来说，什么时间、由谁来宣告结束，似乎存在持续的斗争。例如，尽管玛丽可能不再和20岁的摩托车族外出玩儿了，但你认为，如果父母不打算让相同的问题发生在小一些的孩子们身上，那么对他们来说，处理还未解决的离婚问题会是有用的；然而，他们已经准备好退出治疗了。虽然山姆和海伦现在能交流并且做更合适的决定，但你觉得山姆潜在的抑郁情绪仍然无法让关系变得更亲密，可是他们都觉得一切挺好的。

这些多大程度上是来访者不愿意参与进一步的治疗，还是治疗师不愿意结束，抑或是由谁来操纵局势的权力之争，再次依赖于你的理论、你对问题的看法以及治疗范围。你的任务就是尽己所能让家庭明白你的观点、了解有哪些临床选择、问题的根本原因以及每个因素可能产生的后果。为了保持治疗协议的可行性，需要不断地澄清和重议，让治疗有一个清晰的结束节点。

伦理：做正确的事

还有伦理方面的问题。依赖和抛弃可以被视为来访者—治疗师关系谱系上的两个极端，而且都是伦理议题。依赖可以看作一种不带来改变的良好治疗关系。咨访双方沉浸在一种舒适的关系之中，出于习惯和亲密，每周自动地会面，讨论过去一周发生的事情。每次提到治疗目标，都与好久之前设定的目标一样。从旁观者的角度来看，很容易发现，来访者几乎没有发生任何改变，双方一直在原地踏步。

与这种依赖关系有所不同的是另外一种依赖：咨访双方通过持续会见帮助来访者保持稳定。杰克和他的治疗师在精神卫生中心每周见一次，尽管谈话的内容看起来没有什么变化（"这周怎么样？"；"我周末去看了我弟弟"；

"你吃药了吗？"），但事实上，规律的会见和持续的关系让杰克保持稳定。没有这些，他可能就不吃药了或者待在家里再也不出门了。在这个案例中，没有改变就是进步的标志。

显然，上述这两者很容易混淆——持续监督、预防危机和保持稳定的会面，或是出于惯性的会面。在这点上，你要对自己的工作持有批判性的眼光；你要注意和更新治疗目标和计划，并且规律性地告知来访者；你也要经常找督导帮你确定何时以及是否需要做出改变。

另一个伦理极端是抛弃。你已经见了凯特4次，你很清楚你已经无能为力了，无法提供她需要的东西。或者，你一直在会见威尔逊一家，但父亲失业了，没有健康保险，他们无法负担咨询的费用了。如果家庭无法支付费用，你当然不需要继续和他们工作，但从伦理上来说，如果他们处于危机或不稳定状态，你不能突然就结束治疗。如果父亲有严重的抑郁且有潜在的自杀风险，女儿开始心力衰竭，你在伦理上有责任持续地提供服务直到将之适宜地转介给另一位能安排的治疗师。你不能丢下内心脆弱、孤立无援的来访者。当不能判断时，与督导或资深的同事讨论一下。

退出的时间

不论你预想何时以及如何结束，当家庭准备好退出时会有明显的迹象可循。当然，最好的状态是所有情况都变得更好了。表面的问题被解决，因为其背后的潜在因素已被发现并处理。你会注意到，治疗中那些过度反应的急躁和紧张，以及陷入危机的精神状态已经消散，大家变得放松，甚至有些无聊了。对话主要是闲谈，来访者开始忘记某些预约或找借口将预约在时间上分散开，你发现自己不清楚下一步应该做什么，目的感和方向感似乎都不清晰。

和来访者分享你的感受和想法：他们的情况好转并且已经稳定一段时间

了，你不清楚他们想做些什么。通常在这个时候，家庭成员开始点头并长舒一口气，因为他们最终获得准许说出一个月以来一直在考虑的事情。只要你提出结束治疗的话题，他们就已然准备好径直走向门口了。

然而，如果你一直没有发起这个讨论，有些家庭就会直接脱落。尽管已经好转了，他们可能还是没有勇气告诉你想要离开：他们可能会担心你的反应，也或者他们自己有太多对于结束的复杂感受。对他们来说，更容易的是直接停止前来，而不是着手处理这种焦虑。

这个尴尬的、悬而未决的结束会阻止某些家庭将来再次向你寻求帮助。尽管他们想回来，但时间越长，这种尴尬和焦虑就越强烈，以至于他们很难再打电话给你。三年之后，你在超市收银处遇到他们，如果他们没有看向别处或走向另外的通道，他们会随意地提起大家都还不错。为了完成这种未解决的事情，并给他们一个再回到治疗的许可，进行某种方式的随访是个不错的做法。

显然，不是所有家庭都因为好转而离开。有些家庭只有一点好转，但这对他们来说已经足够了；或者有些家庭根本没有任何好转，却面临着工作、经济压力或疾病等问题，根本无暇考虑治疗，治疗被推到了任务列表的底部。需要强调的是，虽然治疗脱落常常可以被看作家庭陷入危机的一种状态以及在设定事件优先级上存在困难的一个例子，但也可能是他们生活事件的现实层面的反应。丢掉工作、重大疾病、父母突然去世，这些生活中的重大事件引起的情绪压力远远超出了他们的承受能力，占据了家庭所有的精力和资源。尽管治疗也许可以为他们提供支持，但此时，对家庭而言，治疗更像是另一种需要额外操心的义务，而这是他们此时最不需要的。有些家庭会在最后一次治疗时努力将所有这些描述给你听，而大部分家庭不会，他们不再前来，或直接取消一系列预约，或留下一些混乱不清的语音信息，称他们会在合适的时间再打电话过来。再说一次，你的随访会鼓励他们在准备好的时候回到治疗中。

最后一种情况是那些已经准备好结束的家庭，在他们看来，相比于第一次来治疗时，情况没有好转甚至变得更差——维尼当时上学有些困难，但现在安德里亚说自己的情绪很低落，夫妇俩从未像这样吵过架。他们可能责怪你挑起了这些麻烦，或是对你表面上持续的激励有侵入感，抑或是他们已经支付了 500 元但你还在问问题，却没有给他们足够的建议或让情况发生好转。有的人会很生气地告诉你他们的感受，但大部分人只是打来电话说，汽车出了故障所以要取消预约。他们不会再打过来。

有时，你不得不同意他们的观点。治疗实际上进行得并不顺利。你本希望在下一次治疗时，祖父母计划出席并谈论他们自己的婚姻困境，或是你拿到了维尼的心理测试结果，然后事情会有所进展。有的时候，问题在于期望或时机。不知什么缘故，他们对过程的想象和你自己的看法从未得到澄清和调和。他们期待你单独看维尼并用两次治疗解决他的问题，但你现在把每个人都带到治疗室，问许多有关他们童年或在吵架之后他们有什么感受的傻问题。也许你花了三次治疗的时间进行评估，在第四次时对母亲施加压力，催促她做出一些她以前从未为之挣扎过的决定。他们的焦虑达到了顶点，他们不理解这些做法背后的原理，最后他们决定就让创伤只发生在家里吧。

事后看来，问题在于你没有密切地跟进过程，没有看到母亲的焦虑，或者没有充分地描述治疗计划和时间框架，比如等待维尼测试结果的时间。如果家庭成员在一次不好的治疗后退出，你很难不生自己的气；如果你觉得治疗进行得不错的话，这就更难了。相对于他们而言，治疗对你来说可能已经变得更重要；或是尽管他们有所收获，但还是觉得没有得到自己想要的。感到被拒绝对于治疗师来说不是一件小事，尤其是当你的自信心还不稳定或大部分认同感来源于工作和做得多好的时候。

期待在治疗关系中有完美的平衡是不现实的。你首先是一个人，其次才是治疗师；你总会喜欢一些家庭多过其他家庭，有些家庭你喜欢他们多于他们喜欢你。如果他们突然离开，你的内心很容易激起那些孩子般的感受，比如做了坏事、想要第二次机会、把事情做好。你有给他们打电话的冲动，想看看什么地方做错了，争取一个机会解释你的做法和意图，并鼓励他们回到治疗中。

乍一看，这样的想法和幻想对你来说似乎并没有什么不好，在某种层面来说也许是这样，但我们也要认识到，他们被你自己失败感的反移情放大了。首先，你可以和督导谈一谈，帮助你从家庭的真正临床需求中分辨出你被拒绝和失落的感受。如果这些看起来经常发生，如果你对家庭的奉献似乎总比他们的大，这意味着你的某些过往问题被激发起来了。这可能会使你有效工作的能力打折扣；是时候考虑自己去接受治疗了。

正如前面我们在谈到糟糕的治疗和脱落时所说，一些后续的随访很重要。你决定如何随访取决于你的个人风格和与家庭的关系。你可以打电话给一些家庭，积极倾听和关心他们，他们可能会说出自己一直以来的感受——治疗进展缓慢或是最后一节治疗太让人失望了。你可以借机做一些修复工作。而有的家庭会觉得你的电话有侵入感，觉得你在调查、追踪和为难他们。打电话只会鼓励他们编造各种明显的借口以及下次会来治疗的承诺。针对这样的家庭，留一通电话留言（例如，在你知道他们去上班的时候给他们家打电话），既会以你的声音表现出亲密感，又不会让他们感到为难。

有的治疗师喜欢邮寄随访记录："很遗憾最后一次治疗你们没有来，如果你们可以再安排一次治疗，请给我打电话。"或者"我不清楚是不是你们觉得治疗没有像你们期待的那样帮助到你们。我们对此进行一下讨论可能是会有价值的，可以帮助我更好地理解你们的需求以及可以如何改进我的做法"。无论你说什么，让他们知道，你欢迎他们在将来需要时和你联系。

像你对家庭所做的其他行为一样，你的反应从来不是中性的。你的决定应该基于临床需求以及对家庭的认识，而不是因为自己的尴尬或便捷。你仍然要示范如何进行良好的沟通。实际上，你是用书面或口头的方式提供你这一方的对话，在理想情况下，来访者回到治疗室里，你们两人进行双方的对话。如果过了几个星期，你还没有收到任何回复，那么按照你的正常程序进行下一步：例如，完全结束这个案例并在他们的相关章节记录你的行为，或者寄一封信告知家庭你会结束他们的案例。

关上你的门

当然，也有一些时候，你是那个希望结束治疗的人。你感觉和这个家庭的治疗不会再有任何进展，或者你的主管告诉你等待名单已经有 3 公里长了，你得为新来访者腾地方。也许家庭从未真正采纳你的建议，也许从你在等待室第一次遇到他们时他们就一直惹怒你，也许你觉得他们设局让你在法律纠纷中作证。或者，也许这只是技术层面的问题——尽管你知道该怎么做，但显然你并不熟练，只好艰难地做完了许多个时段。

当他们因为下雪或感冒取消预约时，你长舒一口气，甚至要高兴得跳起来。你推迟回复他们的电话，或是回拨了电话却在电话铃只响了一声时就挂掉。又或者，当他们提议让学校的心理老师给苏珊治疗而不是花钱来找你时，你似乎显得有些过于热情。除了付钱给他们不要回来治疗或是辞掉工作离开这个城市，只要不用继续治疗，你愿意做任何事情。

或许你考虑结束与你们之间的关系或技术无关，而是对这个家庭的需求的真实评估。在治疗取得进展之前，父亲需要先住院进行药物治疗，母亲需要社工服务来保持环境的稳定，有精神疾病的儿子需要住院进行评估、服药并稳定病情。如果家庭过于混乱，则无法有效地使用甚至很难进行门诊治疗。在这种状况下，上门服务（home-based services）更符合他们的需求。你的角色需要从家庭治疗师变为转介资源提供者。

无论这种变化出于什么原因——关系、技巧或者转介，都是时候去做做督导了。如果家庭由于临床原因需要转介或结束治疗，那么你的督导需要了解你的思考和计划。如果从某些特定的来访者那里逃离是你的一个常见模式，那你要想好，如果继续会见这个家庭，你需要在自己的治疗中先处理这个问题。如果你缺少的是特定的技术，你也许可以在足够的督导支持和技术培训下，与他们一起解决这些问题。如果你和你的督导都认为你的反应影响了你和家庭一起工作的能力，或是你在治疗里很难理解他们，那么你也许需要退出。

当然，通常也会有你真的需要离开的时候，不仅离开这个家庭，还有工作。你要辞职了，将回到学校学习英语文学或化粪池维修；或者你结婚了，要搬到俄克拉荷马州去。某种程度上，这更容易向家庭解释，但往往会比其他的离开原因（比如前面讨论到的）解释得少一些。大多数家庭已经带着旧有的关于抛弃的问题了，你的离开将再次引发这些问题。你应该尽可能多地关注家庭，帮助他们理清这些感受，允许他们对你的离开、你能灵活地应对生活而他们却不行表达愤怒（询问"你们对于我的离开感到生气吗？"）。如果能够很好地处理这种离开，它会成为对修复旧的伤口极具意义的体验。

不管是什么情况，不管你为什么要结束治疗，我们要再次强调真诚原则。有时你很容易通过忽视的方式试图赶走那些困难的家庭，或者一种更坏的可能是，你合理化地认为他们真的不需要再来了。这是不真诚和具有破坏性的。与之相反，你应该使用自己所有的优秀沟通技巧（以"我"开头进行陈述；谈论你自己，而不是他们；不仅谈论事实，也谈论感受），解释清楚为什么其他服务或其他治疗师可以为他们提供更好的服务；之后，认真倾听，确保他们不会误解你所说的话，或是因为你放弃了他们而责怪自己。

考虑到让其他治疗师、医院的过渡更加轻松，第一次治疗时你可以和家庭一起去。这给你提供了一个机会，在家庭成员面前叙述你对治疗和问题的总结；也给来访者一个机会理清他的感受，并向新治疗师描述你们之间的关系和工作。这既提供了某种结束，也帮助新治疗师意识到在他开始工作时就可能出现丧失议题。家庭在你们之间的治疗过程和关系上投入愈多，上述这些步骤就愈加重要。

好的结束

　　无论个案的具体情况如何，你的理想目标总是好的结束。好的结束就像人的善终一样，留出足够的时间和空间完成所有需要完成的事情。基本做法包括所有你在那些教科书上读到的：提前给家庭通知；设定一个结束的日期；探讨关于离开的感受。预期可能出现危机，甚至一切似乎都要崩溃；更好的是，预测家庭可能出现的危机，使他们意识到这是结束过程的一部分；复习所有学过的技能和取得的进步。帮助家庭看到，他们自己的丧失感和被抛弃感并没有剥夺他们独自前进的能力。

　　常见的结束形式有两种。一种是"果断结束并离开"的方法：设定好结束日期，未来几周或几个月都按照和以往相同的频率见面（每周一次或每周两次），无论如何都坚持执行这个计划。结束日期是和家庭协商好的，可以找一个方便的标记时间，比如暑假、学年的开始等。另一种方式是"逐渐消失"：逐渐增加每次治疗相隔的时间，例如，从每周一次变成每个月一次，连着见几个月，之后3个月一次，再之后如果还有需要，可以6个月见一次。

　　如果你是一位资深的治疗师，毫无疑问，你早就有了自己的风格。你选择的方法取决于自己的偏好和家庭的需要。"果断结束并离开"的方式有倒计时的效果，尽管给了家庭一些确定感，却会增加他们的焦虑，尤其在结束日期越来越近的时候，反而会引发危机——但这并不意味着不可以这样做，而意味着要为此做充足的准备。"逐渐消失"的方式给家庭提供了一个机会，让他们看到真的能够凭借自己的力量去解决问题，从而降低了焦虑。但这也给他们一种结束不够明确、相对开放的感觉；在焦虑情绪下，他们容易否定，假装结束永远不会发生。有可能你会把结束拖得太久，以至于其他的发展性生活事件突然出现（"你相信吗，简怀孕了！"），激起了持续观察或重新开始治疗的需求。通常你可以只给家庭一些选择，一起讨论这具体意味着什么，然后执行计划。

当结束的危机开始加剧时，执行计划比说起来要困难得多。如果家庭陷入危机，最好的方法就是实事求是：确保他们知道该怎么做；培训他们经历问题解决的情境，指导他们解决问题，尽可能少地干预；根据即将到来的结束预测并解释危机。通常情况下，有了你的稳定在场、积极指导和安慰，他们的信心就会增强，危机也会很快平息。

当然，这并不意味着你没有疑虑——也许他们还没准备好结束，也许他们需要更多的时间和支持。和你的督导或同事谈一谈，试着找出家庭需要的是什么样的问责制和支持，并且弄清楚哪些是你自己的分离焦虑、丧失感和自我夸大的重要感。花些时间将你的反应和他们的反应尽可能剥离开。

治疗的实用性本质意味着你思考和准备，然后去做，再看看接下来会发生什么。但你也许会面临这样的情境：即使得到了些许支持，家庭仍然摆脱不了危机。在你看来，家庭似乎是有能力去解决新问题的；但对他们而言，新问题太过陌生，感觉难以招架。他们在再次尝试自己解决问题之前，需要一些时间进行重新整理。你和他们一如既往地共同努力，一起谈论被困的感觉和过程，帮助他们看到更大的图景，发掘并依赖他们的优势，推动他们前进。

圆满结束

和家庭有一个结束仪式通常会很有意义。尤其是那些治疗进行得比较深入的家庭（比如上门式的个案、你已经工作了很长时间的个案），或是家庭里有小孩子，他对结束没有什么概念。所有人一起画一幅画，对曾经发生过的每个变化进行正式的复习，一起吃顿饭（这很方便，尤其适合那些上门式的治疗个案），做一个结束的体验练习（对未来的引导式想象或者彼此赠送一些具有象征意义的礼物），这些都是把结束引起的各种混乱情绪汇集起来并给予认可的方式。

和家庭成员一起回顾他们所学到的东西总是很有帮助的。这可以让你和他们明确讨论取得的进步；更重要的是，也可以帮助他们认识到自己已经学会的技能——这些技能是他们在将来遇到相似问题时可以用得上的。你可以在讨论中强调这些技能。

正如你一直以来所做的那样，你可以再次走在前面，为家庭树立榜样。你要谈论此时你和他们共有的复杂感受；你要让一切人和事都聚焦于要完成的任务上，避免注意力分散破坏这一过程的任何部分；你要带着真诚和关心，向他们展示人们是如何离开和继续生活的。

治疗室的大门总是敞开着。如果来访者想做个快速的电话咨询，或者想和你再工作一段时间，抑或是家庭进入了新的发展阶段，旧有的问题再次浮现，他们想找你做个简短咨询，那么他们都可以再回到治疗室里来。（当然，也有家庭永远不会再回来。）有的家庭会在某个星期四的午后突然打电话过来，有时是寻求一些有用的信息，告诉你一些好消息，有时只是看看你是不是还在。有的家庭在一两年或5年之后回到治疗室里，再进行几次或几个月的治疗。当再次开始时，你期待着继续之前未完的话题，但是，不出意外，你会发现你们已经都变了。新的开始伴随着新的期待。

不过，在真实治疗中，圆满的结束总是比该有的要少，所以当它们出现时，那是非常宝贵的，因为它们给予了踏实的、完整的、确定的感觉。在最后一次治疗时，大家发出了美妙的叹息，感觉到某些重要的事情已经发生。

开始、中间、结束的三部曲已经到了尾声，基本上囊括了家庭治疗实践的所有基本要素。接下来，我们通过看看处于发展周期中不同阶段的特定案例来进一步了解家庭治疗。

自我觉察：第 7 章练习

1. 花一段时间回顾你自己生活中的一些结束。那些有明确标记的结束：高中毕业或大学毕业、你结婚了或离婚了、父母去世；或者那些众多无法标记的结束：你渐渐离开小时候最好的朋友、你与过去的男朋友或女朋友的关系逐渐结束、有一天你的父亲打电话向你寻求建议。

   尝试回忆你当时的感受、让你决定结束的感觉、你处理那些情绪的方式，当你向其他人展示这些时你觉得有多自由，在接下来的数天或数个月你是怎么做的。看一看，这其中是否有什么模式影响了你对治疗的预期以及你在治疗中的情绪。

2. 就像你在中间阶段做的那样，花一些时间根据你的理论思考你对结束的态度、你的角色、你的结束节点。是不是有几次结束更多地满足了你的需求而不是家庭的需求？当这些反移情在治疗中出现时，你该如何增强对它们的觉察？

3. 你个人是如何处理拒绝的？何种类型的家庭在何种情况下离开对你来说感觉尤为受伤？想象和这样的一个家庭谈话，说出你的感觉以及为什么会有这样的感觉。这会激起你的什么个人议题呢，如果有的话？

4. 花一些时间再次思考你自己在家庭治疗中的需求、可能影响你的治疗实践的丧失和分离议题以及对你不喜欢的家庭的回避方式。

5. 什么样的个案或问题会让你直接考虑转介，因为你觉得自己的技能和知识不够？你可以如何增强这些技能呢？

6. 形成能够反映你自己个性的结束仪式。

Chapter

8

比利出了问题
家庭中的孩子

比利很安静地坐着，扫视着架子上的玩具，当他的祖母威廉斯女士描述为什么来找你的时候，他的胳膊叠拢在祖母的胳膊下面。尽管他已经7岁了，看起来却像是个5岁的孩子，很矮很瘦。他的蓝眼睛清澈明亮，却回避与你的眼神接触。他看起来有点儿无聊。

"跟比利住在一起已经两个月了，"威廉斯女士这样说道，"要合他的意非常困难。"她总觉得比利在逼她，这样说的时候她伸出大手强调自己的感受。如果比利不如意，往往会大发脾气；她也承认自己有点懦弱，有时会放弃底线只是想让他平静下来。但他通常不会平静；他总是在做些什么事情。实际上，他安静的时刻只有坐在电视机前或者睡觉的时候。不过，他在学校表现很好。在学校没有任何问题；他喜欢学校，有朋友，看起来很聪明。祖母转过头对比利笑了一下。她看起来筋疲力尽。

祖母打电话来的时候已经提供了一些历史信息：比利来她家之前在一个寄养家庭里住了3个月。在那之前，比利与母亲及母亲的男朋友汤姆一起住，同住的还有3岁大的同母异父的弟弟，直到有天晚上弟弟被汤姆殴打致死。详细情况不清楚。那时比利在家，但没人知道他看到了多少。他的母亲告诉他，弟弟是因为玩具卡在了嗓子里被噎死的。母亲的男友因谋杀被捕，并被判处15年监禁，目前已经入狱。尽管事情发生时比利的母亲也在场，但她并未被起诉，不过社会服务机构还是将比利带离了家。母亲继续住在那个城镇，在大概 320 公里之外，已经有 5 个月没有见过比利了。威廉斯女士因为比利的父母对孩子的忽视而感到生气。比利的父亲就是她的儿子艾德华。她担心死亡对比利的影响，而且令她担忧的是他对此闭口不谈。

和威廉斯女士一起住的是她的丈夫雷。雷和她一样，已经年近 60 岁了，是一名卡车司机，每周都有几天不在城里。家里还有她的二儿子乔治，年近 30 岁；乔治最近刚刚离婚，是一个 3 岁男孩的父亲，不过他很少见儿子。她的小儿子本是一名空军，驻扎在泰国。除了照顾所有这些男性以外，她还要照顾年迈的父母，每天为他们跑腿。难怪她看起来如此筋疲力尽。

每个新个案的开始都像是站在茂密的树林边缘。我们眼前能看到的所有东西只有林间小径的模糊标记。在我们最开始踏入树林的时候，收集我们的印象并将它们组织起来，围绕着来访者的人格特点、优先考虑的事情和动机，结合我们自身的理论、性格和兴趣，我们会发现这个树林实际上有着不计其数的路径互相交叉在一起。我们往往假设只有一条路径可以带我们到达想去的地方，但实际上我们会看到存在着许多的可能性。

我们和家庭一起做选择：相信我们的直觉，跟随最紧迫的需求，根据实际情况中断一种治疗选择，尝试另一种，再回到第一种选择，同时再尝试第三种。虽然我们的知识和经验会告诉我们可以期待什么，但只有真正和家庭一起工作一段时间，看到我们所选路径的结果，基于环境和心理上的变化反复调整我们的优先级，我们才能真正知道我们距离森林的那一边还有多远。

之前的章节中，我们已经构建了家庭治疗的概念、策略和技术的基础。在本章和下一章，我们会改变方式，跟随比利的故事，就好像真实地身处他的治疗进程，观察每天的实际治疗。在治疗过程中，当遇到了需要做决定的时刻，我们会停下来考虑一些可能的选择，正如我们所做的那样，考虑在相似的情境中你会如何决策并进行工作。

第一印象

花几分钟时间，整理一下迄今为止自己对这个个案的印象：

- 根据你自己的理论，关于这个家庭你还想再了解什么信息？
- 对于比利不礼貌行为的原因，你的初步假设是什么？
- 比利和这个家庭的优势是什么？
- 祖父母需要哪些养育技能来有效地管理比利？
- 在家庭互动过程中缺失了什么？
- 你会优先关注哪个部分？
- 你会如何与比利接触？
- 你对治疗进程有怎样的预估？

好的，时间到。上面这些是我头脑风暴后，简单列出的想法清单；把它和你自己的比较一下。

- 呈现的问题。比利在试探家里的界限，祖母很难管理他的行为。祖母也担忧比利对丧失和创伤的反应。
- 家庭可能存在的顾虑。尚不清楚为什么威廉斯女士在对比利设置界限方面存在困难：是她缺乏养育技能吗，还是她的情绪——焦虑或者内疚的感觉——干扰了她将技能落实到行动上？还是她的压力过大，或者可能存在抑郁？她的丈夫雷和儿子乔治能否更多地参与到比利的养育中来支持她？

这个家庭的结构是什么样的呢？比利在其中的角色是什么？祖父母是否能像团队一样一起工作？雷是不是觉得祖母和比利的关系更好，而自己被冷落了？比利只学会了得到消极的关注？是等级制度太薄弱了吗？比利知道自己能通过使祖母疲倦来获得想要的东西，这让他觉得自己是有权力的？祖父母的婚姻关系怎么样呢？谁在关系里掌权？

面对离婚和儿子的情况，乔治如何应对自己的丧失？这对家庭有什么影响？比利的父母在他的恢复中能扮演或应该扮演什么角色？

- 比利可能担心的问题。显然，比利正挣扎于悲痛中——失去了母亲、父亲和弟弟。他可能对于弟弟的死和母亲男朋友的入狱感到内疚，或者觉得父母抛弃他是因为自己的原因。他可能不仅仅遭遇了来自弟弟死亡的创伤后应激，也许还遭遇了其他我们迄今还不知道的对他母亲和他本人的暴力的创伤后应激。

他是不是认同了具有攻击性的母亲的男朋友？或者他的行为反映了在有新规则和结构的家庭中典型的对于家庭界限的试探？他是不是有明显的抑郁情绪或注意缺陷 / 多动障碍（ADHD），抑或依恋障碍（attachment disorder）？

- 优势。很明显，比利的祖母关心他并且决定照顾他。家庭环境尽管充满压力，但总体上还是稳定的。威廉斯女士愿意寻求专业帮助。尽管经历了这些创伤和变化，比利还是做得不错——他看起来并没有严重抑郁，他可以交朋友，在学校里表现很好，而且似乎很活泼。
- 治疗选择。对祖父、祖母、比利和乔治进行家庭治疗，改善沟通，明确定义规则和角色，减少压力，增强等级，探索丧失，提供支持并滋养他们每个人。如果将比利的母亲和父亲囊括进家庭中，聚焦于丧失、角色、支持和共同养育呢？单独会见威廉斯女士或与她丈夫一起，规范化养育技能并帮助他们管理比利？

　　对威廉斯女士进行支持性的个体治疗，可能有助于她减轻压力，更好地对比利进行稳定一致的养育。也可以考虑对比利进行心理测试，用快速的方法评估他的人格、应对技能以及潜在的被孤立的情绪冲突。或者对比利进行个体游戏治疗，帮助他修复过去的创伤和悲痛，提供持续的支持，帮助他学会应对情绪，提供一个正面的男性模范角色来抵消他曾经看到的那个负面的样板。也可能需要把以上提到的所有选择结合起来。

- 治疗中的禁忌。我们需要对虐待和抛弃比利的事件保持敏感。不要让已经不堪重负的祖母觉得更有压力。我们需要和祖母保持一致和结构化。
- 治疗中的风险或反移情问题。这既包括对比利或他的祖母感到生气或沮丧，觉得受不了，想要结束咨询；也包括对家庭过度负责，感觉自己有冲动承担养育者的角色。这些都是我们要警惕的。

　　最后两点需要一些解释。就像早先提到的那样，呈现的问题和症状成为治疗工作的明确类比，告诉我们需要避开和小心注意的内容，以预防我们自己在这个系统中变得情绪激愤。从比利的历史信息来看，我们清楚地知道，由于与母亲的男朋友相处的经历，他对愤怒和攻击很敏感；由于曾经有丧失父母的经历，也许他对抛弃也很敏感。这些问题在我们和他互动以及制订治疗计划时需要留意。

　　同样的，由于祖母已经感到不堪重负了，我们应该小心不要有任何可能恶化这个情况的做法。因为她正在前后不一致中挣扎并且缺少系统化，所以我们需要为她示范一致和结构化。如果我们没有这样做，而是重复她自己的行为，她将会很困惑，很可能更加前后不一致。

　　基于来访的经历意识到要避免什么，仅仅是方程的一半。认识到各种动力的微妙之处和力量，意味着承认我们也可能被引入系统，也可能感觉自己像比利生活中的其他成年人一样，感到生气、沮丧，或者对于结束或接触中的打断不再敏感。我们可能会找借口将他送去进行个体治疗，或者判定这个案例和家庭完全无法进行工作。同样的，这也是危险的，我们可能最终会有和祖母一样的感受——受不了并愿意放弃，或者感到自己不得不来完成所有事情、过度负责并筋疲力尽。

通过在特定的案例中认识固有的治疗风险，我们可以认识到家庭和个人的动力会像逆流一样，将我们拉向对家庭各种问题、各种行为和各种情绪的活现。只有当心它们，不断向内审视，觉察自己的情感卷入，我们才能后退一步，重新组织对个案的理解及做法。

再次强调，就这点来说，我们不知道在多大程度上会发生这种情况，我们需要进一步评估比利和他的祖母。但是通过头脑风暴，我们已经明确了治疗的可能性和我们的局限性，对于可以进行治疗的空间有了更清晰的看法。

开　端

有的治疗师对于将孩子纳入家庭治疗感到很棘手。孩子和成人属于两种不同的文化、两个不同的世界，两者都需要被探索和理解，这是很困难的。父母觉得他们不得不小心翼翼地对孩子说话；而孩子，尤其是那些年纪还小的孩子，常常会被治疗室、各种问题以及所有他们不明白的谈话的严肃性吓到。大多数孩子可能会像比利一样安静，觉得自己踏入了成人的地盘，除非受到某种形式的欢迎。如何将这些不同的世界联系在一起，将再次取决于你的理论和风格，如前所述，你还是可以选择先单独会见父母的。

在任何时候，当你决定让孩子加入治疗时，一起会见父母和孩子总是个好主意。让父母描述清楚他们为什么前来，向孩子澄清你的角色——你是个困惑的医生，你不会给他们打针——并获得足够的背景信息来了解应该单独与孩子探索什么。当你与父母和孩子一起谈话时，孩子会对你的存在感到更舒服，会习惯你的声音，并能够通过观察父母的反应知道你是一个安全的人。之后，当你让父母离开时，孩子会少一些焦虑，并感到和你待在一起更舒服。如果孩子不愿意接受与你待在一起的主意，让他待在父母身边，不要逼他；治疗的目的是减少创伤，而不是制造创伤。当你开始与孩子互动和做游戏的时候，让父母在旁边待一会儿。

这正是我们对比利所做的。一起会见了比利和他的祖母（祖父不在城里），这是一种介于只有成人的治疗与整体的家庭治疗之间的中间状态。它呈现了一些亲子互动，帮助比利更自在地和我待在一起。下一步是单独会见他。

用游戏进行治疗

如果对有的治疗师来说，让儿童适应家庭治疗的过程看起来很困难，那么游戏看起来就更困难了。有的治疗师只是对游戏作为治疗媒介觉得不舒服；他们喜欢语言胜于蜡笔或积木，喜欢直接的问题解决式的语言胜于沙盘或游戏屋中幻想世界的象征性语言。有的治疗师对于周围都是孩子感到不自在——可能他们自己没有孩子或者对童年的记忆很有限——会选择要么不治疗他们，要么仅与他们的父母进行工作。而对有的治疗师来说，问题主要在于他们的技术和经验很有限；他们还没有接受过游戏治疗方面的培训，对其有效性并不确定，也不确定该怎么去做。

如果你遇到了这样的个案，却没接受过训练或不确定如何使用游戏治疗，那么花一些时间研究和学习游戏治疗是有帮助的。和做游戏治疗的同事谈一谈，或者更好的是，看看你能否观察一节游戏治疗课。读书、找一些培训视频、参加游戏治疗会议，这些方法可以帮助你对游戏治疗有一个概括性的认识，教给你技巧并增强你的信心。但更重要的是，你的探索可以帮你更好地定义自己的理论和儿童治疗及其在家庭治疗情境中的作用和价值；帮助你辨别你是把游戏治疗看作评估工具还是治疗工具，抑或两者都是；帮助你看到自己是把游戏治疗视为潜在的治愈过程，还是更多作为谈话治疗的有效背景。逐渐地，你将明确，何时进行个体游戏治疗比和家长工作更好，何时一起会见孩子和家长，何时可能不适合进行游戏治疗。毫无疑问，通过探索你会发现自己喜欢游戏治疗的什么部分以及不喜欢什么部分。

当然，游戏之于儿童，就像是语言之于成人，它是一种最基本的表达媒介。因为儿童缺乏成人的词汇、能够创造概念的大脑以及只有成人心理才能够进行的类比能力，所以儿童的语言通常与他们的各种想法和情绪只有非常微弱的联系。他们通过游戏来表达幻想（期待周六晚上是个盛大节日）、希望（希望室友不那么爱批评）、意象（可以看见自己大发雷霆然后马上就跑了），而非语言。家庭成员住在游戏屋里，总在吵架，现在来了一个警察告诉他们停下来；狮子玩偶试图吃掉老鼠玩偶，老鼠跑去找斑马帮忙；橡皮泥做的蛇沿着卧室外面蜿蜒爬行，吓坏了小女孩；一幅全家福照片中没有弟弟，或者他只是夹在生气的父母之间的小球。

当5岁的杰米发出像她妈妈一样的声音，对着娃娃大喊"还不去睡觉"的时候，她在又一次清楚地表达她的需求和冲突，更具有象征性，就像成人抱怨老板批评她一样。你询问杰米她为什么这么生气，与询问一个成人为什么觉得她的老板对她这么严厉没有任何区别——差异只在于两个人使用的媒介。

你在游戏治疗中需要哪些东西呢？其实并不多。蜡笔、涂料、画纸、橡皮泥。一些积木、游戏屋、住在房子里的人偶、一些小汽车、卡车，可能还有救护车。木偶、动物玩偶、玩具士兵、乐高积木——激发想象游戏的玩具。棋盘游戏——给年幼的孩子们优诺牌、糖果乐园棋、滑道和梯子棋，给大一点的孩子可以准备跳棋、战舰棋和飞行棋，这些可以用来建立融洽的关系，当作交谈的背景（电子游戏或视频游戏通常太过紧张刺激，游戏本身会成为关注的焦点）。准备一副纸牌，把迷你篮球网吊在你的治疗室门上，用尼尔夫球当篮球。大多数你需要的东西都能在沃尔玛超市、旧货市场找到，或者问问你的那些孩子已经超过玩玩具的年龄的朋友。把这些玩具摆放在治疗室里以便孩子们能够看见并挑选。

除了游戏治疗理论和技术这些更大的问题，以及你自己的价值观和风格之外，在某个特定的家庭中使用游戏治疗还有一些实践层面的问题。比如，这个家庭的父母会不会支持游戏治疗方法？他们能否将之看作一种治疗而不仅仅是游戏（"我儿子说你上周就跟他玩了一个小时的糖果岛"）？或者聚焦于他们的养育技能能否更好地满足他们的期待并增加成功的机会？他们和你会不会愿意花必要的时间参与到相对缓慢的过程中？通过对个体的聚焦，儿童的被确认病人的地位是否有被强化的危险？儿童是不是好的游戏治疗的对象？

如果你将自己的身份定位为游戏治疗师，并将游戏治疗看作治疗儿童最好的实践模式，最后一个问题看起来会有些傻气。不过，游戏治疗有不同的理论方法，就像成人治疗一样，在游戏治疗中并没有绝对正确的游戏方式，就像在成人治疗中没有绝对正确的谈话方式一样。你可以是指导性的，例如，提供特定的游戏或玩具，或者建议做各种情境扮演。之后，你观察什么被打开了，做镜映式的评论，命名儿童的各种情绪，可能还鼓励解决问题。如果你的风格是非指导性的，你可以让儿童选择自己想要的玩具或想玩的游戏，观察他们玩耍，偶尔说出你看到儿童在做什么和表达什么。

儿童无论做什么，都在提供有用的信息。如果他拒绝玩游戏或者用一种看起来封闭的非生产性的方式玩耍（例如，在整个治疗中都玩跳棋，玩了 10 个星期），你仍然可以找到一些线索，了解儿童如何与成人互动、如何遵守规则、如何应对情绪和新环境、如何与他人竞争或者如何展示自信。就像那些对你的评论很敏感、尝试用闲谈把空白时间填满的成人一样，仅仅是偶尔的闷哼声就能提供有关他们互动风格的信息。

尽管这些可能是真实情况，但是仍然存在一个问题——游戏治疗是否适合特定的孩子和家庭。就像对有的成人使用某种形式的治疗比另一种更有效，对儿童来说也是如此。例如，大多数孩子从 10 岁或 11 岁开始，会认为所有想象性的游戏（例如游戏屋）都太孩子气了。他们更喜欢谈话或者使用某种结构化的游戏（例如棋类游戏、纸牌、篮球）作为背景活动———一种当他们回答各种问题或者发起对话时容纳焦虑的方法。有的孩子不想玩游戏，甚至不想听到父母谈话或回答他们的问题，也不想在你的支持下卸下心头重担、解决在家里或学校里的问题。还有一些孩子不愿意见你或者对见你感到焦虑，最有用和高效的处理方式可能是，与父母一起见面并通过他们促使变化发生。

实际上你最终对儿童所做的，就像对成人一样，是介于理想和实用之间，将他们感到舒适的媒介、需求和风格相结合。对于有的孩子来说，你可能仅把游戏治疗用作评估工具和收集儿童信息的方式，之后你把这些信息交给父母，帮助他们从不同的角度看待孩子，或者基于这些信息制定出父母可以在家使用的行为策略。例如，如果你从游戏中了解到鲍比担心父母离婚，觉得他不得不照顾抑郁的父亲或者对他妹妹的大脑性瘫痪（cerebral palsy）感到内疚，那么这些信息可以帮助父母给鲍比更多的支持，或者促使他们和鲍比谈谈发生了什么事情。

在另外的一些情况下，你会发现游戏治疗不仅是评估工具，同时也是治疗的最佳方式。例如，只有通过游戏过程，儿童才能够表达很多无法直接谈论的情绪。托德画了一幅父亲的画像，然后用黑色的蜡笔在上面反复地乱涂乱画，以此来表达难以在家中表达的对于父亲的愤怒。对另一些孩子来说，你跟他们一起做什么并不重要；这周玩拉米纸牌，下周一起画画，通过一起玩游戏，治疗关系成为一种支持，允许儿童谈论他的担心和恐惧。就像你鼓励成人逆着自己的习惯并承担风险一样，你在游戏中对儿童做的也是同样的事情。当儿童不那么焦虑了，变得更开放和自信时，你可以选择进行几次整个家庭的治疗，把别的兄弟姐妹纳入游戏过程中或者同时与父母一起工作。

然而，你要记住，治疗协议不仅是你和儿童之间的，还是你和他们的父母之间的，这很重要。有的家长对你非常满意，让你全盘接管他们的孩子并治疗他，但这往往危险地重复了他们原有的袖手旁观的立场；有的家长似乎觉得个体游戏治疗像个黑洞，因此而感到焦虑和烦心。你最终选择如何工作，必须也要反映父母的想法和优先级。

如前所述，如果他们对某个孩子的行为感到特别烦躁，你可以在一开始用几次治疗时间和这个孩子做个体游戏治疗，而不是非要进行家庭治疗，这样你不仅可以和孩子建立良好融洽的关系，也可以应对家长眼下的担忧并增强他们对你的信心。这会为你推荐家庭治疗建立强有力的基础——毕竟，你已经"评估"了这个孩子，对这个孩子最需要什么有自己的理解。换个角度来说，如果家庭正处于危机之中，以整个家庭的治疗作为开始可能更好，平息家中的情绪之火，让他们在你转入对孩子的个体治疗前更少分心。

此处的关键是，儿童游戏治疗是另一种不同的方法、模式和临床选择。你可以灵活地将游戏治疗整合到你的家庭治疗模式中，并匹配你自己的风格和优点以及特定儿童和家庭的各种需求。

越多越欢乐？
——多个治疗师的问题

通过梳理各种治疗观点，最后还有一个选择需要考虑，即将来访者和家庭分给一个以上的治疗师是否有用。经典的家庭治疗方法是一个治疗师同时会见所有人。传统的儿童研究模型则喜欢一个儿童专家对儿童进行个体治疗，同时另一个治疗师对家庭进行治疗。

判断是否采用这种方法的最差原则，可能就是依据方便性与管理上的细节——你没有时间在一周内既治疗儿童又治疗家庭，所以说服一位同事来帮忙。这并没有考虑家庭的临床需求。有的治疗师为了补偿自己技术上的局限，将另一位治疗师带入治疗，而不是自己摸索游戏治疗；他让别人来做个体治疗，自己专注于擅长的家庭治疗。这样做需要权衡多个治疗师对家庭产生的影响。

通常来说，既治疗家庭又治疗儿童，再加上督导师的支持和指导会更好。当然，在有的情况下，是否具备良好的关系会是决定性的因素。例如，青春期的女孩子明显可以从作为对家庭治疗的补充的个体治疗中受益，但是她对男性治疗师有很强的负性移情。这种情况下，引入一位女性治疗师专门对她进行治疗，并且你和这位治疗师一起与家庭工作，这可能是最审慎的选择。

那些不习惯家庭治疗，考虑进行心理动力性而不是系统性治疗的治疗师，似乎通常会陷入一个问题——一个治疗师的模式：妈妈、爸爸和被确认病人各自去见自己的个体治疗师，然后他们再一起会见一位独立的家庭治疗师。这种方法有明显的缺点。治疗师之间的合作是至关重要的，但在这种情况下变得很困难。危险不仅在于家庭成员对如何整合不同的治疗或者如何根据各种目标设定优先顺序感到困惑，还在于来访者对治疗师的分裂——将某些信息透露给其中一位治疗师，另一些信息告诉另一位治疗师，认为某位治疗师是养育性的，而另外一位是冷淡自私的。

最糟糕的情况是，所有的治疗师最终重复了家庭动力，他们困惑于谁该说了算，感到焦点支离破碎，并且因为治疗计划本身而争吵。采用此种形式的治疗要求所有的治疗团队成员能像一个功能良好的家庭一样协作。我更喜欢尽可能多地自己处理——不是为了控制感，而是为了治疗计划的不同要素之间的一致和协调。家庭和我一起大致拼凑出包含家庭所有需求的一幅图画，而不是尽力应付其中的几个。

如果你决定使用这种方法，你会发现可能会有一些例外情况：比如，让学校或者私人心理学家做心理测验，但界限是清晰的，她的角色只是做评估。如果你认为儿童能从医学评估中受益，那么可以将家庭转介给治疗师或者精神科医生，与医生合作，让她明白你的治疗目标和进展，同时你也能不断了解最新的药物使用情况。如果你很难与一位核心家庭成员建立良好的关系，则可以考虑引入一位联合治疗师来协助解决问题；例如，将女性治疗师带入治疗室，支持作为家庭中唯一女性的妈妈。

再次强调，最重要的准则是迈向缺失的部分，不要重复失调的模式。与所有其他的临床选择一样，思考你自己的风格和优势，基于临床信息认真进行决策。

切入：与儿童的第一次治疗

如果儿童在第一次治疗或前两次治疗中，与父母在一起时很安静，那么治疗师要十分努力地和他联结。我看到和祖母在一起时的比利就是如此，所以我决定单独和他会面几次来建立良好关系并了解他，观察他如何使用游戏治疗。令人惊讶的是，比利很渴望单独会面。

扫视了治疗室一圈之后，比利径直走向了乐高积木。他平淡地告诉我，他想搭说明书中的示例图片积木。很明显，他这个年龄的孩子已经能很好地阅读，并且有良好的空间感知力和协调性；在搞清楚如何搭积木方面，他比我厉害多了。他很快开始收集所需的积木块并让我也加入帮忙，这一切都在严肃和紧张的气氛下进行。当我试图询问去社会服务机构、与祖母一起住的情况、他的父亲、他的母亲时，他完全忽视了这些问题，要么说他不愿意谈论这些，要么说他不知道。他的所有注意力都在乐高上面，而且他所有的沟通仅限于指导我帮忙。在治疗结束时，比利还没有完成他的模型，他让我保存起来下次再用。他想知道什么时候可以再来。

接下来的几次个体治疗并没有什么大的不同。比利仍然很少说话，不过当我问他时他稍微提及在一个周末见到了他的父亲，用几句话描述了他的学校和老师。当我让他画出他的家庭时，他说他画不好人像；当让他画些别的东西时，他说他不太喜欢画画。玩糖果乐园棋时，他试图在快要输的时候悔棋。我说他没有遵守规则，他看起来有些沮丧，不情愿地放弃了。在第二局，比利在他走棋的时候制订了新的规则，这样棋局总是朝着对他有利的方向进行。这是他的情绪相当不愉快的又一证明，但是他几次提到喜欢来治疗并想知道什么时候可以再来。

你有哪些印象？最让人印象深刻的似乎是比利在治疗中对控制感的需求——指导我、控制谈话、控制游戏的结果。我们没有看到什么？缺少了什么？显然没有强烈的情绪，例如愤怒；没有对他的过去或创伤的讨论；没有他的内心世界、他的幻想的部分；没有祖母报告的在家不礼貌的行为。比利没有在治疗室里重复他的问题。为什么？

他的行为并不令人意外。大多数经历创伤的儿童已经学会了通过控制自己和他人来应对创伤。他们保护自己免于受到其他内部或外部危险情绪的伤害，某种程度上重现了他们从强有力的成人那里经历的控制感。比利已经学会了拥有控制感是比做自己更加重要的（并且更安全的）。他唯一展示各种情绪的地方是在家里对他的祖母。他很可能足够信任她，卸下了防备，但也可能是对她复制了他所看到的父亲和母亲之间情绪化的特点。

比利适合游戏治疗吗？答案取决于你的治疗取向。就像早先提到的，从心理动力的、偏非指导性的观点来看，这是个可笑的问题。尽管治疗是你们一起埋头于所有的防御和不同层面的阻抗，但如果来访者来到治疗室，他们就在治疗中进行工作。比利很明确地来到了治疗室；实际上，他乐于过来并且喜欢我。治疗关系至少有可能给了他一个机会，与一位不会打骂和拒绝他的男性相处，抵消了已经存在的男性形象。

一个更好的问题是，偏指导性的治疗师会问，比利是否能有效地利用游戏治疗过程。答案很可能是不。与从一开始就重建内部和外部世界的其他儿童相比，比利并没有以游戏作为媒介来仔细描绘他的各种情绪和冲突。与之相反，他只展现了各种防御，因为他很害怕接近自己的内部世界，还害怕我，抑或两者都是。他并没有拒绝治疗过程本身。有的孩子很明显不想在治疗室里待着，不是因为他们对治疗过程感到焦虑，更多是因为他们对父母强迫他们前来感到愤怒。他们拒绝玩游戏或处于被动攻击状态。比利与这种情况不同；他在演他的生活，只是需要花一些时间，才能抵达更深的层面。

你会怎么做？你会跟他做游戏治疗吗？或者可能让其他治疗师单独见他？抑或是坚持家庭治疗或养育方面的工作？在做出决定前见见他的祖母会比较好。

故事的其他部分：评估祖母

威廉斯女士是独自前来的。尽管我努力联系她的丈夫雷，但他正开车到全国各地运送五金商店的供给，无法来治疗室。虽然刚刚上午 11 点，但威廉斯女士看起来已经疲倦极了。把比利送到学校之后，她得去趟父母家，接他们去杂货店买一些东西。午饭之后她还要回去帮母亲打扫房间。

威廉斯女士很健谈。过去的几周比利似乎已经平静了一些，但他有时还是会让她大发脾气，尤其是最近几天雷不在家的时候。虽然她的儿子约翰傍晚通常都在家，但他不怎么跟比利待在一起，在她和比利起冲突时就更少出现了。她不确定约翰会在家待多长时间；他一直说会搬出去。她知道应该对比利保持更一致的态度，但他的小孩子脾气让她筋疲力尽，随后她又开始同情他。威廉斯女士发现自己一直在跟比利讨价还价，如果他打扫房间、完成家庭作业、不在杂货店纠缠她，那就可以看电视、吃个甜点或大吃一顿。这些方法有时会管用，有时不顶事。

威廉斯女士很容易就谈到了比利的母亲，自己如何从一开始就不喜欢她，她如何甩了自己的儿子艾德，就为了那个杀了自己孩子的卑劣的人。但是她的声音听起来伤心多于愤怒。她对艾德的情感很复杂，"也许他只是现在过得比较艰难，"她沉思着自语道，"也许他最终会照看比利。"两分钟之后，她说她也知道艾德对这个男孩真的没有任何兴趣，她说她应该认识到比利会跟她生活在一起。

然而，治疗室里那种透不过气的感觉是她已经疲惫不堪了。她要同时照顾自己的核心家庭和原生家庭。这个家庭有抑郁史，尽管她没有表现出相关的迹象，但很容易看到有时她的情绪会非常低落。她看起来显然已决定要照顾比利，并且总体上做得也不错，尤其是考虑到她独自完成的所有这一切。

当问到她的期待时，威廉斯女士说她需要学习如何可以让自己的行为和态度更一致。她觉得让比利自己去见治疗师是有益处的；她还是非常担忧弟弟的死对比利的影响。她怀疑她的丈夫很难参与治疗，并询问这样是否会有什么不同，因为他总是不在家。

再一次看看你有什么印象？过度劳累的祖母，心地善良，容易被说服，很难对比利和自己设定界限。她有动力提升自己的养育技能，而这确实是有必要的。她支持比利做个体治疗，而且看起来已经有一些正面效果了。该对雷做些什么呢？如何努力地尝试把他带入治疗室？如果他真的经常不在家，这样做现实吗？

她的儿子约翰呢？如果他真的要搬走，会不会有利于威廉斯女士自己处理比利的事情？艾德呢——是否能让他参与进来？

如果威廉斯女士能够在生活的其他方面设定界限，例如她的父母，她能否更好地处理比利的问题并降低自己的压力？

现在我们走到了治疗之路的第一个岔口。我们该做什么？在这种情况下，先看看家庭愿意做什么，并且权衡推动他们做不同的事情所可能产生的后果，是会有帮助的。这个家庭的动机是进行游戏治疗和提供养育方面的帮助。尽管比利在治疗中是属于控制型的，但从他祖母的报告中看到，这似乎对他在家的行为产生了积极的作用。这可能与治疗过程和治疗关系有关，或者可能与威廉斯女士自己的焦虑减少有关，因为有人在帮助她或帮比利处理他的过去，或者二者都是。从长远来看，理想情况下游戏治疗当然可以成为开启比利各种情绪的灵活媒介，而且积极关系的持续也可以对抗他过去生活中的男性们的消极与丧失。

然而，我觉得仅仅进行游戏治疗并不是一个好主意。这里存在一个风险，即我作为个体游戏治疗师，实质上有可能会取代比利的祖母和比利生活中其他具备父母特征的人，而不是将他们带入比利的生活，帮助他们学习如何更好地与比利联结，这会让已经发生的事情变得更糟。当和比利这样经历了很多丧失的孩子开始游戏治疗时，我需要明确家庭的承诺和能力，尤其是如果进程比较缓慢的话。如果我太过没有耐心，我最终会重现问题并成为比利生活中又一个抛弃他的人。

就像威廉斯女士提议的那样，单独与她工作能帮助她设定比利所需的规则，减少她的焦虑，增强她的自信。但是和游戏治疗类似，这里存在一些问题。相信她能够持续地独自担负照顾整个家庭的重任是现实的还是鲁莽的？和她针对养育问题进行个体治疗是不是只是维持了潜在的失调系统？我们需要尝试和观察。在这个早期阶段，一起会见比利和他的祖母似乎不太有希望——我可以想象治疗中会充满对过去这一周的抱怨、各种疑问和比利的沉默，对他来说，这只是一种相对柔和的语言虐待。当比利感觉更安全和平静，开始更多开放自己时，也许可以考虑这种形式。

你自己的理论可能会提供其他选择：探索威廉斯女士的抑郁、过往的丧失和潜意识中的过度负责；让威廉斯女士参与父母支持小组或者对她的抑郁进行精神病学的评估；利用游戏治疗小组或对比利进行一系列心理测试；将治疗移至家里怎么样呢？上门治疗师会在家里——问题发生的地方——会见比利和威廉斯女士，向他的祖母亲自示范养育技能，同时让她观察和参与游戏治疗，或许可以成功地拉入比利的叔叔和祖父。上述这些都是一些可能性。

最后的决定是，将对比利的个体游戏治疗和对威廉斯女士的亲子教育与支持相结合，这个决定反映了我自己的技术、兴趣和训练，服务的可获得性（比如，还有很多人在排队等着上门服务），以及家庭的动机和眼下的需求。我把这个计划同时给了威廉斯女士和比利，他们看起来都很满意。

实施计划

在之后的几个月中，我每周单独和比利进行游戏治疗，也和威廉斯女士在个体治疗中，或者每隔一周在比利的治疗开始前几分钟，讨论养育方面的问题。比利仍然需要控制治疗并对抗各种建议，这些建议包括参与绘画、上颜色、讲故事、沙盘、橡皮泥、谈话游戏和其他更具表达性的媒介。

我觉得，提供游戏建议是治疗过程的重要部分。就像让成年人对治疗可能采取的主题和形式的范围有清晰的认知是很有价值的一样，当与儿童进行工作时，帮助他们看到游戏治疗可以提供的玩具范围并找到最适合儿童个体的媒介是至关重要的。例如，有的儿童喜欢画画或者上颜色，但讨厌游戏屋或者棋类游戏。有的儿童似乎做什么活动都无所谓。大多数积极的儿童喜欢在户外玩，有的儿童则看起来被治疗中的容纳感或者规律性所吸引。你可以介绍各种选择，并帮助儿童发现能让他最好地表达内部自我的方式。

比利拒绝所有这些非结构化的形式，因为它们制造了太多焦虑。但是，他逐渐能够表达一些暴力主题：玩小汽车和卡车（制造大型撞车事故），用玩具士兵打仗并总以他的军队打败我的军队而告终，还有最让人惊奇的是，他和我玩摔跤。

比利是专业摔跤的超级粉丝，对摔跤手的不同性格、各自的优点和弱点非常了解，最重要的是，他还知道他们是好人还是坏人。在治疗中，他通常会将治疗室中的家具移到角落里，为了安全我们用垫子把家具尖锐的角挡上，比利指派我为特定的"坏"摔跤手——黑骑士、毁灭警官、贱羊粉碎机——而他总是那个星期的世界冠军。我们协商了规则（例如，界绳在什么地方、是否有车轮战分组、被捉住之后不能动、比赛有多长时间），在每次治疗中都会重申并澄清这些规则。尽管比利体重只有 27 公斤，但这是他最有活力和最有攻击性的时候，并且是他必须赢的时刻。他也确实赢了；我尽力做到了这一点。

正在发生的这些，具有治疗意义吗？这个粗暴的游戏不就是重复了他之前目睹的身体攻击吗？是的，这就是治疗的理由。通过摔跤比赛，比利能够将憋在肚子里的或者倾倒给祖母的愤怒释放出来。他在与一个高大强壮的成年男性搏斗，某种程度上这个成年男性与那个让他惊恐不安的人没有太大差异。但是，现在他有了获胜的机会。在想象中，他变得强大并能够战胜敌人，而不是无助的受害者。不过，他还必须学习在一定的约束下表达攻击；游戏的规则包括对攻击的清晰限制（不能用拳连击），如果其中任何一个人感觉到受伤、疲倦或者不舒服时必须停下来让对手站起来。这些规则教给比利自我表达和自我控制。最后，这个游戏给比利提供了一种与男性身体接触的方式，实际上，这个男性不具有攻击性，而更具有养育性。当他假装把我按在垫子上时，他实际上得到了一个拥抱。

所有这些提出了一个更大的疑问，即治疗中的碰触。作为治疗师，相对于自己曾经有过的，我们都更多地意识到来访者过去可能受到的躯体虐待和性虐待；我们知道也敏感于躯体接触会引起潜在的伦理危险。有的治疗师已经倾向于这样一种感觉，即任何一种躯体接触都是越界的。我往往不这么严苛。虽然很欣慰我们已经不再处于那个过于卿卿我我、每个人都可以得到一个大大的拥抱的时代，或者将来访者坐在我们的双膝上合理地解释为重塑养育过程的一部分的时代，但有些时候，当来访者在一次困难的治疗之后走向门口时，在背上拍一拍这种躯体性的鼓励会给他提供他心理上无法给自己的东西；有时温柔地在膝盖上轻拍会成为对家庭成员有效的非言语信号，提示他再次陷入了失调的模式并需要抵抗诱惑。

我们的伦理准则清晰地定义了身体接触的底线，当涉及碰触的问题时，我们对来访者的历史、经历和反应的敏感性应该用来指导我们可以做什么或者不应该做什么。我们应该清楚基于来访者的目标和需求的临床基本原理，对合理化要保持谨慎，当不能肯定时对督导性的信息保持开放。但是我相信，我们不应该摒除使用碰触作为谈话治疗辅助的可能性。

如果因为我认为由我主动和比利摔跤是个好主意并且这么做了，而不是跟随他的带领，他很可能也会摔跤；但是在情感上，这会对他造成潜在的伤害。因为我们成功地重复了他的无力，并潜在地激发了他旧有的情绪和躯体反应。如果我没能成功设定规则和严格的界限，或者无法保证他是安全的，或者忽视了他自己的极限，我可能再次用较轻微的方式重复了他早先体验到的忽视。而实际上，我跟随了他的带领，在他的各种隐喻下工作，摔跤成为他各种情绪的出口，这是他自我掌控和自我调节的机会，重新接通碰触的意义的机会。

取得进展？

比利在家越来越稳定，并且，在我的支持下，威廉斯女士能设置更清晰的界限。她使用暂停和取消特权的方式，以及语言的积极强化，一起塑造比利在家的行为。在 5 个月内，存在的问题——比利在家试探界限——已经大大减少了。

然而，并不是一直都这样，家里每隔一两周会出现疏忽：祖母对执行规则不那么具有一致性，家庭结构开始坍塌，比利开始自以为是，祖母放弃了，激起了自动循环。在祖母看来，是比利启动了故态复萌的过程——因为某种原因他那天或者那周过得不好，想试探她。而从我的立场来看，实际上是威廉斯女士启动了循环。一些附加的外部压力过度消耗了她的心理资源，她无法一如既往地关注比利。

在 5 个月内，发生了一些环境恶化和情绪危机——雷在找到新工作之前失业了几个星期；约翰和前妻出了些问题，情绪低落；威廉斯女士担心她父亲的臀部疼痛问题，感觉需要去看医生。在压力增大的时候，威廉斯女士变得更担心、不安和抑郁，比利顺其自然地回到了过去的行为中，这进一步增加了她的压力。当问题被解决时（例如，雷找到了工作），家庭结构又恢复了。

　　你对这种动力有什么感觉？是因为新的养育技能还很脆弱且没有整合好，所以面对压力时它失灵了吗？当压力过大时，威廉斯女士的慢性抑郁是不是使她停滞不前？当祖母满腹心事时比利觉得被抛弃了，他开始挑衅，这是不是一种吸引祖母注意力的方式呢？或者，他正在努力拯救祖母，通过负面行为试图把她从抑郁中拉出来？在这种时候，他是一个"被需要"的问题，因为他提供了祖母或者家庭受挫和愤怒的出口？他已经学会像替罪羊一样牺牲自己了吗？

　　所有这些都是看待模式的可能方式，只要它能帮你进行下去就是重要的。再次考虑各种选项和你自己的倾向。你会支持威廉斯女士留在养育的轨道上吗？也许可以基于比利过去的经历向她解释他的行为和在家庭中的角色？你会给她一些在家解决问题的建议、认识她自己的责任界限、提供支持或特定的技能（例如，教她一些放松练习）来帮助她缓解焦虑，转介她去服用一些药物？你会将雷、约翰或两人都带入治疗吗，找到压力源，将危机当作让他们参与家庭治疗的机会？你会对比利做些不同的处理吗，比如增加他的治疗频率，或者帮助他用语言而不是用行为表达焦虑？

　　所有这些都是行得通的。实际操作中，你可以尝试其中的一种、几种或其他完全不同的方式，或者判定这些变化至少从现在来看都只是暂时现象，完全不用做任何调整。

　　我决定做些别的。在这种情况下，通常可以回顾一下，看看什么是有效的、哪些支持方式是有用的。总体来说，目前的方法是对比利进行游戏治疗、聚焦于养育的心理教育、支持威廉斯女士，这创造了家庭的稳定性并改善了比利的行为。当威廉斯女士的压力过大时，它就失效了。如果有方法可以降低她的总体压力水平，当危机出现的时候她就不那么虚弱了，并且我推断，她就能继续保持比利需要的家庭结构。将雷或约翰拉入治疗室或者帮助她找到方法降低对她父母的责任感，在理论上都有这样的作用，但实际上，无论是从她还是我当时的视角来看，这都不是好的选择。尝试这样的变化可能相当困难（谁来帮助父母呢？），甚至毫无疑问会制造更大的压力，让问题变得复杂。

因此，我尽可能地支持她保持行为结构（重复和强化是治疗的中期阶段的一部分），在情绪上只是单纯地倾听她。我还安排了每周有几天放学后让比利去托管，和隔周末给比利提供临时照顾，这个主意对比利和他的祖母来说都很棒。他可以花一些时间与另外一个家庭在一起，这是社区临时项目的一部分。这个项目起源于社区需要帮助那些躯体或精神残疾的孩子的过度负载的父母，还有像比利这样的家庭，定期在一些天中的几个小时给他们一次休息的机会。

安排给比利的临时家庭有两个跟比利年龄相仿的男孩。这个家庭有许多比利没在家做过的活动（足球、野营），这个家庭的父母都是支持性的并且善于设定界限，这正是比利需要的。威廉斯女士很感激这样的休息机会，比利不仅很喜欢在那里的时光，还发现他可以跟祖母分开，她和他感觉都挺好。

这是很有帮助的。危机来了又走了，比利和他的祖母都能够更好地渡过危机。更重要的是，威廉斯女士能够更好地看到她的压力和比利的反应之间的联系，甚至能够预期负面循环的起点；他行为中的任性和煽动性越来越少。所有的拼图似乎都拼在一起了。

自我觉察：第 8 章练习

1. 思考对比利及其家庭的初步评估，什么让你印象最为深刻？你认为最需要关注的重要问题是什么？基于你的风格和理论，你会做出什么样的治疗选择？

2. 对于治疗中的身体接触，你自己的感受和想法是什么？

3. 所有的儿童都将参与游戏作为一种理解和应对他们世界中的压力的方式。回顾你的童年，什么样的游戏是最流行的？当你长大一些的时候，什么主题持续地出现在你的游戏中？你认为这些游戏的主题表达了你的什么压力和需求？

4. 这是一个相当长的案例。如果被限制在短期框架内，或者无法这么集中地和比利进行工作，你会做些什么？

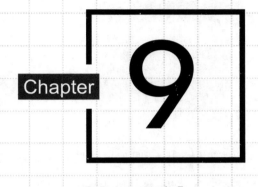

Chapter

9

比　利

故事继续——中期阶段的过程

正如我们在第 6 章中讨论的那样，治疗的中期阶段是发展技能和反复强化已经发生的各种变化（似乎有无限种变化），直到这些变化能够被永久地整合于家庭模式当中的时期。中期阶段也是治疗焦点转移的时期。一旦孩子的问题平息了，婚姻问题就会浮现出来；现在，治疗关系已经建立，也有时间去探索父母各自所关心的事情了，例如她过去的受虐史、抑郁史、性或药物的问题史。快速启动后，孩子的个体治疗似乎很平稳，几乎没有什么变化，但危机可能会在家庭的其他地方爆发，因为仍然活跃的功能失调模式被推向了新的方向。转向父母治疗、巩固技能，可能会更有效，或者，如果通过个体治疗孩子已经变得强大和善于表达，就是聚焦家庭治疗的好时机了。

在中期阶段，比利取得了缓慢的进步。尽管他对自己的过去仍相对封闭，但确实开始放弃自己掌权了。在治疗中他不再指导我。基于绝对的可预期性和可靠性，我和他的关系增强了他的信任感。他能做出妥协，对自己的感受更敏感，并且游戏主题变得不那么暴力了。曾经强度非常大的摔跤现在只是偶尔发生。在家里，威廉斯女士大体上能够保持比利需要的家庭结构，在临时家庭的定期帮助下，事情总体上进行得很顺利。但后来一切再次变得不稳定——比利的父母回到了家庭里。

比利和母亲已经两年没有见过了，除了一些信件之外他们没有任何接触，但比利的母亲现在却开始写信，告诉比利她希望来探望他。威廉斯女士在治疗室挥舞着这些信，不知道该怎么办以及如何回应比利和他妈妈。在她的幻想里，比利的母亲会把孩子带走，在他的脑子里填上过去的某种东西（她也不知道会是什么），这会让他退回到一开始的样子。为什么她就不能不干涉他呢？祖母很是疑惑。

祖母的反应并不罕见。缺席的家长在任何时候回到孩子的生活中，都会引发孩子和照看者系统被打乱的焦虑。对威廉斯女士来说，比利母亲的到来是一种威胁——尽管祖母有法定监护权，但母亲毕竟是母亲，如果她想的话似乎可以把他带走。当然，更糟糕的是比利的反应。他理想化了自己的母亲，对于即将再次见到母亲，他感到非常兴奋。

威廉斯女士意识到除非采取法律行动，否则没法阻止这次会面，但是她认为见面时需要一些监控，因此她准备在母亲来的时候找一些别的亲戚在场。我询问能否让比利的母亲来参与治疗——这不仅提供了一个安全的会面和谈话的平台，还给我提供了一个见到这位与比利生活距离很近的重要人物的机会——但是不行，祖母回复道，他的母亲计划星期天过来，只有几个小时的时间。

母亲最后并没有来。没有电话，没有信，什么都没有。还好，祖母和我已经讨论过这种可能性了。威廉斯女士舒了一口气，但又觉得生气。比利什么都没说。威廉斯女士试图将这次的事情作为一个例子，向比利展示他的母亲是一个什么样的人，但我试图帮她看到这是她自己的议题和情绪，与比利的非常不同。比利需要机会处理自己的悲痛，并在祖母不注入她自己的感受的情况下，与他的母亲和他们的关系达成和解。我试图与比利对此进行讨论，就他可能的感受进行解释性的评论——生气和伤心，妈妈真的不在乎，他做错了什么——并表达愿意帮他写封信给他的母亲。比利表现出他的典型风格：封闭和安静。

紧跟着，比利的父亲艾德再次进入家庭。他模糊地、不确定地出现了，非常突然地表示希望更多地看到比利，甚至跟威廉斯女士谈论拿回抚养权的问题。他恢复兴趣的原因并不清楚；威廉斯女士怀疑这与他和女朋友的稳定关系有关。因为艾德是她的儿子，所以威廉斯女士被威胁的感觉很轻微。她很快向艾德表明，比利和她无法应付任何反复无常的或者快速的变化。如果他对监护权是认真的，他可以通过定期探望来证明这一点，然后大家都能看到这一年中事情的进展。

比利对于爸爸的探访不那么兴奋。他两岁时父母就离婚了，他对父亲是没有记忆的，自从他与祖母在一起之后，与父亲在一起的经历都是让人失望的。我再次邀请父亲参与治疗，但是他说得长时间工作，没法安排时间。父亲开始在周末来看他，但是一个月之后开始找借口不来了。两个月之内，他就完全不再来看比利了。

这种断断续续的参与对儿童来说是破坏性的。儿童没有稳定的关系可以倚靠；他变得害怕打开自己的心扉。拒绝是一种自恋性的损伤，说明他是不被爱的，这会引起抑郁和愤怒。作为治疗师，你也会被激怒。不认同孩子是非常困难的，就像他的祖母一样，你会对家长感到愤怒并将你的反应投射在孩子身上。但是，你的反移情可以帮你了解孩子的感受，你的焦点是帮助他理清自己的悲伤反应。

尽管遭到了拒绝，比利仍维持了几个月的稳定状态，但之后，更强烈的情绪开始浮出表面。他的母亲又写了一封信，比利拒绝看它。当威廉斯女士把这封信塞给他时，他把它撕了。他在家又开始发脾气，因为祖母无法达成他的愿望，并且当他行为不当的时候经常拒绝进入暂停状态。最后，在学校发生了一个意外，有个孩子在操场上推了他，他很凶猛地攻击了那个孩子，以至于三位老师才把他拉开。他狠狠地踢了一位老师，弄伤了她的腿骨。

情况持续恶化。他在教室里的行为变得越来越敌对，两周后他的一次怒气爆发达到了高潮，他把教室里的所有课桌都弄翻了。现在不仅威廉斯女士处于惊恐中，学校的管理者也是如此。

在个体治疗中，比利很少说话，表现得与往常没有什么不一样，而在他与祖母的联合治疗中，祖母重复了比利告诉她的话：操场上的那个男孩让他想起了母亲的男朋友汤姆。这是一个典型的创伤后应激触发。当时比利坐在我座位附近的地板上，在祖母和我的提问和鼓励下，治疗里最终呈现出来的是比利对弟弟死亡的记忆：他弟弟房间里喧闹混乱的声音、他自己对所发生事情的恐惧、妈妈发出警告的尖叫，还有警察。最重要的是，他记得汤姆把弟弟的死归咎于他。

记忆和情绪终于松动了。这可能是由于父母重新出现随后又抛弃了他，治疗降低了他的防御，祖母稳定的存在和家庭结构提升了安全感，时间的推移或是所有这些的结合或者与以上提到的都无关——真相太难了解了。但是有些事情是清晰的，比利开始处理自己的创伤，相关的情绪也逐渐浮现出来。他最需要的是有人能支持他言语化这些感受，充分地表达它们，并帮助他理解什么是真的、什么不是。

当然，不真实的是，比利需要对弟弟的死亡负责。就像在许多被虐待儿童身上发生的那样，在那个时刻听到的话语会无法消除地与创伤性体验本身相连接。

这些年来，汤姆的控诉一直纠缠和困扰着比利。

作为治疗师，很容易就能跳进去，简单地对比利说汤姆错了，你不应该承担责任。直觉上这似乎是有意义的，用认知行为的术语来说，是纠正认知歪曲，但这种回应感觉像是过于快速的、鲁莽的、弃之不顾的行为，几乎没有任何效果。除非比利有机会说出他为什么感觉自己应该承担责任，否则这种感觉和想法会持续出现。通过提问和倾听，祖母和我需要让他知道我们理解他的感受。

我问他，是不是有时候会觉得汤姆是对的——那是他的错。他点点头。他是不是认为自己本应该做点别的？慢慢地，在断断续续的句子和咕哝声中，他说觉得自己应该用某种方法阻止汤姆。怎么阻止？我问道。他不应该听母亲的——他应该离开自己的房间，也许去打汤姆，尝试抱起弟弟跑到后面的树林里，做点什么。他哭了。他说他对自己很生气，因为自己什么都没做。

他讲这些的时候，我们都在倾听、重述和共情他的感受。祖母抱着他。我们像其他了解并照顾他的成人一样（与汤姆相反，汤姆不是这样的），都再次保证这真的不是他的错。这似乎让比利平静下来了。治疗结束后，当我们走下门厅的时候，祖母说现在这个盒子的盖子似乎已经被打开了，可以这么说，她担心比利在家会继续谈论这件事，而且她不知道该怎么回答他。我告诉她，只需要让比利知道，根据他自己的需要谈论所有这些事情都是可以的，而她只要倾听就行了。

但比利在家并没有再谈论这件事，治疗看起来好像取得了一些突破。作为临床医生，我们寻求这些重要的时刻，好像几周或者几月的治疗都聚集在了一起，我们感觉到来访者终于到了另一个阶段。但是突破是旁观者看到的，并不总是那么清晰。那个星期之后，似乎是无缘无故地，比利又一次在学校爆发了。校长为所有参与比利治疗的人安排了一次会面。

与学校合作

儿童和青少年在学校的行为表现是你评估他们的重要部分。老师、咨询顾问、校长的看法会帮助你评估特定的问题行为分布得有多广泛，以及在与家庭环境不同的地方，儿童会有什么样的反应。例如，比利本来在学校表现良好，在度假营和临时家庭这些结构稳定的环境中表现得都挺不错。事实上，对比利和许多其他孩子来说，学校往往是一个重要的规律性和情感安全的场所。

不过，家和学校也可能成为彼此倾倒情绪的地方。有的孩子在学校安静有礼，但在家很好斗。家可能是一个更安全的地方，孩子可以做他自己，把学校生活中遭受的审判和创伤（被别的孩子嘲笑或找碴，感觉被老师批评或严厉责骂，感到局促不安或害羞）表现出来。这样的孩子常常在学校里花费大量精力维持整合，一旦他们回到家，情绪就立马崩溃。

对有的孩子来说，这个模式是反过来的。在家表现完美的孩子，在教室里可能是个可怕的家伙。有时，这反映了家庭对行为的期待比较低——孩子基本上能够在家做任何他想做的事情，而且反抗学校的各种条条框框——但通常更可能的是，家不是表达愤怒的安全场所。孩子在家抑制着强烈的情绪，而把学校作为释放这些情绪的舞台。在其中一个场所的积极变化可能会引起另一个场所的积极变化，也可能不会。检查儿童是否真正整合了变化并在各个场所进行改进是一个好的做法。

看看家庭和学校是否一起工作也很重要。通常他们不会。虽然学校工作人员理想化地关心孩子的整体福利，但更务实地说，他们最关心的还是孩子的学习。如果孩子是一个好学生，能完成作业、管住自己，那么潜在的情绪问题就很容易被忽视。当孩子拒绝或停止学习、打扰其他孩子或者成为教室里分散大家注意力的人，就像比利所做的，学校会视之为一个大问题，在这时也许会将儿童转介进行心理咨询。本质上，学校里存在着家长和儿童能看到或无法看到的问题。

这就是比利现在的情况。学校的老师和管理者被这个 27 公斤的男孩的怒气和他的不可预知性吓坏了。虽然最近很多学校已经制定了应对危机（由于枪击事件）和暴力学生行为的协议，但这个学校在当时还没有处理过这类儿童的方案，也没有对此类行为或情绪爆发的有组织的回应。相反，他们每次的反应都不一样，他们似乎很惊恐，常常反应过度。一次，因为比利在教室里乱扔桌子，老师把所有其他孩子都清出了教室，透过门上的窗户注意比利，直到穿制服的警察抵达；他们的反应无意识地复制了比利的过去。

在与学校人员的多方会面中，治疗师的任务取决于特定的儿童和环境。有时他的工作仅仅是作为辅佐或支持者而在场，支持那些明知自己希望孩子做什么、却被会议桌前那些重量级专家震慑的家长。有时，学校希望从治疗师那里得到一些关于咨询的信息，为制订儿童在学校的治疗计划提供一些深层的见解；治疗师通常处于特殊的位置，成为家庭、学校和治疗室之间的桥梁，提供一致的儿童管理的观点。学校工作人员通常不希望治疗师批评他们的努力或者告诉他们应该怎么做，除非他们询问。他们对儿童的目标和需求可能与治疗师的非常不同，像治疗师和家长一样，他们也觉得在尽力做自己能做的。

所以，关于比利我可以说什么呢？在治疗开始时，我已经从祖母和比利那里明确获得了与学校教员谈话的许可，我与比利的老师、咨询顾问和校长在过去几个月进行了数次谈话。在会面中，祖母在场（比利在附近的计算机实验室），我回顾了与比利工作的历史信息：在将近一年的过程中，他在游戏治疗中有什么样的反应，他对控制的需求和逐步地放松这些防御，祖母的工作是在家提供比较结构化的环境，因为比利需要感到安全。我还告诉他们比利近期与父母的经历，威廉斯女士补充了一些详细情况，还有比利对他的弟弟和施虐的母亲男友的记忆的揭示。最后，我说我认为比利实际上在好转并开始痊愈。比利近期的行为尽管具有破坏性，却很可能是与释放他压抑了数年的愤怒和悲痛有关。

尽管最后这个观点一开始对有的学校教员来说很难接受，但当听到比利的历史和我的解释时，他们表示同意。这个观点给了学校人员一个新的视角，也帮助他们更系统化地处理比利的情况。听了这个总结，也有助于祖母认识到比利目前进展到了何处。

你是否同意我的解释呢？如果你在和一些有小的行为问题的孩子工作，这个孩子在生命早期受到了创伤，但在治疗中很少表达他的体验，现在他开始有情绪上的爆发和破坏性的行为了，你会认为他真的取得了进步吗（事情在变得更好之前必然变得更糟）？或者基于你的理论和观点，你会不会认为他真的开始崩溃了？你会对学校做出什么样的建议呢？

不论比利的新的、攻击性的行为该如何解释，很明显这是不容忽视的。

需要不同的回应和行动计划。我们走到了治疗路径上的另一个岔口。我们必须考虑以下问题和选择：

- 学校的环境不再能够支持比利，这是真的吗？考虑到课堂结构和对教师的要求，学校会不会成为比利展现被强化的破坏性行为和日益恶化的社会关系及自尊的地方？
- 学校可以和应该做出的可能起作用的特定变化有哪些？
- 在更结构化或者契合儿童情绪问题的学校环境中，比利会不会好转？或者会不会反而恶化，因为变化的压力和潜在的更负面榜样的影响？
- 这样的安排是不是过早了？会不会表明陷入了一开始就预期的圈套中，也就是说，复制了他在父母那里经历的多重抛弃？
- 作为治疗师，我是不是应该做得更多：增加治疗，采用更具指导性的方法，确保某种程度的评估或咨询？尽管他的年龄还小，但是不是仍然应该考虑用药？

这些都是非常困难的选择。是否成功似乎取决于学校能容忍什么以及提供正面回应和服务的方式；取决于比利言语化的能力而不是把他的愤怒和悲伤诉诸行动；取决于为他修通悲痛和愤怒、变得不那么易爆发可能需要的时间长度。

最终，会议的决定是，学校教员会尝试并更关注预防。他们对使用任何形式的限制感到不舒服，但是他们会更密切地监控比利在一天中的行为并提供支持：老师会经常看看他有什么感受，尤其是当他看起来暴躁的时候；她会花一些时间讨论并解决他与其他孩子的问题。因为比利似乎主要在下午时比较辛苦，他会在监督下有一些单独使用计算机的时间，既可以成为减轻下午压力的方式，也是对于好行为的奖励。最后，学校心理学家同意每周见比利半小时，进一步支持问题的解决并在学校内提供支持。

这看起来是一个好计划，桌子旁的每个人都感觉很乐观。它似乎与家庭和治疗目标吻合得很好——培养一贯的支持性的且结构化的环境，帮助比利言语化而不是把他的愤怒诉诸行动——而我在游戏治疗中继续对付潜在的悲痛和愤怒。在会面之后，老师、祖母和我与比利见面解释学校的变化，而我会在下次治疗见到他的时候跟进。比利看起来对这个计划感觉不错。

然而这个变化没有持续下去。在几周的蜜月期过后，一天早上，当老师不让比利站起来削铅笔时，他爆发了。学校管理者再次被吓坏了，这一次让他停学了。他们拒绝让比利返回学校，除非完成进一步的评估。我安排比利在当地私立医院的儿童病房过了两周。

新的视角，新的想法

虽然很难不因为治疗过程中来访者的突然住院而灰心丧气，但我还是认为学校主张对来访者进行全面评估是个好主意。旧有的动力开始出现——双方情绪爆发，切断关系，潜在的抛弃。两个星期可以给所有人一个喘息的机会，一个养精蓄锐、重新整理的机会。通过诊断检查，可能会出现一些新的信息和建议。无论是门诊还是住院，让别的人用新的视角看看来访者，对于克服随时间推移而产生的盲点，或是重新确认自己了解的情况，抑或是提供一个产生新想法的新视角，都是非常宝贵的。

就像预料的那样，比利在医院里表现很好。严格的机构再次减少了他的负面行为，与别的同龄孩子一起进行的团体治疗帮助他更能言语化自己的整体感受。虽然他并没有过多地谈论弟弟、父亲或母亲，但他愿意参与所有的活动、记日记，并能向工作人员简要介绍自己的过去。祖母和我都分别去医院看过他，不仅为了看看他做得怎么样，也为了保持与他关系的可靠性和可预测性，减少他的被抛弃的感觉。

比利留在医院里确实带来了一些有用的信息和变化。全面的心理测试确认了创伤后应激障碍和抑郁的诊断。评估者同意他最近的爆发性行为是因为通过治疗他的防御放松了以及家庭生活相对稳定了；他们建议继续治疗下去。比利服用丙咪嗪（imipramine）来缓解他的抑郁，服用可乐定（clonidine）来降低攻击性。但是关于以上这些发现，由医院心理学家和精神科治疗师对家庭成员（祖母、祖父、比利在家的叔叔约翰）做正式报告影响会最大，尤其是对那些男性而言。

咨询往往是有价值的，不仅仅在于所提供的信息，还在于由谁提供以及如何提供。在这个案例中，穿着白大褂的心理学家和精神科医生在镶着木板的办公室里的形象传递出一种权威感，而这是我作为治疗师做不到的。评估、测试、服用药物给这些男性传递了清晰的信息，比利真的有严重的问题并需要他们的帮助。（当然，在不同的家庭背景下，这可能会适得其反——服用药物会成为儿童是唯一有问题的人的证据，强化了其作为替罪羊的角色。）在我的推动下，心理学家和精神科医生强烈建议家庭中的男性更多地参与，并尽可能地支持威廉斯女士。

面质是有效果的。几天后当比利回到家，家里有一股全新的能量。尤其是约翰，不仅在威廉斯女士对比利设定界限的时候支持她，也开始对比利充满兴趣，晚上和他玩接球，帮他做家庭作业，约翰逐渐承担了一些养育的角色。学校管理人员知道了比利现在正服用药物，尽管抱着希望自己好运的态度，还是把他带回了学校。老师报告比利看起来更平静，情绪更稳定，能够更好地完成作业。

通常，在住院后会有蜜月效应。事实上，随着暂时的缓和、新的信息或者治疗中的变化，儿童得到了缓解（医学上的证实是更好的），对所有人来说很容易有一种焕然一新的乐观。当然，问题是所有的乐观会在大约几天内渐渐消失，由于"医疗解决方案"已经成为一种解决方法，如果情况开始滑坡，家长很有可能马上把孩子送回医院。

当儿童在医院住了几周或几个月时，这样的过渡问题会变得更困难。水手或士兵可能一离家就是数月，他们的家庭会建立起他们不在时的家庭互动；与此类似，有住院儿童的家庭，也会围绕因孩子不在而产生的黑洞，学习重新塑造家庭本身。家长已经忘记如何和孩子共度时光，以及各种紧张和三角关系能够多么快速地建立，其他孩子也可能悄无声息地渐渐占据爸爸本该给予住院儿童的关注。当儿童回家时，家庭需要为其建立新角色，但不幸的是，面对这一挑战时，让儿童重新回到旧有的角色对所有人来说往往都更容易一些。

召集援军

这样的倒退也发生在比利身上，但并非因为家庭缺失努力。危机再次酝酿——威廉斯女士的父亲摔倒了，伤到了腿，她的丈夫又丢了五金公司的工作，约翰 5 岁的儿子在他妈妈搬家期间会来住几个星期。

所有事情都乱套了。由于约翰空闲时间都和他儿子在一起，所以比利对这个堂弟以及他得到的关注感到愤怒。尽管祖父现在更多地在家里，但因为"额外"的孙子制造的嘈杂和喧闹，还有失去工作的原因，他情绪低落，很是烦躁和孤僻。由于得到支持而有了很大好转的威廉斯女士再次变得不知所措、焦虑和抑郁。比利也再次变得更加苛求，他的祖母又一次屈服和让步了。家庭结构开始坍塌。

情况的恶化从家庭延伸到了学校。虽然没有情绪上的爆发，但比利开始见诸行动：他与老师顶嘴、与同学发生争执、不完成作业。学校又回到了 A 计划，让比利每周和心理学家见面，下午提供计算机时间。这看起来让情况有所缓和，也使学校有了某种程度的控制感。在治疗中，比利能够谈论对堂弟的嫉妒和愤恨——对这个沉默的孩子来说这是一个卓越的成就。我支持着祖母和祖父，并与他们一起工作来解决问题并防止故态复萌，但是他们中没有人能够真的被调动起来。为了避免让比利再次住院，我决定召集援军。

上门服务开始了，作为对治疗室治疗的补充。一周两次，一次两个小时，一位女性治疗师去家里帮助祖母和祖父（当他在家时）在特定的情境中管理比利。治疗师亲自实践，主要培训祖母设定界限和执行暂停。她还遇到了约翰，并鼓励他保持和比利的关系，并继续支持自己的母亲。最后，上门治疗师作为威廉斯女士的支持，给她提供了和别人谈论她体验到的各种压力和负担的机会。尽管家庭起初对家里出现的这个陌生人还是冷冰冰的，但他们很快就与她熟络了起来。为了给比利和家庭更多的支持，社会服务部门安排比利定期接受其他临时家庭的照看。

但是这还不够。尽管比利能够持续有效地使用个体治疗——玩的同时也谈论了对他堂弟的愤怒、被叔叔抛弃的感觉、对祖母的担心——并且确实在治疗后的一两天表现会很好，但他无法保持更长时间。其他家庭成员也是如此。在上门治疗师离开后的几个小时，威廉斯女士或者祖父会毁掉治疗师试图强化的所有事情。甚至当约翰的儿子回家与他的妈妈一起住、部分压力已经减轻了之后，家庭的结构还是很脆弱。

比利在学校又有了一次出乎意料的情绪爆发。他挥拳猛击了一个男孩子，那个孩子的鼻子流血了，在老师抓紧比利试图制止他的时候他挣脱了，还踢了老师，之后跑出了学校，躲在学校旁边的灌木丛里。警察被叫来，最终找到了他。

比利被开除了。校方为他在这个学年余下的三个月提供了家庭教师。由于他一直待在家里，他的祖母急疯了。雷和约翰都有暂时的全职工作，她和比利全天困在家里什么都不能做。他用力逼她，她为了得到片刻安宁总是让步。

到了另一个十字路口。一些治疗选择再次开放。是不是应该增加对比利、威廉斯女士的个体治疗、上门服务？把他送回医院，重新评估他的药物服用情况？也许只是等到这种情况结束？这再次取决于你怎么看这个问题。另一个孩子的出现多大程度上再次激发和点燃了比利对他弟弟蛰伏的感受？（我试图与他追踪这件事，但一无所获。）这次由学校制造的混乱和抛弃增加了比利的焦虑和恐惧吗？在家中比利如此根深蒂固地陷入他的角色，他的祖母如此不知所措并且难以获得潜在的支持，他的行为在多大程度上是家庭动力的产物？

参与比利案例的所有专家——我、上门治疗师、学校校长、特殊教育协调员、学校心理学家、临时照看协调员——与祖父母会面，对这些问题和选择进行思考和讨论。达成的共识是，我们可能已经做到了门诊服务所能做的极限。我们建议把比利安置在一个专门的住院治疗中心至少 6 个月。在这里，他可以在一个能够适当回应他行为的环境中上学（小班、代币制度，如果需要的话使用暂停和约束）。他可以得到个体治疗和团体心理咨询，理想的情况下，可以有机会聚焦于他过去的创伤和丧失，并进行更深入的工作，发展他的社会技能，学习更有效的处理情绪的方法。我们都倾向于家人的探访作为他应得的奖励，并且总体计划是，随着出院的时间越来越近，探访时停留的时间逐渐增加。

我们还认为，上门治疗师最好能继续每周来做一次家庭治疗。她和我都感到家庭中存在环境和情绪问题，这些问题如果无法得到缓解，会削弱比利出院后需要的结构。威廉斯女士的抑郁问题需要被解决，可能得服药，也可能要进行个体治疗或婚姻治疗。如果比利将来要在这个家庭里成长，家庭中的男性需要改变他们的角色，持续地参与到养育中来。最后，比利会以每月两次的频率来见我，以保持我们的关系、检查他的进展并抵消他的被抛弃感。为了促进和协调治疗计划，所有人都会定期与机构工作人员见面。

这个决定让我和比利的家人既感到失败又觉得解脱。一方面，这看起来违背了不抛弃比利的初衷——这个男孩被送走，又一次被他生活中的成年人抛弃，再现了他的丧失。另一方面，时间不多了。在我看来，在接下来的一两年，会是比利心理发展的关键时期。除非他能够哀悼自己的丧失，治愈所经历的创伤，找到更健康的表达情绪的方式，否则他目前的行为模式会固化下来，增加他成为像他母亲男友一样的危险暴力分子的风险。祖父母对于未来也很担忧。除非比利能够学会管理自己的情绪和行为，或者他们能够学会更好地应对比利，否则作为青少年的比利会很容易失控。

当然，比利的心情也很复杂。祖父母和我告诉他，这个决定不是因为他是个坏孩子或者要惩罚他，而是因为我们很难给他提供所有他需要的帮助。我们希望他能够回到学校（这也是他非常希望的），而不是待在家里，而这看起来是最好的途径。我们告诉他祖母和我的探访计划。他看起来对于中心提供的所有活动感到很兴奋，并知道他可以定期地看到并和所有人说话，这似乎让他的焦虑降低了不少。

尽管比利在一开始的适应期有些困难，但几个月内他就融入了进去，并很快在他们的等级系统中升级了。虽然在个体治疗中说得比较少，他在小组中却很开放——小组中有一些孩子也失去了父母，他们的父母或去世或离婚，这促使比利谈论自己的感受。当他在周末回家探访时，对祖父母似乎能够表现得更友好和开放了。当他来看我的时候，我们把时间主要花在弥补进度和玩游戏上面——更多是维护关系而非治疗性的探索。

家庭拖延着与上门治疗师的会面，这使得比利在中心多留了 5 个月。这个拖延的原因部分来自家庭需要从聚焦的问题中喘口气；另一部分原因是，他们难以理解，如果比利不在家制造问题的话，谈论养育如何对他有帮助呢？更可能的原因是他们自己的焦虑，这涉及搅拌家庭这锅汤以及谈论并不特别与比利相关的家庭问题。

就像大多数将注意力聚焦于某个孩子的问题上的家庭一样，比利的不在场让他们更敏锐地意识到家里还有什么问题。如果不能把比利用作熟悉的转移注意力的事物，他们会更加意识到张力和问题，他们的第一反应是忽视整个事情。

但是上门治疗师很坚持。正如家庭成员需要学习当比利不再是他们的中心时如何彼此互动，他们也需要学习如何与上门治疗师进行互动并信任她，而不关注比利和他的问题。治疗师说了很多安慰的话，对他们可能会有的感受进行了解释和正常化，也反复多次地解释了比利长期的改进（以及回到家里）和他们改变家庭运转方式的能力之间的关系。

威廉斯女士花了将近 4 个月才去看医生，开始服用医生开出的百忧解；而威廉斯夫妇开始持续地进行夫妻治疗则花了超过 5 个月的时间。当婚姻问题蔓延或需要讨论养育问题时，最终我们会与约翰进行家庭治疗。

比利终于回到了公立学校并且表现良好。他还继续来找我进行检查，大约一个月一次，由于他在中心学到了技能并且他已经长大，我们可以更多地进行谈话而较少做游戏了。他仍然与他的父母没有联系，但他越来越能够将这些关系看作是他们的表现而不是他自己的。尽管他已把过去的大部分抛诸脑后，一些丧失（他的狗死了，他的叔叔几个月前搬走了）还是直接引发了他的反抗和易怒以及试探他祖父母保持界限的能力，也激起了有关弟弟死亡的记忆。

尽管目前情况稳定，但未来的风险仍明显存在。所有的孩子在青春期时都让他们的祖父母很伤脑筋，尽管他们意识到这一点并增强了自己的养育技能，但滑回那些模式的风险仍然存在。使得这一切变得更糟糕的是，祖父母越来越年迈。他们发现由于身体原因，跟上正在成长的青少年会越来越困难。

青春期正常的起伏状态会很快发生在比利身上。作为一个典型的被父母抛弃的青少年，毋庸置疑，比利对他父母的感觉（对他们的忽视感到愤怒、对他们是什么样子感到好奇）都会浮出水面。反过来，这些感受又会将过去未解决的全部问题再次放大（他不知道自己做错了什么、可能对他弟弟的死亡感到内疚、对事情产生结果的方式感到愤怒）。没有周围成年人的情感支持，我可以想象他会变得抑郁并见诸行动，有可能惹上法律方面的麻烦或者有药物滥用的风险。我们无法活在未来，但是通过预期这些危险，我们希望它们可以被预防。这可能是我们所能做得最多的事情。

回 顾

对于任何一位曾经与陷入麻烦的家庭工作过的人来说，这类成功的个案都只是部分的。这个案例和大多数此类案例的共同点在于环境的巨大影响。对在门诊或治疗机构见到的大多数家庭来说，困难并不在于他们的动机或学习技巧的能力，而在于似乎不断困扰着家庭的多重问题——失业、贫穷、疾病——使家庭处于危机模式中，例如这个家庭，其困难之处在于保持积极的势头。尽管采用了家庭治疗和可利用的住院治疗，这种环境的力量仍然拖垮了他们。理论上，通过治疗他们会减少内部的注意力分散，得到更多的家庭资源来帮助他们更好地度过情绪风暴。

这个个案还是一个很好的例证，说明了所有的临床工作都无法毫无困难地进行，即使目标和技能都很好，治疗也可能会偏离轨道。好的临床工作是务实的：必须尝试新的方法，经常还需要包括一些服务的组合，直到找到最合适的方案。这个个案还证明了治疗的循环性，一条治疗路径最终会与其他路径相连。例如，治疗开始于家庭，转向了对比利的个体治疗，或者开始于婚姻问题，如果夫妻双方允许，之后再与比利的担忧相联系。最初的焦点可以是学校，帮助他们更好地顺应他的需求或者教他们用更结构化的方式接触家庭。起点的挑选是主观的，仅仅是进入更大系统和系统变化的入口。

比利的故事还阐释了每个系统和社会福利机构的边界和局限：家庭不愿意改变养育的方式；学校自己的目标、需求以及无法控制比利的行为；我的时间有限，无法更频繁地会见比利；临时照看和上门服务的可利用资源是有限的；社区的局限是住院治疗比较昂贵，在尝试了所有别的选择之后才会使用。

这样的局限是每个社区服务的一部分和一个模块，并且近几年这些资源越来越紧张。我工作的精神卫生中心不再提供长期工作，上门治疗服务也很少，国家预算限制了接待住院儿童的人数和时间，虽然每当发生学校枪击事件或类似悲剧时，就会有人呼吁应提供更多的儿童服务。

　　这个案例也是当时治疗状态的快照。尽管比利的治疗的核心仍然相同——关注他的创伤，与家庭一起工作并保证其稳定性——但如果今天会见他的话，其他工具就可以发挥作用了。现今可用的新药可能会帮助他缓解冲动和爆发，而新的技术，如尚未在治疗情境中使用的 EMDR（眼动脱敏和再加工），可能会有效地缓解他的创伤后压力。在我们作为一个治疗联盟的历史中的任何时刻，都有可能惊讶于我们已经走了多远，同时意识到我们的方法是多么的简单和有限。

　　最后，比利的故事阐释了儿童和家庭从创伤中幸存下来的复原力，以及爱和承诺带来的无法估量的影响力。如果家庭无法照顾比利，看到他是谁以及将来可能是谁，没有大社区提供治疗服务的承诺，很容易想象比利从一个收养家庭到另一个收养家庭，进进出出医院，越来越被困在负面行为和自我实现预言的恶性循环中。现在，虽然他的未来仍不确定，但可以依赖于越来越多的过去和现在的经历，这些经历中包括那些希望生活只给他最好的东西的人。在孩子的一生中，这往往是我们成年人所能做的最好的事情了。

自我觉察：第 9 章练习

1. 如果你还没有做过，请写下自己对于儿童问题的假设。什么是这个问题的主要来源——这个问题之中的，这个问题之外的？发展、家庭和过去的角色是什么？解决方法在哪里？作为治疗师，你主要的角色是什么？

2. 什么类型的问题儿童会让你感到最困难——付诸行动的 10 岁儿童、被性虐待的儿童、多动的或者有攻击性的儿童、遭遇了丧失的儿童——不只是技术层面，还有你的情绪反应是什么？你会如何处理这样的个案和情绪：通过转介给他人来回避他们、变得控制、将问题最小化、变得不知所措和被动、过度认同儿童？

3. 如果你的童年发生了让你最后悔的事情，那会是什么呢？你希望你的家长或父母在哪些方面为你做得更多？当你还是个孩子时，你希望与兄弟姐妹的关系有什么不同？这中间的哪部分对你现在参加儿童工作有影响，是如何影响的？

4. 你最需要发展哪些技能来与儿童工作：游戏治疗、艺术治疗、心理测试、与年幼的儿童或者稍大的儿童一起工作、将儿童整合到家庭过程里？你如何学习这些技能？

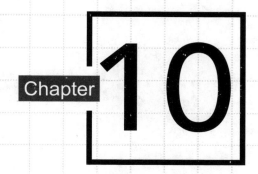

"看看她是怎么对待我的"

父母—青少年的斗争（一）

"**那**么，这周过得怎么样呢？"

　　哈里斯女士身材苗条，有一头金灰色的头发，她耷拉着肩膀，迅速扫了一眼 15 岁的女儿爱伦。尽管爱伦窝在沙发的角落里，但很容易看出她比妈妈高几厘米而且重大约 10 公斤。她转开头，心不在焉地盯着灯。

　　"好吧，我猜。"哈里斯女士的声音听起来是在试探。她又扫了一眼爱伦。爱伦仍然看着灯，只是呼吸很重。

　　"实际上我们一直都很好，直到我试图让爱伦打扫她的房间。"

　　"我确实打扫了我的房间！"爱伦厉声说道，迅速转向控告者，"你就是觉得还不够好！"她怒目而视。

　　"我跟你好好说，让你把衣服捡起来，你却把所有的衣服都留在了地板上。"哈里斯女士听起来快要生气了，但她忍住了怒气，非常小心翼翼。

　　"我说过那是我打算穿的，我没说吗？"

　　"是的，但是——"

　　"之后你就不让我打电话了！"

　　"我问你是否能过一会儿再打——"

　　"我告诉你了，我已经快打完了！"

母亲转向治疗师，说道："你知道她做了什么吗？我再次温和地让她快一点，但她大发脾气，把电话扔到墙上，砸坏了一幅画！"她看起来很生气，但突然之间咬着嘴唇，无声地哭了起来。"我不知道她为什么要让事情变成这样。我不是这样教育她的。"

"噢，你真可怜！"爱伦讥笑道。

欢迎来到青少年的世界。从爱伦这里，我们可以看到比利长大后的一种可能的样子，在某些方面，这些家庭是相似的。正如比利在处理他弟弟和父母的丧失的情绪一样，爱伦和两个更小的孩子——12 岁的玛丽以及 7 岁的贝琪——正在处理她们父亲的去世的情绪。哈里斯女士的丈夫哈里，一年半前死于心脏病发作。从那时起，这个家庭就一直生活拮据，哈里斯女士做两份工作；而在情感上，每个人都试图填补家庭和生活中的空缺。

爱伦填补了空缺，成了大家关注的中心。她在学校跟别人打架，时而暴怒，试图对她的妹妹们发号施令，在她们没有按照她的要求做事时就打她们。她向母亲提出要求并挑战她，并且觉得自己有资格这样做。哈里斯女士在很多方面都跟比利的祖母很像——勉强维持控制，但往往会屈服。这是第三次治疗。显然，如果她们想度过这个青春期的话，哈里斯女士和爱伦都需要做出某些重大改变。

升　级

因为年龄的差异，比利和爱伦之间有着很明显的不同。随着治疗对象从儿童变为青少年，治疗过程也发生了巨大的变化。下面列出了一些显著的变化：

- **风险更大了。**像比利这样的小学生可能会被学校暂时停课，或是他生气时会弄乱自己的房间；但像爱伦这样的青少年则很容易就离家出走、从商店偷东西、吸毒、怀孕或者参与危险程度很高且可能对他们未来有长期影响的活动。

- **需要不同的养育技能**。即使在最糟糕的情况下，只要有一点点帮助威廉斯女士就使用"暂停"的方法让比利回房间待着，但哈里斯女士不能这样对待爱伦。青少年的养育需要一套完全不同的技能：对私人边界要更敏感，更多依赖于谈判和妥协；要能区分哪些时候"应战"，哪些时候让它们过去就好；要有能力识别出权力斗争但不加剧它们；要能平衡养育环境的限制。大多数父母缺乏这些技能，难以成功升级。当曾经有效的方法不再起作用时，他们会感到很受挫。

- **家庭之外的人的影响力越来越大**。儿童主要被他们的家庭环境和学校环境所影响，这些环境由照料他们的成人创建。但爱伦的反应不仅受她母亲或去世的父亲的影响，而且像其他青少年一样也受更广泛的朋友圈子的影响。在她困惑于自己是谁的时候，这些朋友对她产生着不同的影响。她很在意他们如何看待她，也担心要如何融入他们。这是一些和母亲相反的声音。

- **父母通常反应过度或反应不足**。认识到自己的影响力逐渐减弱，孩子们的决定中充满了风险，而自己能够影响孩子生活的时间在快速地耗尽，这都会加剧父母的反应。有的父母在惊慌失措中过度反应和控制，威胁、苛求和逼迫他们的孩子要变得更有责任心，至少是不要惹麻烦，甚至最好不要长大。有的家长则偏向另一个极端，他们觉得现在要扭转局面已经为时太晚，于是允许孩子完全自主决定自己的事情。这样的父母本质上已经放弃了对孩子的管理。

但是，无论是过度反应还是反应不足，都来自父母对自己青春期的记忆：一幅扭曲的静物画，上面布满了过往各种错误的痛苦的悸动、对没有走过的道路的持续遗憾、对他们和他们的父母在重要问题上失败的疼痛的意识。这样的记忆促使父母尝试阻止历史在自己孩子身上重演。

- **治疗师的反应会更剧烈**。不只父母对青春期的风险和动力很敏感，治疗师也是如此。当青少年被法庭转介来做心理治疗时——被送到矫正中心之前的"最后一次机会"——治疗师和青少年都处于巨大的压力之下。当治疗师看到破坏性的家庭动力毁坏了孩子的生活，父母却对此无能为力时，当治疗师想为青少年提供最有益的帮助，却受到官僚主义和有限的社区资源的限制时，治疗师也一样会感到时间紧迫。治疗师开始相信，为了避免可怕的后果，必须得努力快速工作；或是像父母和社区工作人员一样，觉得做什么都不重要了，不用再继续尝试了。

- **青少年更有机会充当替代者的角色**。是的，小学学龄的孩子也会学着模仿和填补家庭中缺失的角色。例如，我们可以想象，如果比利一直和他的母亲待在一起，尽管他还很小，但他可能会越来越多地内化母亲男友的控制和暴力行为并付诸行动，或者也可能会开始给予母亲情感支持。

  随着年龄增长，青少年越来越接近成年，填补这类角色的拉力会越来越强。我们可以看到，大儿子做全职或兼职工作来赚钱养家，并在母亲寻求甚或没有寻求意见时给她建议；父亲工作到很晚时，16岁的女儿照看其他孩子，给他们做晚饭；或者就像15岁的爱伦，也许正如父亲过去所做的那样，她觉得自己不仅有责任指导妹妹们，而且也要让母亲无条件地服从自己的意愿。

- **青少年更善于言辞**。儿童治疗与青少年治疗的主要区别之一是，青少年能够更多地进行"谈话"治疗，而不只是通过游戏象征性地表达自己。青少年的词汇更多，理解力更强，他们的世界也更加复杂。例如，小学生对正确和错误的感知来源于是否被别人惩罚；与之不同，青少年正在慢慢发展出抽象思维的能力，他们的价值观、伦理和道德感正在形成，可以直接被询问和讨论。

即便如此，从过去几年的研究中我们知道，青少年的大脑和成人的非常不同（Giedd，2008）。负责执行功能——计划、解决问题——的前额叶尚未发育完全，加之荷尔蒙、同辈压力以及使用酒精和药物的可能性，许多青少年的表现常常令人吃惊。

- **保密更为重要。** 虽然儿童和治疗师之间确实存在保密原则，但它很灵活，因为孩子们完全依赖父母帮他们与这个世界进行谈判，为了帮助孩子，父母需要尽可能多的信息。随着儿童慢慢长大，逐渐与父母分离，并且也将自己看作更独立的个体时，他们不再需要、也不愿意过多地依赖父母帮自己解决问题。青少年和父母之间的界限变得更加明确，他们现在开始独立自主了，所以绝对保密就显得尤为重要。作为治疗师，你需要更努力地建立信任，并向青少年保证他的信任会被尊重。

尽管儿童与青少年的治疗明显不同，当来访者正从儿童转变为青少年时，对他们的治疗也因家庭而异。许多十三四岁的孩子更愿意画画而不是谈话，就像有的 10 岁孩子不敢玩游戏或者碰一下玩具。那些智力或身体有缺陷或限制的青少年发育有些迟缓，可能不仅玩得多说得少，而且可能需要父母管着他们，就像他们小时候那样。有的青少年独自进行个体治疗时表现很好，而很多青少年对这种亲密感到惊恐，他们在熟悉的家庭治疗互动中反而能够表现得很好，因为可以从父母和兄弟姐妹那里得到回应。

了解一个青少年多大程度上处于青春期的方法是询问（询问青少年和家庭的期待）、尝试（与青少年单独谈话、与青少年及其父母一起谈话、提议玩扑克牌游戏，看看会发生什么），最重要的是倾听和观察。什么可以帮助青少年打开自己？什么可以激发出他的最大能量？什么看起来影响力最大？在第一次治疗结束时，你应当清楚这个青少年位于发展连续谱系上的何处，以及你怎样才能更好地与他一起工作。

瓦　解

当然，还有一些你在治疗室里永远都见不到的家庭，那些家庭设法渡过了青春期的各种考验和磨难，不仅未受损伤，而且相对顺利。为什么有些家庭就比其他家庭更困难一些呢？

父母有限的养育技能

就像前面提到的那样，有些青少年的父母真的已经触及自己的养育知识和技能的极限了。他们无法从躯体—权力主义式（physical-authoritarian）的管理转变为言语—协商式（verbal-negotiating）的管理。父亲威胁 1.80 米个头的儿子，如果不在星期五之前除草的话就揍他一顿，这无疑是一种失败的做法。如果父亲就只知道这些，只会威胁性的体罚，那么事实上他已经失去了对孩子的影响力。

青少年应对转变的技能有限

有的青少年在应对转变方面也存在类似的困难：他们技能不足，解决问题和做决策的技能比较差，社交技能也很有限，小学到中学、中学到高中的过渡就让他们感到非常吃力。他们难以应对进入青春期的转变，感觉像是被卡住了。尽管他们正在与父母分离，但对他们来说，跨入充满竞争同时也有潜在支持的同伴世界并在其中寻得一席之地，仍然是极其困难的。他们被困在两个世界之间——童年和青春期，家庭和同伴——无法进入其中任何一个。这些青少年常常感到迷惘，内心充满孤独，觉得自己被孤立，而且像许多学校枪击事件所显示的那样，他们也有可能会出现暴力行为。

生理变化

　　青春期起伏不定的生理变化也为这些挣扎添油加醋。荷尔蒙的剧增导致了情绪的激增，却没有强有力的前额叶来帮助平衡它们。父母抱怨 13 岁的孩子喜怒无常，刚刚还怒气冲冲，突然之间又号啕大哭；有的父母能够比别的父母更好地扛过这些。如果青少年的自尊心低或者应对能力差，他可能无法将感受言语化，而会付诸行动；他们可能会忍住自己的各种感受和疑问，变得抑郁，而不是寻找可以提供帮助的人；有的青少年也许会转向毒品、性或者其他见诸行动的方式，而不是寻找健康的缓解压力和痛苦的方法，比如运动或创造性的艺术。

朋友的影响力越来越大

　　随着孩子跟朋友们的交往越来越多，大多数父母总是把孩子的不良行为归咎于朋友——是他在学校看到的那些下层社会群体，是街边那些为所欲为的女孩子，是那些边缘人群，把想法灌输到他的脑海里，引诱他误入歧途。他们可能确实是这样。许多青少年项目——家庭模式、法院分流计划、多系统治疗（MST，一种广泛认可的基于实证的应对青少年罪犯的方法）——非常强调改善同伴群体和增强环境支持。当家长把同伴视为青少年问题的主要来源时，它暗示着如果你清除了朋友——搬家、把孩子软禁在家里、实施严格的宵禁——孩子就能够被治愈。

　　这样做可能会起作用，但通常不会持续很久。孩子会想方设法在新的邻居中找到其他邋遢的同伴，或是一旦宵禁松懈就回到原来的朋友圈里。问题是两个维度上的：朋友的影响和青少年在他们身上看到的自己。青少年需要帮助去学习如何更有自信，如何提高社交技能，如何增强自尊；并且，如多系统治疗所强调的那样，学习如何在家里和新朋友中找到并使用健康的支持方式。

家庭内的替换或根深蒂固的角色

当青少年，比如爱伦，在家庭系统中承担了不适当的角色时，对父母管教孩子的能力以及孩子应对问题的能力都要加以重视。通过替代父亲在家庭中的角色，15 岁的爱伦一方面感觉责任过重，一方面又感觉到自己有资格和充满权力感。在家庭结构图（见第 4 章）中，她是孩子 C，替代了父母 P，居于"权威"的位置，母亲和其他孩子则位于她的下面。母亲较弱的养育技能使得这个功能失调的系统无法前进。

相似的，已经成为替罪羊和父母怒气间接出口的孩子，或是只有表现好才能保住自己地位的"好孩子"，久而久之会越来越牢固地确立自己的角色，并在行为上走向极端。替罪羊的角色一旦被容忍，就会逐步升级并成为大家的关注点，而好孩子则更容易表现他能做得有多好。

父母的历史

在技能、压力、角色这些青春期的挣扎之下，流动着的是父母自己的历史和这段历史重演的力量。有时会有遗传方面的因素：父亲有双相情感障碍史，儿子发现自己患上了严重的抑郁症；或是患有注意缺陷 / 多动障碍的母亲发现她的儿子有相似的注意不集中、冲动和机能亢进的问题。然而，通常是榜样人物、家庭动力和环境力量结合在一起共同作用，使得过去的错误一代一代地重复下去：曾经在 14 岁怀孕的母亲发现，尽管她持续不断地警告女儿，但女儿还是在 15 岁怀孕了；只读到九年级的父亲发现自己在和儿子争论，因为儿子想退学去加油站工作；与一个酗酒的施虐者结婚的母亲痛苦地看着自己的女儿承受着相同的命运。

推动这些剧本重演的不仅仅是甚至也不必然是内容的重现，还有潜在的家庭和环境动力的循环。当母亲对 15 岁的女儿长篇大论，要她警惕身边跟她联系的男孩子时，她没有注意到，其实是长篇大论本身以及随后自己与女儿关系的破裂导致了女儿怀孕，正如她自己母亲的长篇大论所起到的作用一样。

儿子觉得对父亲有好处的事情对自己来说应该也还可以，认为父亲让他待在学校的观点很虚伪，所以并不在意它们。看到妈妈被父亲虐待的女儿，不仅预期男性会以这种方式行事，还将暴力与亲密联系在一起，无意识地复制了以母亲为范本的受虐者的角色。

看着你生命中的事件在孩子的生活中重演是让人痛苦的。这通常会成为推动父母进入心理咨询的一股强力；但同时，这也是此类父母表现出矛盾和不情愿的部分原因。超越自己惊慌失措的状态看向远处，迫使父母不仅要去看影响孩子和家庭的力量，还要去看塑造自身过往的力量，这无疑是非常痛苦的。

谈论青少年拥有的生活选择和历史自行重复的力量，就是在谈论青春期的根本挑战，即逐渐离开家庭向成年期过渡。每个家庭都会创造自己的情感氛围、安全舱口和最后通牒，这让青少年知道如何、何时以及往什么方向离开。有的青少年看起来无望地陷于他们手中有限的选择；有的非常努力不要成为他们父母那样的人，但没有弄清楚如何成为他们自己；有的被生活中别的成年人拉了一把，获得了帮助，发现了迈出家庭环境和家庭模式，成为一个与父母不一样的人的方法。

你自己的经历是怎样的？如果你回头看自己离家的时光、你对父母过往经历的反应、你与家庭之外别的成人的关系，你从自己的青春期故事中学到了什么？你曾经希望效仿什么行为？你在与父母的关系中碰到了什么样的情绪底线，告诉你是时候离开了？他们的什么错误是你或他们最想要避免的？通过意识到自己的个人触发点和未尽事宜，你在与父母和青少年工作时，就能更好地将你的临床判断与你的个人反应剥离开。

治疗的目标：全貌

鉴于儿童和青少年之间的差异，大多数儿童在家庭治疗中的治疗目标相对比较明确。帮助父母掌握健康的家庭系统所需的技能和结构，孩子通常就会没事。在像比利这样复杂的案例中，我们面临的临床挑战是，当家庭因为某些原因无法采取行动时，如何将大部分相同的目标转移给个体治疗或更大的社区。

青少年的治疗目标则更加多样。下面是治疗青少年和他们的家人时一些需要关注的常见方面。

教育教学技能

是技能问题还是技能使用过程中出现的问题？通常两者都有。和儿童治疗中的情况一样，这通常是个好的开始，因为谈论技能和教给父母有关青少年及其心理状态的知识对父母的威胁较小，并且你的具体建议可以增强他们的权力感和掌控感。给父母提供一些青少年心理发展的信息（例如，对隐私的需求、青春期对虚伪的敏感性、对界限的测试甚至一些大脑发育和青少年在抽象思维方面有所局限的信息），有助于正常化那些看起来激怒他们的行为。训练他们探测斗争中的各种力量并阻断它们，提起敏感的话题，理解和使用积极反馈的力量；让他们允许孩子谈论他的愤怒或悲伤，知道何时放下规定以及如何达成联盟。只要父母有机会讲述自己的故事，表达自己的担心，这些宝贵的信息总是非常受欢迎的。它们改变了房间里的情绪氛围，使父母带着一种新的看待问题的方式离开治疗室。

当然，有的时候，指导和提供信息并不足够。父母可能早就知道这些信息，但他们却很难执行——这是技能使用的问题。父母无法采取联合的立场；他们无法断然地对蒂龙说他不能出门；他们抱怨，但是不会去学校跟老师谈谈为什么海伦这次没有通过考试。这些也许和家庭等级结构存在问题有关，也许和婚姻关系、家庭角色或父母过去未解决的事件有关。你可能正在创造却没能看到这个平行过程——父母回应我们表面的指导时的那种抗拒，与青少年回应他们时的状态一模一样。我们再次回到基本技能上：澄清父母的期待，寻找缺失的内容，迈向焦虑，跟随整个过程并阻断在治疗室和在家里功能失调的模式，寻找不良解决方案下的问题。

调整家庭结构，增加积极支持

当你很清楚问题来源于青少年不适宜的角色以及家庭系统中的等级结构时，重新校正系统是显而易见的目标。在治疗过程中，你指出青少年的行为在某些时刻并不像青少年，而像是个成年人。你要求父母设定界限，像父母而不是青少年的同龄人一样行动。你许可父母维护那些治疗师、法庭和学校都会支持的力量（非虐待性的力量）。他们需要知道像爱伦这样的青少年不应该失去控制或太过于控制，而是需要学会负责任和举止合宜。他们需要理解，底线是青少年因为年龄限制不可能获胜，而其他人和各个机构是站在父母这边的。

对那些感到要被精力充沛的青少年打垮的单亲家长来说，这个信息是尤其有意义的。你这样说当然不会带来迅速的改变——父母仍然必须面对挑战新角色和学习新技能所带来的焦虑——但你的挑战和支持给了他们信心。实际上，治疗师或者更可能是法庭，作为第二任父母，形成统一战线，为孩子的改变打下基础。

但是，创造一个有效的家庭结构仅仅是解决方法的一半。父母还需要提供积极的关注和养育，让青少年能够前进而不是只想逃离。这意味着，养育和控制要齐头并进。通常，像哈里斯女士这样的父母，在养育方面很容易，却在设定界限方面存在困难；对另外的父母来说，情况恰好相反。如前所说，在两位家长的家庭中，父母很容易走向两个极端，其中一位坚定地维持界限，而另一位却看起来温柔宽容。父母联盟一旦崩溃，青少年就开始站到不同的阵营并尝试通过父母间的裂痕耍花招。平衡是必要的，是充满爱和关注、尊重和欣赏的清晰且适于年龄的边界的结合。在陷入困境、严阵以待的家庭中，帮助父母更好地表现出尊重和欣赏，通常是他们重新获得控制的最好开始。

管理冲突，停止暴力

这些始终是你的首要任务之一。小孩子的父母只需要一点帮助就可以控制脾气，但面对十几岁的孩子，双方很快就会将冲突升级为攻击。对此，你需要有坚定的立场。稍弱一点，你就无意间纵容了这种行为。对于有长期冲突和暴力历史的家庭，或者在此类环境中长大的父母来说，让他们宽容显然是不适宜的。你是现实的声音。

情绪高涨的启动信号是，一旦争论开始，情绪升级，争论的就不再是问题本身了，而是情绪——汽车偏离了既定路线。此时的目标是扑灭情绪的大火。

处理冲突和暴力通常有两个层次。青少年——尤其是那些对立违抗性障碍的青少年——的父母，可以采取的最有用的态度之一是，不要将孩子的行为或者言语攻击个人化。他们要认识到，这不是他们的问题，而是反映了孩子自己内心的挣扎。例如，当青少年非常愤怒时，父母可以将此看作是青少年在处理其内部翻涌的其他情绪——他在用挑起战争的方式来缓解自己的内部焦虑——尽管愤怒并不是一种好的解决方式。通过将情绪爆发或付诸行动看作青少年正在经历痛苦时期的标志，而不是他们先发制人地对父母进行的恶意攻击，父母成了"分化的成人"，能够更好地从冲突中退出来，甚至能展现出一些对青少年内心挣扎的理解。

第一道防线

当某个家庭成员的情绪开始升级，父母的第一道防线是少说话：他们在这个时候说的任何话都像是火上浇油。即使是最温和的表达也可能会激起强烈的反应。最好的办法是少做事、冷静倾听并反馈对方的感受："我知道你现在感觉很难过……"父母需要被指导，以避免他们自己也生气或说更多的理由来捍卫自己的位置。任何反击都只会加剧对方的情绪，青少年会本能地加大力气——用尖刻的话语攻击父母，等等——将他们拉回到争论中去。为什么？因为模式被打破了，焦虑上升，对方在尝试重启原有的模式。但是，如果父母可以保持稳定，不给情绪加火，青少年将会开始平静下来。只有当青少年情绪稳定下来——不再情绪化，这可能需要几分钟或几小时，甚至到第二天——父母才可以回到对问题的讨论上。

再次强调，这是第一道防线，但这是很困难的，尤其是对于那些从未被如此养育过的父母来说。他们已经习得这样一种观点，即养育就是大喊大叫、威胁，或是当孩子失控时给个耳光。他们担心，如果不反击，孩子会觉得自己可以骑在父母身上，可以不尊重他们，或是做什么都可以，没有任何限制。父母需要放心，在风暴结束之后，他们总能够重申或重新设定限制，甚至如果必要的话，在当下就可以设定限制（例如，如果青少年过于具有攻击性就打电话给警察）。他们需要不断确认自己确实是有力量的，但也要知道，避免力量斗争，在此类情况下是最有效的。

传达这种态度的最好方法并不只是告诉父母这么去做，而是树立榜样：在治疗中给青少年（例如，通过说"你的老师告诉我，你上周在学校表现得非常好"，或者在玛丽感到不安开始抱怨时保持冷静）和父母（"罗谢尔，从你对父亲的描述中，可以知道你已经做了你所能做的对你和你的姐妹最好的事情；这对你来说一定非常艰难，"或者在父母表达挫败时用心倾听）做榜样。任何治疗计划的初始目标都是赋权让父母成为父母。为了实现这点，你得用需要他们对待青少年的方式去对待他们。

第二道防线

如果第一道防线的努力失败了，父母很难控制自己的情绪，那么第二道防线就起作用了。此时，父母需要叫停，以免冲突进一步升级。你要给父母一个清晰的方案："一旦判断情况失控，你变得很不稳定，你就需要叫停。"父母可以说："我现在感觉很难过，我需要冷静一下。我们需要休息一下。"并且，父母可以做这样两件事情：闭上嘴走开，设置一个大家都看得见的计时器（一个大的厨房计时器会很有用）。设置 30—45 分钟。告诉孩子："时间到了之后，我会回来并再做尝试。"

这背后的理念是，一旦一个人停止了争论，另一个人会为他还没有说完就被打断了或对方不再回来而焦虑。计时器向他保证对方会回来，他们会继续。在那个当下，青少年很可能会升级冲突促使父母回来。这是意料之中的。然后，父母需要尽己所能不再卷入其中：把自己锁在洗手间，待在车里并锁上门。第一次这么做的时候，父母需要能预料到青少年会进一步升级冲突，你需要与他们一起详细地标记出他们可能期望什么以及他们可以如何处理而不是再次卷入。

计时器的时间到了之后，父母回来了。他们再次尝试对话。如果冲突又一次升级，他们重新设置计时器。只有当每个人的情绪都稳定了，他们才能理智地尝试和讨论问题。如果反复尝试仍然无法做到，则家庭需要推迟讨论，把它带入治疗中。

把这些步骤写下来给父母是很有帮助的。盛怒之下，他们无法仔细思考或是记住该做什么。如果他们把这个列表贴在冰箱上，他们就不必那么艰难或掉回到原有模式里；他们无须思考。这变成了他们的家庭作业，在下一节咨询中，和他们一起检查这些策略是很重要的。通常情况下，有一个方案并且知道具体怎么做确实能帮助父母不再卷入，可以停止现有模式。

最后，尽管我们谈论的是青少年，但这些策略也同样可以应用于夫妻之间冲突逐步升级甚至出现暴力的时候，方法是一样的。

处理自我虐待、进食障碍、药物滥用、抑郁和焦虑等个人问题

虽然许多家庭治疗师中的忠实践行者更喜欢尽可能多地在家庭环境中开展工作——训练家长的特定技能和立场，改进沟通和协商问题，重组结构——但是对于抑郁、不知所措或低自尊以及挣扎于青春期各种考验的青少

年来说，个体治疗，或与家庭治疗相结合，或作为工作初期的主要焦点，是一个合乎常理的选择。在混乱的或者暴力的家庭中，青少年如果有机会与具备共情能力且理想型父母的成人谈话，这不仅会成为他的避难所，而且也会带给他强有力的矫正性情绪体验。青少年会发现表达自己、和别人亲密是安全的，发现可以学着把自己从周遭的疯狂中分离出去，发现成人和成人世界比他们已经形成的可理解的一维印象要更加多样和复杂。正如你训练父母回应他们自己的情绪一样，你可以帮助青少年个体做同样的事情。

也就是说，在你的临床工具箱里准备好治疗常见情绪问题的治疗指南是很有帮助的。许多临床医生的评估技能——迅速诊断和确定的技能——相对较强，但治疗能力相对较弱。他们的治疗目标是模糊的（增加自信），或者他们很难将这些目标转化成更小的、可测量的一节一节的目标。如果没有清晰的方向，治疗师很容易变得被动而不是主动；陷入来访者做了什么这样的细节里，而无法看到更全面的过程。

为了帮你避免这一切，这里有一些针对常见的青少年和成人问题的快速治疗指南。采纳有用的东西，看看你可以如何将它们整合到你自己的治疗取向中。

自我虐待

对于通过自我虐待——如用刀片割伤自己——来应对问题的青少年来说，个体治疗可以帮助他们了解自己情绪世界的全貌。自残的行为很容易上瘾，因为它是奏效的：身体上，内啡肽开始奏效；心理上，它是可控和即时的。你知道可以做什么让你感觉好一些……这是一个看似更容易的解决方案，不用在因为母亲批评你而对她生气时，冒着风险面对她；不用在你担心老板可能批评你的表现时冒着风险接近他或她。

这里有几个目标：停止自残行为，找到其他可以立即使用的备选方案；减少批评性的自言自语；最重要的是，直接处理激起情绪的问题。例如，16

岁的凯特，在她的好朋友的男朋友散播她在聚会上吸大麻的信息后开始自残。他称她是个失败者，这重现了她对自己的想法。当被问到自残的事情时，她说她很生气她的朋友破坏了彼此的信任，把这件事情告诉了男朋友；她无疑也很生气那个男生在学校里向那么多人散布她的行为和他的评论。她很担心，不敢回学校，怕大家评价她。

对凯特而言，自残是一种应对愤怒的方式——她无法直接向那些实际上欺负她的人表达这种愤怒。治疗的焦点是自残行为本身和她对这种情况的感受。她不想伤害自己，但不知道在感觉痛苦时还能做些什么。凯特和治疗师一起设计出了一个帮助她减缓自动反应的计划。当她有自残的冲动时，就要写10分钟的日记，写下与这个情况有关的所有感受。时间限制很明确，为的是不让她激起更多的情绪而感到不知所措。在那之后，她要去做10分钟的有氧训练——绕着街区快走，在她的房间里开合跳——来增加内啡肽。最后，第三步是做至少10分钟的自我关怀。对有些人来说，自我关怀是洗一个热水澡；对凯特而言，是坐在自己的床上，抱着童年时的一个毛绒玩具，听一些她最喜欢的音乐。自我关怀应当是来访者可以独立完成的事情，这一点很重要。打电话给好朋友也许有帮助，但如果无法联系到朋友的话，它并不是一个好选择。

这样做的目的是花30分钟用不自残的方式来平稳情绪。准备好计划并写下来，把它放在凯特很容易就能读到的地方，就像给父母的控制暴力计划一样，帮助她在难以忍受且强烈地想要伤害自己时，不必费力选择。这是她不得不反复练习的事情，并且计划本身也毫无疑问需要被微调。在有些情况下，治疗计划中也可以加入其他内容——药物咨询能帮助降低焦虑和抑郁，教授冥想有助于让新行为更易于管理。

治疗的另一个焦点是问题本身。凯特愿意和她的朋友、父母还有学校辅导员谈一谈她的困境以及这个男生所做的事情吗？她同意考虑跟学校辅导员和父母谈这件事情，但最终决定在脸书（Facebook）上直接回复她的朋友她有多生气。

这里的目标是，帮助凯特更有力量而不是充当受害者，自信而不是内向，自我确认而不是自我批评。每周一次的治疗聚焦于她克制自残冲动的能力，查明她如何以及为什么在特定的点上存在困难，并仔细关注自我批评和全盘否定的自我对话，同时也提供情感支持和详细的计划来帮助她直接处理她的问题。角色扮演帮她提升沟通技巧；和父母一起治疗，关注如何解决家里的问题，确定父母在凯特感觉不堪重负时具体可以提供情感支持的方式。这些做法的目标是为她提供取代自残的工具，让她可以用一种不同的方式控制情绪，支持她走出舒适区，通过成功的体验来增强她的自信心和自体意象。

进食障碍

进食障碍可以被视为另一种形式的自我虐待。像自残一样，它是对某些东西的内化：暴饮暴食、排空和节食成为潜在的愤怒、焦虑和抑郁问题的不良解决方案；像自残一样，它也是有力量的，因为它奏效。一个青少年可能觉得即使她无法控制自己内部和外部发生的许多事情，但她可以控制食物和身体形象。

对于那些旁观者（家长、同伴）来说，这是很难理解的。为了努力提供帮助，他们劝告来访者停止进食或开始进食，然而这只会让来访者感觉更不堪重负，或是引起权力斗争。在治疗初期，需要教给家长和同伴一些有关进食障碍的知识，而不是让他们用自己的方式进行斗争；来访者需要告诉家人，当她不满时，他们具体怎么做可以帮到她（"问我是否还好"；"给我一个拥抱"），而不是本能地关注吃没吃土豆泥。

总体的治疗计划和自虐的治疗计划类似：通过注意诱因来改变和食物相关的行为，监测情绪状态并制订具体的饮食行为计划；挑战和改变那些破坏自信、加剧抑郁、焦虑和羞耻的消极自我对话和批评；直接果断地处理造成饮食行为的问题和情绪。暴食症通常可以进行门诊治疗，由一个团队来负责，团队成员一般包括一名治疗师、一名营养师和一名医生。营养师来教授健康的饮食、打破暴饮暴食——排空和阴——阳的饮食模式，医生用来监测整体的健康状况，并提供药物治疗的可能。如果模式看起来很难在门诊治疗中被打破，可能需要短暂的有密集关注的住院治疗。

不同于暴食症，厌食症往往需要通过住院治疗让来访者有健康的体重，除非是在非常早期的阶段。一旦来访者的体重过低，她的大脑会由于饥饿而过度受损，以至于无法有效地使用门诊治疗甚至药物治疗。厌食症是死亡率最高的精神疾病（Arcelus, Mitchell, Wales, & Nielsen, 2011），由于饥饿引起的心脏病发作和相关的电解质不平衡以及自杀。不管情况如何，进食障碍通常需要团队合作：个体治疗和家庭治疗聚焦于确认情绪触发器，果断地解决问题并教授自我调节技巧；营养师关注饮食计划、健康进食和增加体重，并处理"食物恐惧"；最后，医生评估整体健康程度，监测电解质，并提供抗焦虑和抑郁的药物。

显然，进食障碍如此顽固的原因是，它不像药物滥用那样，个体可以学习回避上瘾的药物，进食障碍的患者无法回避食物。他们需要有能力吃东西，同时又要摆脱可能随之而来的破坏性情感因素。这是一项艰巨的任务，需要长期的、多方面的方法。

药物滥用

和使用毒品或酒精的青少年工作时，你要根据他们的严重程度采取不同的方案，所以你要先确定他们在临时用户到完全成瘾这一谱系上处于哪个位置。除非你有药物滥用方面的训练，否则最好把来访者转介给专业人士进行评估。真正成瘾的青少年（或成人）需要住院治疗来打破模式，然后通过密集的门诊（匿名戒酒会／匿名戒麻醉品团体）支持来保持效果。个体治疗和家庭治疗作为方案的一部分，与自残和进食障碍的治疗中所起的作用一样，是为了直接处理情绪和问题。

抑郁

当然，你可以看到抑郁在家庭中流动，对某些人来说，这显然有基因成分，需要药物和心理治疗。对于其他许多叹气和出现抑郁症状的人来说，根源常常是情境性的，他们感觉抑郁是因为觉得被困在井底无法出去。对于那些应对技能有限的青少年来说，他们几乎无法控制自己的生活、同伴压力以及有时压倒性的心理和生理变化，抑郁症的出现就不足为奇了。

根据一种针对抑郁的实证研究的认知行为方法，治疗的焦点在于识别抑郁的心态、悲观的态度和自我批评；学习通过更加现实和积极的思考来反对这种自言自语；最重要的是，像对其他问题一样，采取行动。这里的咒语是，如果你持续做同样的事情，你将持续有同样的感觉。如果你生活的所有元素都是抑郁的——你很孤独，你讨厌自己的工作，你对未来没有梦想——你感到抑郁也就不足为奇了。

对青少年来说，不适应或跟不上同龄人引起的自我批评，以及各种形式的欺凌行为引起的被困和被虐待的感觉，都会让他们感到抑郁。他们感觉被困在或混乱或紧张或压抑的家庭生活中，担心父母和他们的问题带来的负担，体验到与男友或女友分手带来的丧失。治疗再次集中于这几个方面：积极应对问题，积极主动地处理人际关系，努力工作来对抗消极的想法，使用家庭治疗或同伴治疗来表达感受和解决问题，而不是把它们积压在内心深处。

焦虑

抑郁和焦虑是在其他问题之下涌动的暗流，但和抑郁一样，焦虑总是以广泛性焦虑、恐怖症、惊恐发作、强迫症或创伤后应激的形式呈现。如果情境性抑郁和被困的感觉有关，那么焦虑是和活在未来有关。焦虑的头脑在不断地寻找和制造"万一"：万一我没有通过试用期怎么办？万一我的男朋友对我送他的生日礼物很失望怎么办？焦虑有遗传因素和环境因素。那些在混乱或虐待的家庭里长大的人，那些在某些方面遭遇过创伤的人，会对焦虑高度警觉。曾经让你保持警觉和活力的应对技能现在超速行驶了。

对焦虑的一个有用的比喻是，它像是一匹脱缰之马，来访者几乎无法抓紧和控制它。经常发生的事情是，如果你让马儿跑，如果你听从自己的焦虑念头去做，你最终将感到放松。这也发生在自我虐待和进食障碍的行为里。在经典的强迫症治疗方案里，如果你担心你接触了门把手会生病和死去，那么你的焦虑心理会告诉你，如果你洗 10 次手，你就不会有问题了。于是你洗了 10 次手，然后感觉轻松了。

麻烦在于，脑回路会持续增强，而焦虑使世界变得越来越小。几个月内，同一个人已经洗手 20 次。有过一次惊恐发作的人现在不敢去沃尔玛了，因为担心会在那里惊恐发作，并且在几个月内就发展成了广场恐怖症，无法走出家门。摆脱这种情况的方法是拉住马的缰绳，然后像处理其他问题一样进行控制。

翻译成治疗的术语就是，帮来访者意识到，在生理上和意识上马儿何时开始跑，并确认这个"万一"是真的还是假的（因为公司在裁员，所以我担心可能会失去工作是一个真实的问题；强迫地认为流星可能会落在我的房顶上或是同事们都注意到且在谈论我的领带歪了，这不是真实的问题）。如果是真实的问题，需要采取行动；鼓励你的来访者和人事部门谈一谈；安排一次督导，看看你在变化中所处的位置。如果问题并不现实，那么重点是通过深呼吸、正念、冥想、情绪放松等技巧来降低自身的焦虑。

治疗焦虑是在减少或延迟行为。例如，在经典的强迫症治疗中，来访者需要洗手 9 次而不是 10 次。如果他这样做了，他会焦虑不安吗？一定会。但是，如果他可以在支持、积极的自言自语和冥想下度过这关，在接下来的早晨发现自己事实上并没有死去，焦虑开始放松控制；焦虑的念头所预想的灾难实际上并未发生。和抑郁、愤怒还有其他负面情绪一样，这里的目标是让来访者支配他的想法和情绪，而不被他的想法和情绪所支配。

最后，治疗的一个附加目标是，从总体上降低对焦虑的敏感性。这意味着，学习忍受焦虑而不是被它所淹没或按它说的做。按照我们一直在说的——走出舒适区，接近恐惧——就可以做到，从哪里开始或做什么并不重要，只要它有一点点不舒服都行。随着舒适区的扩大，随着一个人在克服焦虑心理上有更多成功的经验，自信和掌控感就会增加（Taibbi,2013）。

再次强调，治疗集中在这几个部分：处理问题，识别和改变思维模式，制订具体行动的周计划，在家庭治疗中引入困难议题，教授放松技巧，对可接受的冒险进行描绘并跟进。

正如你所见，在几乎所有的情形中，整合的方法是最有效的。可以给父母一些新的和可以开始在家里进行的具体行为改变的指导，以避免权力斗争、打断功能失调的模式并提供支持：例如，可以训练他们不要和患厌食症的女儿争论吃完晚饭，而是询问她的情绪；可以训练他们通过提供对改变的充分关注来帮助焦虑的青少年，这样他们就不会被转变所牵动。和青少年的个体治疗可以聚焦于帮助他们定义自己的内部世界，提前编排设计即将到来的家庭治疗中与父母的讨论，讨论他们的需求或适宜地、自信地提出他们的不满。家庭治疗可以是用来学习沟通技巧、解决问题、为父母展示养育技能、发现每个角色隐藏的那一面或澄清行为背后意图的讨论会。如果可以的话，青少年的小组可以提供更多的机会，让青少年在安全的环境中发展社交技能并帮助减少孤立。相比于被治疗师面质，被同伴进行同样的面质会产生更巨大的影响且能加速改变。

无论你选择什么方式支持青少年，要警惕不要取代父母的角色。对于那些被动地责怪孩子、感到受挫、疲于尝试处理问题的父母来说，自己退出来让治疗师进入会使一切都变得轻松起来。对于那些感到被误解、充满憎恨、非常想要和成人亲密的青少年来说，深度地依赖治疗师成了一种真实的可能性。就像和比利的工作一样，这并不意味着你不能采用这种方法；有时，这是最好的做法。但是，你需要做出深思熟虑的临床选择，要清楚自己对青少年做出的承诺。

父母的过去的影响

最后，当父母的过往在青少年的生活中再次上演时，评估和治疗计划始于父母自己的能力——看到和理解他们是如何帮助并推动了历史重演的能力。步某人的后尘被一些父母粉饰为命运或基因，那是一种他们几乎无法控制的东西，比如："我堂弟的儿子像西蒙一样，不听别人说话，他最后惹上了不法分子，陷入了很大的麻烦。"

有的人看到自己生活的阴影映照在孩子身上，这个发现过于痛苦以至于他们退却并否认事实。青少年正在做的事情（从商店偷东西而不是强行进入别人家里，与老男人约会而不是在13岁怀孕），相对于父母的过去，差异很大或是看起来并没有那么糟糕；他们发现问题和自己无关，只是和孩子有关或和朋友的影响有关。对别的人来说，这个历史的重演是非常明显的，但只是制造了不计其数的内疚和恐慌，除此之外什么都没有；制造这些问题或如何改变的力量是在他们的意识之外的。

你的焦点当然不需要放在责怪上面，而是要帮助父母看到，尽管他们的过去是他们自己的一部分以及孩子的现在，但仍然是一个可以被改变的现在。父母需要知道自己既不是非得用否认隔离开，也不是非得陷入内疚的泥沼，而是可以通过认识到并改变制造和维持问题的模式及过程来增强他们的控制和力量。父亲在情感上抛弃儿子正如他自己的父亲在躯体上虐待他一样这个事实，远不如帮助父亲看到他儿子有多成功更加重要。

亨利·路易斯·孟肯（H. L. Mencken）曾经说过，最复杂的问题往往有一个简单的答案，但这通常是错的。虽然从一个来源或一个目标谈论青少年的问题更简单，但父母和青少年之间的现实问题通常源自多种原因，所有的因素同时交叉在一起：糟糕的养育和应对技能，不知所措的父母和青少年，不良的沟通，不适宜的角色，以及家庭与过去的丧失、创伤和环境压力的斗争而导致的错位。你的焦点主要集中在什么地方，取决于你的理论框架、人格和优先级。

如果你习惯于系统性的思考，那么你可能会在第一次治疗时首先考虑不对称的等级，比如哈里斯一家。如果你习惯于老师的角色，或是看到许多家庭被对青少年及其不切实际的期待所扭曲，那么给父母提供一些有关青少年心理正常发展的知识和适当的技能自然是最好的课程。如果你是心理动力学取向的，你的治疗可能涉及单独会见青少年，拆解各种防御并增强内省力。所有这些方法都是有根据的并且能够起作用的；再次强调，穿越森林有很多条可供选择的道路。

但是，当你开始头脑风暴治疗方案时，不仅要考虑你的理论、你习惯的方法以及家庭的期待，也要考虑到实用性和可操作性。如果你在机构里面工作，有繁重的接待个案的任务或是发现保险对于治疗时间有限制，那么你需要在多个不同的层面思考解决问题的方案，从最简单和最基本的干预方法到那些更复杂的长程的干预。例如，如果父母寻求治疗，抱怨像爱伦那样掌管整个家庭的孩子，你对家庭结构的理解会提示你从强化父母的等级制度开始。你可能聚焦于帮助母亲加强她的养育技能——首要目标是设定更清晰的界限。如果这起作用了，令人烦恼的青少年安稳了下来，开始用更积极的方式获取关注，治疗确实可以简化。然而，如果妈妈对于维持家庭结构感到很困难，或是如果青少年的付诸行动一旦停止，对于同伴关系的低落情绪浮出水面的话，可以转而进行家庭或个体治疗。只有在更简单的解决方案失败时，才去解决下一层问题。

小心行事：一开始的行动

作为治疗师，你似乎需要同时尽力应付很多事情：青少年和父母、过去和现在、个体治疗和家庭治疗。的确如此。不同于和儿童的治疗，和青少年的治疗要求你更小心行事，仔细平衡青少年的需求和家庭的需求。

你所要做的平衡，也反映出对青春期不同于童年时期的尴尬和不确定的平衡。儿童可能不愿意接受治疗，但父母可以让他来，并且治疗师通常可以通过游戏治疗与之快速建立良好的治疗关系。儿童可能处于相当大的个人压力之下，但他对父母和家庭环境的敏感性及依赖性使得很小的积极变化也可能会扩散开并帮助到孩子。儿童可能会出现严重的行为，但他不太可能参与犯罪或面临可能影响终身的决定（比如，堕胎或收养，或成为未成年父母）。7岁儿童的父母可能会担心校方的态度，但还是感觉有时间找到解决办法。

在青春期时，这些都变了。双方不再是一两个成人和一个儿童，取而代之的是一两个成人和一个半大的成人，每一方都代表了不同的文化，你是他们之间的桥梁。许多治疗师（尤其是那些看起来二三十岁的）发现可以轻易地认同青少年来访者并将他们看作严厉父母的受害者。他们努力的目标是让父母"放轻松"，这很快使得父母认为治疗师（尤其是如果治疗师比他们年纪小）是站在青少年那一边，而不是站在他们这边的。父母很快把治疗师解雇了，因为治疗师与现实的养育世界脱节了。

你和青少年相处的命运并不会更好。由于你的年纪，你被他看作"他们中的一员"——只会做出一起玩跳棋的建议，这并不会自动地把青少年争取过来。当儿童看到你和父母建立了舒服的关系时，你和儿童建立良好关系、解除焦虑的能力通常就能够轻松施展；但同样的方法用在青少年身上则会适得其反。如果你看起来是站在父母那一边，为了父母的目标而非常努力地工作，如果存在保密性被打破的怀疑，那么你和青少年之间的治疗关系就永远无法取得进展。

你介于两代人的中间，这意味着你一开始的行动非常重要。为了给良好的治疗关系打下基础，你需要向你对面的青少年展示你与他的父母是不同的。这不是说你得知道排行榜前十名是谁、只说流行的街头用语、会变纸牌魔术或者在你的前臂上有蒙大拿（Montana）那么大的文身，而是意味着与青少年一起工作就像其他所有跨文化的工作一样，你需要表达你尊重他们的世界，你充满好奇，想要理解他们。询问问题（"学校对你来说怎么样？""在你这个年龄最困难的是什么？""你最希望自己做什么？"）并展示出你愿意耐心倾听。

但父母也是你的顾客。你不能把他们一直留在等候室，连续几个月都在翻阅《时代》（*Times*）杂志的旧刊。他们想知道治疗室里都发生了什么以及他们付钱是为了什么。他们在家庭等级结构中的位置、他们的焦虑、通常还有他们的问题以及他们孩子的行为，要求你把他们纳入治疗之中。

与儿童一样，你的评估的一部分是弄清楚你需要或希望和每位家庭成员花多长时间相处，什么问题（父母的还是孩子的）有更高的优先级，什么治疗形式（个体、夫妻、家庭）是最好的。正如儿童治疗，当一种选择关上了门——青少年认为你是个愚蠢的人并且再也不会回来——其他的选择还为你敞开了窗。你不会失去所有的选择。

一不小心，你就很容易感觉自己像个弹跳球，像国务院外交官一样来回穿梭于两代人之间。摆脱这种感觉的方法不是在他们两代人之间进行思考，而是站在高处思考；你的来访者不是青少年、家长、或青少年和家长，而是这个家庭系统。

你的角色需要非常清晰。在最开始的几次治疗中，你的工作是与两代人都要建立良好的治疗关系并建立信任，收集信息，根据他们的目标与家长和青少年制订治疗协议。如果可能的话，把你对家庭动力和结构问题的理解与他们的目标联系在一起。

举个例子，卡玛莎被她的母亲激怒了，因为母亲不让她与朋友一起出去玩；母亲对卡玛莎大发雷霆，因为她似乎会谈到的唯一一件事就是出去玩。你可以帮助她们两个人看到，她们如何进行权力的斗争并各自站在一个极端上，或者更好的是，探索卡玛莎想要出去玩是否部分源自当她在家里时会感到紧张和被批评。你可以帮助母亲谈论自己的青少年经历以及这些经历是如何加剧她对女儿出去玩的恐惧，或者她的抱怨可能只是想要卡玛莎多注意自己的一种方式。你的目标不是斡旋于确定花多少时间与朋友在一起，而是帮助母亲和女儿好奇或关注这个问题究竟在她们生活中扮演了什么角色，鼓励她们发现沟通和共度时光的积极方式。

相似的，加布抱怨他的父母总是唠叨他，而他的父母抱怨加布不完成学校作业并且不像他哥哥那样勤奋。问题不是作业或者批评，而是帮助加布脱离替罪羊的角色。父母需要知道，他们可以在作业的问题上帮助加布，首先要看到他是与哥哥不同的人；而加布需要找到别的方式来赢得父母的注意并帮助他们看到自己是谁，让父母不再唠叨，这对他来说是个挑战。

接下来你的工作是去看家长和青少年所没有看到的（即他们的盲点），并提供新视角让他们看到问题不止一面。你需要在一开始就表明你不是为其中任何一方工作的，而是为双方工作的。毕竟，成功的青春期有能力将家庭日益增长的差异和需求进行整合。

在你对自己要做什么非常清晰的同时，你还需要明确不做什么。有些限制是你的理论模型规定的：不，你不能只是和青少年进行个体治疗来解决他的问题；父亲加入治疗中也很重要，或者夫妻一起来治疗，就他们的沟通和冲突进行讨论。有的限制是法律和保密伦理所规定的：如果（青少年）有自伤或者伤人的风险，你需要告知父母；如果你怀疑存在虐待或忽视，则需要联系保护机构。最好尽早澄清这些伦理和法律规定。这里的关键是，从一开始就要清晰、明确和翔实。

除了定义好你的角色，好的开始要求你很小心地维持平衡。如前面提到的，在第一次治疗的开始会见整个家庭是有好处的，这不仅帮助你马上看到他们之间如何互动，而且减少了家庭成员被排除在会议之外的猜疑。如果需要分别会见家长和青少年——建立治疗关系、看看分开后每个人会怎么样、对另一方来说不适合教育或讨论的材料（父母或者青少年的性生活、婚姻问题、青少年在家庭之外做的事情的细节）——只要时间能够平衡就可以，你对你的计划很清楚，让双方对于正在进行什么有一个整体的感觉。让青少年多疑或是让父母焦虑的最快速的方法就是，让其中一人在等待室里，而其他人和你一起在办公室进行几次治疗。一旦你已经结束了评估，和所有人讨论过将会使用的治疗形式并达成了共识，平衡就不那么至关重要了。

评估：青少年的各种变化

许多带着青少年进入治疗的家庭是处于战争状态的，所以你需要很快行动让状况平息下来，你可以帮助每个人有机会说话，兼顾双方，并帮助他们看到，在治疗室里每个人如何在没有意识的情况下彼此互相试探。但是一旦尘埃落定，你需要收集所需的信息来制订治疗计划。对青少年以及家庭的评估与其他的家庭评估没有什么不同——你还是需要看到各种模式、家庭结构、定义问题、缺失了什么、澄清家庭对问题的理解，等等。尽管如此，青少年的发展阶段激起了一些其他的问题，尤其是那些围绕着沟通、问题解决以及你可能想询问自己和家庭成员的治疗关系的问题。这里有一份快速清单，是根据谁在治疗室里列出的：

家长和青少年

谁没来治疗——父亲、母亲、别的兄弟姐妹？为什么？重要却缺席的成员可能潜在地破坏了治疗。

谁最活跃？这通常反映了家里会发生什么；有时仅仅显示谁最有动机或最焦虑。

谁有问题；也就是说，谁是顾客？母亲，父亲，法庭，学校？可能多于一个，但是在治疗室里至少得有一个。

治疗室里的情绪氛围是什么样的？愤怒的，沮丧的，焦虑的？情绪氛围就像家庭的温度计。再说一次，第一次治疗的任务之一就是改变氛围，以便家庭在离开时觉得和来的时候是不同的。

青少年如何回应父母，回应你？安静的，反驳，无声的反抗？如果父母双方一起连续不断地谈论青少年所有没做好的事情，你要马上观察青少年是否会反击。如果他能够反击，这是他拥有力量的好兆头。你接下来的目标是保持谈话的连贯性和集中性。

如果青少年无法保护他自己，如果他陷入了沉默、看向其他地方或是盯着自己的鞋子，那么他可能会带着被欺负的感觉离开，而你会被视为共犯。在这种情境下，你需要叫停父母的攻击，帮助青少年说出来，并单独会见他以建立治疗联盟，表明你不像他的父母，你想更好地了解他真实的样子。

父母能够多大程度上明确地表达他们的担心？当然，青少年通常听到的是父母对他的批评和唠叨。父母要帮孩子理解他们态度背后的恐惧和担心，你能帮助父母做到这点吗？

青少年能够明确地表达有逻辑的、理性的反方论据吗？青少年就像试图为自己的案子辩论的新手律师，他们几乎没有经验，只有一些基本技能。但是，在辩论中，通过大声地陈述自己的理由和合理化解释，他们不仅进一步发展了抽象思维，实际上还被迫发现和明确了他们的所思所想和信念，以及所有要获得的有用的生活技能。对父母的各种限制而非其他有所抱怨或感到生气的青少年，需要学会将自己的情绪用作信息，来理解自己需要什么或不喜欢什么，然后在此基础上和家长讨价还价。

在父母讲道理的重压下迅速崩溃的青少年（用刀片割自己来自虐或进食障碍的青少年经常是这样的），往往通过成为好孩子来应对冲突中的焦虑——他们进行转换并认同父母，或者撤回自己的要求，而不是提出自己的想法。他们需要支持来坚定自己的立场。你要让他们知道，他们自己的感受是很重要的，观点也是合理的，并且你要帮助他们明确有力地表达出来。训练父母退后一些，用心倾听，以便让青少年感觉足够安全可以从角落里走出来。帮助父母理解，重要的不是争论的细节，而是他们的孩子找到了自己的立场，学会了解决方法而不是从冲突中逃跑。当父母听到好的、合理的想法时，鼓励他们允许自己被说服。

当情况失控时是不是有人能够阻止事情的发展？无论是父母中的一人叫停逐步升级的争吵，还是青少年砰地关上自己的房门，关键是有人能够保持足够清醒，认识到事情何时发展到了失控的地步。有的家庭无法进行这种自我调节，结果导致言语上的虐待甚至身体暴力。如果这种情况开始在你的治疗室里发生，你必须要介入并阻止它。如果他们无法礼貌地待在同一个房间里，就把他们分开。优先关注教他们如何停止。

父母是统一战线还是分裂的？分裂，使得青少年从中作梗让父母互相反对；或者导致父母各自败下阵来，无法得到他们想要的。

父母能不能说出一些孩子正性积极的事情？研究表明为了让自己有能力听到正性的评论，我们需要的正性评论对负性评论的比例为 4：1。在高冲突的家庭里，识别正性评论和表达它们可以是一种拓展。父母需要你的教授和赞美，这样他们才能改变自己对待孩子的方式。

家庭如何回应你？他们对心理咨询的期待是什么？有的父母在寻找仲裁人——能矫正他们孩子的人或者提供养育建议的人；只有很少一部分父母实际上在寻求家庭治疗。大多数青少年可能指望尽快离开治疗室，所以发现你与自己的父母不同，发现你对他们的生活有一些理解，通常会让青少年感到莫大的放松。

青少年和父母有不同的观点是既定的事实。不要通过你的不作为来加强治疗室中持续重复的功能失调的动力，尤其在第一次治疗时，尤其是与无法坚持他们立场的青少年一起工作时。如果青少年看着你坐在那里，观察自己被父母双方严厉地指责，他将很难信任你可以提供保护或理解自己的观点。

单独见青少年

他表达自己观点的能力和意愿如何？有的困难是由于发展上的迟滞；有的是由于他们与成人谈话很紧张；有的是由于他们不想待在治疗室里，于是进行被动攻击。你需要理解正在发生的情况并帮助青少年讲出自己的故事。

关于家里的问题，他的看法是什么？呈现出多少自我觉察，多少责备和内疚？再次强调，理论中自有解决方法。创造良好的治疗关系、发展信任，意味着要去理解青少年的世界和他们的问题。尽管大多数青少年在不同程度上将自己看作成人世界的受害者，但是他们迈出自己的世界并对其他人的观点产生共鸣的能力是不同的（"我知道父母很担心"；"我不希望他们让我做任何我想做的事"）。过度的指责让解决问题的尝试变得更困难，而过度的内疚则会消耗本该用于新的行为改变的能量。

他与同胞兄弟姐妹的关系如何？他在家庭系统中承担的角色是什么？同胞兄弟姐妹带来的是情感上的支持还是压力？足球四分卫的班长哥哥可能是青少年一直模仿却从未能超越的对象，也可能成为灵感和支持的来源。活跃爱动的妹妹可以是个讨厌的家伙，也可以是一个有趣的人。如果你还没有在整个家庭治疗中看到他们之间的互动，就要去了解他和同胞兄弟姐妹的关系。和兄弟姐妹们有联结的青少年不仅压力和孤独感更少一些，还潜在地拥有系统内部对改变的支持。

他有没有朋友？他是个领导者还是跟随者？朋友能提供多大程度的支持？他们能带来的是何种类型及多大的影响？大多数青少年会很自然地告诉你他们在同伴群体里的位置。要特别关注被孤立的青少年，他们没有好朋友，很少得到支持。当他们试图与父母分离时，没有任何可以抓住的东西，他们抑郁及滥用药物的风险都更高。

他有没有男朋友或女朋友？这多大程度上是支持，多大程度上带来压力？目前的关系有没有和原来的亲密关系相同的模式？这种关系多大程度上占据了他的生活——有没有和其他朋友建立关系的机会和空间？是否在某种程度上复制了父母的历史或婚姻关系？从根本上来说，亲密关系是青少年生活中的积极力量还是消极力量呢？青少年在关系中看起来成了比家里的他更好的人吗，或者是一样的？

他使用药物吗，哪一种，频率如何？在任何更进一步的治疗之前，是否存在成瘾问题需要先治疗？令人惊讶的是，实事求是地询问这些药物问题通常会给你一些信息，尤其是当你的口气是关心而不是批评时。如果有家族史（例如，爸爸是个酗酒者）以及用药物自我治疗的风险（社会孤立、糟糕的社交技能、抑郁、机能亢进，等等），你应该提高警觉，这些信息给你提供了一个与青少年谈论这些问题的背景："你提到你的爸爸喝很多酒。你呢？你喝多少酒？"实事求是地假设肯定结果并被否认，比询问他是否喝酒要好。"你担心自己会成为像他一样的重度酗酒者吗？"

有的青少年一开始会否认使用药物，但是一旦他们信任了你，他们会自己提出来。如上面所提到的，如果青少年已经成瘾了，使用心理治疗让青少年进行药物治疗并在进行药物治疗时保持联系。但是，不要期待对未治疗的成瘾青少年进行成功的家庭治疗。

学校——是成功还是失败的舞台？教育目标是现实的吗？他和老师的关系是支持性的还是对抗性的？是否有明显的智力或情感障碍阻碍他们获得成功？他在教室里的表现怎么样，家庭作业能完成吗？他能够融入集体吗，他孤独吗？青少年有家庭生活、学校生活和街头生活。似乎对有的孩子来说，很容易就会觉得自己不可能在学业上取得成功。而那些未被诊断出的有学习障碍、多动症、家庭斗争和情绪问题的孩子，会将学校看作失败和批评的地方，他们仅有的朋友也是同样疲倦不堪的类型。帮助这些青少年更有效地利用学校，而不只是拖延时间直到自己退出这是一个挑战。

青少年对未来有梦想吗？这些梦想现实吗？他能做出计划一步步地迈向目标吗？这些目标如何被父母的期待、别的兄弟姐妹、父母自己的历史所塑造？这是童年期问题的一个更复杂的版本。45公斤重的人希望成为职业摔跤手，你要帮他从充满激情走向可行性。17岁的人在生活中看不到感兴趣的事情，需要你的帮助去解决悲痛、创伤和抑郁。对未来抱有梦想通常为青春期的无力感提供了逃生舱口。

他在与你的关系中表现如何？开放，封闭，多疑，乐于帮忙，被动，反抗，焦虑？与和父母一起的治疗相比，在内容和过程上的反差是什么？再次考虑缺失的东西和情感范畴。没有像对待父母那样对待你是一个不错的信号。

他能否理解保密和保密例外？保密很重要，但让他们理解各种限制也很重要，尤其是与抑郁的青少年一起工作时。

他最希望家里的哪些方面变得不同？这个问题尤其重要，因为其中有治疗性的契约。通过问这个问题，你在告诉青少年你不仅处理父母的议事日程，还有他的。你在表达，这是一个工作并完成他想要的东西的地方，并在此过程中为他提供利益。当然，你的任务是将青少年的目标和父母的目标相联系，这样它们就可以互相影响，或是可以被同时处理。

单独见家长

他们如何看待与孩子的关系？他们希望这个关系是什么样的？这些问题将讨论从孩子内部出了什么问题转向人际间的互动。通过询问他们希望的样子，你们开始确定父母一方的治疗协议。

他们能够明确表达最想看到的行为改变吗？大多数家长会说希望他们的孩子改变他的"姿态"，这个目标太模糊了。父母需要完全清楚自己在寻求什么——行为上的以及细节上的，这样青少年就清楚地知道父母在期待什么。

他们对问题的看法是什么，现实吗，平衡吗？他们看到自己的角色了吗？家庭之外的力量如老师、朋友是不是指责了他们？他们对自己的孩子表现出共情了吗？如果其他人都指责家长，父母会感觉自己是受害者，在解决问题上什么都做不了。你要帮助他们感觉更有权力。

青少年是家庭的替罪羊吗？其他孩子在家庭的剧目中担任什么角色？是不是有一个角色可以让青少年来扮演？如果玛丽是聪明的、托米是运动型的、简是可爱的、艾瑞克是受欢迎的，对布莱恩来说，除了犯错误的角色可能就没有别的角色了，或者对克洛伊来说只剩下抑郁的角色了。通常，帮助父母看到自己是如何轻易地认定孩子们能力和个性中最刻板的一部分，已经足以开始拓展家庭中的各个角色了。

　　和青少年互动最多的人是谁？他们之间的关系有多纠缠，是否适宜？谁和青少年的关系距离比较远，为什么？爸爸可能只是出来喊卡洛斯扔掉垃圾，但祖父是稳定存在的人。妈妈可能总是对 15 岁的纳丁抱怨自己更年期的喜怒无常，因为她在工作中交朋友有困难。加强等级结构，让父母一起合作。

　　婚姻关系怎么样？青少年如何作为三角关系的一方参与其中？冲突如何解决？青少年是不是成了替代角色？成瘾或者其他障碍是不是阻碍了父母中的一方和婚姻关系？大多数家庭治疗的传统流派称婚姻关系是家庭的核心。如果婚姻关系很稳固，那么父母是联合在一起的，亲子等级结构也处于恰当的位置，父母就不需要将孩子用作三角关系的一部分来缓解夫妻间的焦虑。

　　家长对孩子进行共情的能力如何？有的家长已经忘记自己青少年的时候是什么样子，或者由于他们的孩子比当时的自己在物质上拥有的更多，他们就相信孩子应该是幸福的。相似的，有些父母处于持续的沮丧状态中，他们期待 14 岁的孩子能像一个 30 岁的人一样负责任。你可以在这点上教育和重塑他们的期望。

　　他们的咨询目标现实吗？如果他们认为把孩子扔在这里进行两次治疗，这样你就可以和青少年坐在一起"矫正"他，那么在你问他们是否可以在接下来的十个星期二空出下午 5 点的时间进行家庭治疗的时候，他们就会很烦躁。去发现他们对治疗的期待。

　　孩子是不是再现了父母的历史？这如何加剧了父母的反应？为了在生活中获得成功，父母认为孩子最需要什么？孩子们代表了新的潜力和广阔的未来。如果父母认为青少年代表了矫正自己过去所有错误或重新生活一次的机会，那么父母就会挣扎和失望。帮助父母将过去与现在、自己与孩子分开。

　　相对于与青少年或家庭的其他成员在一起，只有父母在场时父母的表现有什么不同？你和他们对青少年的看法和认识有什么差距？他们最需要学习有关自己孩子的什么东西？父母很容易只对孩子显示自己某一方面的状态，这剥夺了孩子更多样的榜样形象以及对自己父母作为一个人的真实样子的理解。同样的，许多父母在为自己的孩子考虑时无法看到自己的盲点，你需要帮助他们扩展视角。

他们与你的关系如何？他们把你设定为什么角色？有没有好的治疗关系？关系就是一切。如果你的年龄更接近青少年，或者他们因为你没有孩子而小心翼翼，你就需要更努力或采取不同的措施来赢得他们的信任。

有没有其他你需要会见的家长或家长式的人物？如果祖母在家里真的很有权力，那么你需要让她加入。

你还需要从谁那里收集信息？法庭还是学校？他们是否理解你和他们之间、你和青少年之间的保密原则及保密例外？确保除了父母之外，青少年对信息是知情并同意的。

整个家庭

谁说了算？让大家舒适的问题是什么？通过观察治疗过程，你可以发现这两个问题的答案。谁是家庭的代表——父亲，母亲？谁说得最多或总为其他人说话，并准确地告诉你问题是什么？也许孩子们耍脾气而父母什么都没做，这让你猜想是不是他们在家里也是如此，这也是问题的一部分。家庭总是转向什么问题或哪个人，尤其是打破沉默或当你问到一个令人焦虑的问题时（"所以当你们两人在婚姻中出现争执时会发生什么？"），转向的这个问题或那个人，是每个人都能舒服地谈及的。在家里，不那么令人舒服的问题被提出时，大家就都指向这里——令人舒服的问题。

同胞兄弟姐妹如何互动？他们的角色是什么？同盟和竞争是什么？他们如何在父母之间联合或分裂？在大家庭中，孩子们也许被分为不同的阵营——男孩跟爸爸在一起，女孩跟妈妈在一起；凯文是妈妈最喜欢的孩子，缇娜是爸爸最喜欢的。家庭分裂了，孩子们的忠诚也分裂了；通过同胞兄弟姐妹的竞争，孩子们可能将婚姻的张力付诸行动。

　　孩子们对问题的看法是什么？他们希望看到哪些改变？相比于父母，他们如何以不同的方式看待青少年？他们是如何看待婚姻的？当孩子们不被划分阵营时，他们通常能给出对问题更平衡和合理的看法："我认为我爸妈对雷太严格了，但是他不应该在外面待到那么晚让他们生气。"这个看法给了你一些试探家庭的东西，例如，"你认为艾米说的是真的吗？"这是一个很好的起点。

　　在治疗的过程中大家是如何解决冲突的？相对他们单独的时候，父母和青少年与家庭其他成员在一起时都有什么不同？谁做出了让步，谁妥协了，谁和妈妈站在一边？有良好的讨论吗，还是威胁和歇斯底里？你应该知道这个过程是如何崩溃的，这样才能帮助他们改变它。

　　如果你注意到家庭成员聚在一起时和他们没在一起时的表现不一样，你就应该去理解这是为什么。这些差异可能说明了一些家庭文化方面的东西、孩子们获得注意的方式、联盟的影响和家庭成员之间的分歧。例如，爸爸和妈妈一起说话的时候声音听起来强硬严厉，但在家庭治疗中妈妈和其他孩子联合起来不理会他。说出你注意到的这个变化就能帮助家庭发现驱使他们的动力。

　　有没有其他不被认可的家庭问题？其他家庭成员是否有决心帮助打破家庭的非功能性模式？尽管父母和青少年都没有提到，在家庭治疗中你发现最小的儿子有脑瘫或是唇裂。或者，可能4岁的孩子脱口而出祖母在上个月进监狱了。这是表面问题背后的问题，现在困扰家庭的问题和他们来寻求心理咨询时所困扰的问题共同使家庭的应激源立刻呈现出来。

　　父母认为治疗很有价值，还是与他们的主要关注点无关？回到他们的期待。有的父母不理解，明明有问题的是他们15岁的孩子，你为什么要浪费他们的时间和金钱与6岁的双胞胎谈话。有的父母惊讶于从其他家庭成员口中了解到的东西，或者开始看到问题并不仅仅是青少年，而是他们的养育或是父亲酗酒。了解他们想法的方式是提问。

你一次和这么多人打交道感觉如何？这不仅可以让你感知到父母大多数时间可能存在的感受，还可以知道进行整个家庭治疗对你来说在多大程度上是可接受的。

当然，你不需要把所有的问题都问了——当你观察家庭的时候有的可能很明显，考虑到背景信息有的可能也很明确，有的可能不符合你自己的理论，会用其他的问题替代。然而，问题和评估的重点是，看到家庭成员的生活如何互相重叠和彼此牵绊，找到功能受损的地方，发现应对防御机制和利用内部及外部资源解决问题的方式。它们开启了治疗可能性的大门。

自我觉察：第 10 章练习

1. 总体上你与青少年在一起时舒适程度如何？有没有特定的问题、年龄、性别或个性，在情感层面上使得你的理解或开展工作相对困难？为什么？

2. 当你回顾自己的青春期时，最困难的是什么？在那个时期你最遗憾的是什么？这些遗憾如何影响了你目前的生活？

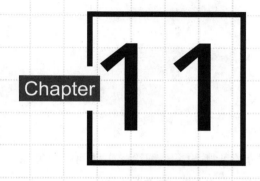

回到哈里斯女士和爱伦

父母—青少年的斗争（二）

在学校咨询顾问的建议下，哈里斯女士预约了心理治疗，顾问说爱伦除了打架和成绩差之外，也很悲伤。在与学校咨询顾问的一次会面中，爱伦开始谈论她的父亲，看起来似乎有点消沉。在和我的第一次治疗中，当哈里斯女士谈到经历父亲的去世对孩子们来说有多么艰难时，她自己也开始落泪，而爱伦望向别处，声称学校咨询顾问小题大做。

整个第一次治疗都用于观察母亲和女儿在一起的情况、收集历史信息和其他相关信息。很明显的是，丈夫去世带来的变化让哈里斯女士感到不堪重负，无论是经济上还是情感上都是如此。她痛苦地讲述了过去一年的许多情况。最重要的是，她谈到了对爱伦的担心以及自己的内疚，觉得作为母亲自己做得不够好。

自始至终，爱伦都表现得很克制。她不是用哼一声来回答问题，就是用简单的"是"或"不是"来回答，而且她常常会反驳妈妈说的话。她唯一希望家里发生的变化是，妈妈不要再有那么多的抱怨，能让她做更多自己想做的事情（"我其他的朋友都可以"），尤其是在周六带她去购物中心。第一次治疗结束后，她同意和妈妈一起继续治疗。

第二次治疗时，我分别见了哈里斯女士和爱伦，以便观察没有另一个人在场时她们各自的变化，也可以从哈里斯女士那里收集更多有关她婚姻的信息，并与爱伦建立一些治疗关系。我先会见了哈里斯女士，这样做尽管会让爱伦担心治疗师和母亲谈论她，但至少她不用担心治疗师会向母亲复述自己刚才说的话。

当哈里斯太太说到她的丈夫时，能明显地看到她内心的矛盾。她弓身坐着，啜泣着描述自己的丈夫，他年长她 15 岁，长期酗酒，有时会在言语上虐待她，苛求和控制她和孩子们。她尽可能地安抚他，充当他和孩子们之间的缓冲器；她咽下自己的愤怒，适应了这种相互依赖的角色。他的突然死亡让她惊慌失措。她曾经做过兼职工作，现在她不得不坚持打两份工。

在和两个较小的女儿的相处上，她没觉得有什么困难，但爱伦的行为却加重了她的压力；从未需要在孩子面前扮演一个强有力角色的她，现在要努力重塑自己在她们眼中的角色和形象。丈夫在世时情况当然也并不完美，但现在似乎是彻底糟糕透了。她经常觉得，为了孩子们自己必须要变得坚强。

爱伦独自一人时继续流露出强硬的态度。不，她没有过多地想到父亲；是的，过去的一年半情况发生了很大的变化；是的，学校很无聊；不，她的母亲做得不好，事实上母亲挺可怜的，哭哭啼啼地，老抱怨，还限制她和朋友出去玩，更让母亲显得可怜的是，如果爱伦逼她够久的话她最终总是会让步。在母亲工作或很疲倦的时候，爱伦是那个一直照顾妹妹们的人。虽然她不介意多做一些，但母亲看起来并不感激她。

治疗师让爱伦发泄情绪，共情她不公平的感受——她承担了大多数这个年龄的孩子不用承担的东西。她只是耸耸肩，但似乎放松了一些。治疗师跟她谈论了保密原则，还有治疗像是提供一个地方，让一些也许对她来说至关重要的改变能够发生。

当然，此处的陷阱之一是，治疗师被爱伦表面的力量和洞察力所诱惑，于是像她母亲一样给她过多权力，询问她认为母亲和妹妹们需要什么。这只会强化她掌权者的角色。治疗师对爱伦的关注应该只集中在她的需要上面；其余的部分则应由哈里斯女士来负责。

　　第三次治疗是与哈里斯女士和爱伦一起进行的，上一章的开头就是第三次治疗的情况，展示了她们之间的互动方式。她们在治疗室里重现了在家发生的事情。尽管有治疗师的支持，哈里斯女士还是很难去承认她的愤怒，很难不对爱伦投降，而爱伦也很难不生气和指责母亲。第三次治疗以治疗师单独与母亲谈论一些具体的养育技能而告终。

何时做什么

　　好的，现在我们有哪些信息了呢？一如比利的情况，我们看到又一位在设置界限方面存在困难的家长。哈里斯女士不仅需要从养育儿童转变为养育青少年的技能，还不得不改变自己在家庭结构中的角色，从孩子们的同盟者和养育者变为养育者和严格执行纪律的人（见第 4 章描述的过渡家庭）。由于爱伦的年龄、个性以及可能是过去和父母之间的关系模式，她已经进入了父亲的角色，并且与母亲一起迅速且完整地复制了带有言语虐待特点的婚姻。爱伦拥有的那种被增强的权力感、过度的责任感以及对妹妹们的关注，足以让她扮演这个角色；同时，她缺失了和母亲的亲密以及只关注自己生活的机会。对哈里斯女士来说，与爱伦的斗争是与丈夫的斗争的变奏曲，是她所熟悉的，比起自身角色需要进行的改变来说，与爱伦斗争激起的焦虑更少，尤其是她现在已经负荷过重。

　　因此，母亲和女儿相辅相成，互相配合困住了彼此。爱伦负起了责任是因为母亲没有这样做；而母亲不负责任是因为爱伦做了。爱伦并不伤心，她很生气、强硬以及控制（就像她的父亲）；哈里斯女士并不强硬，而是很伤心和无助。她们两个人都被熟悉的感觉和彼此互补的状态拉扯着，停留在自己感到舒适的情绪和行为中。她们所焦虑的、缺失的和需要的，其实是相同的东西：扩大情感范畴，朝向她们现在无法感受到的阴暗面前进，而非依赖另一个人发挥作用。

　　这提出了一个时机问题：决定最佳时机，并且弄清楚学习新技能和解决问题之间的步骤顺序。时机问题需要考虑问题的深度（从不那么侵入性的问题逐步迈向较高侵入性问题）和需求等级所决定的优先顺序（例如，先让家庭领取食物救助或帮助约翰尼回到学校，然后再处理"成长"问题，比如理解为什么当丈夫问你晚上吃什么时你觉得很烦）。治疗师需要根据家庭的情绪准备和技能基础来判断何时触及哪些话题或任务。那么，在心理上准备好做更多之前，家庭需要先做什么呢？

　　如果根据你的理论，你认为是难以释怀的悲伤在驱动着家庭中的情绪反应和角色，那么问题和解决方法就在于如何促进悲伤反应。和比利一样，爱伦显然对于正面触及这个话题或这些感受感到不舒服，而哈里斯女士由于自己的悲伤，也只能走这么远——在一年之后，她仍然会很快地陷入这些悲伤的情绪中，而这只会激发爱伦互补性的愤怒。像其他有一个过度负责的孩子的父母一样，哈里斯女士需要在爱伦让位之前站出来。在我们能够帮助爱伦更开放地表达哀伤之前，我们必须帮助哈里斯女士变得更强大。当爱伦看到母亲还沉溺于悲伤、没有能力正常生活时，她实在很难放弃自己的强硬，看到自己的悲伤。

　　增加个体力量的一种方法是，帮助来访者更多地意识到并能表达他们的愤怒。作为正常的哀伤过程的一部分，我们可以猜想，哈里斯一家对于父亲让她们失望感到不同程度的愤怒。愤怒是一种很重要的情绪，因为这是设定边界的开始（知道你不喜欢什么），是能量耗竭的抑郁状态的生理解毒剂。但是期待哈里斯女士迅速释放愤怒以使她自己感到更强大，对于一个把生命中大部分时间用于压抑这种强大感受的人来说，可能过于具有威胁性，而且会激起很多焦虑。在感到有能力控制自己的愤怒并理所应当地表达它之前，她可能需要逐步地触及自己的焦虑，冒险尝试一些能增强自信和自尊的做法。

　　这种思考方式详细地描述了处理问题的决策顺序，看起来很复杂，实则不然。碰触一小部分焦虑，看到阻力最多的地方。哈里斯女士与丈夫的生活

史、与爱伦一起治疗时难以表达愤怒的困难，给了治疗师关于可能什么有效
而什么无效的即时信息和反馈。如果母亲对爱伦的要求已经能有稳定的立场，
或者如果爱伦能够在个体治疗中放下防备，触及一些对父亲的感受，这些将
提示我们可以采取更直接的方式。但是这些并没有发生，所以过早地将她们
用力推向最害怕的事情，会引发她们止步不前或增加离开治疗的风险。

　　然而，我们还不知道悲伤在整个家庭中的弥漫程度、哈里斯女士和爱伦
在各自角色中的牢固程度以及其他孩子在维持整个系统中扮演的角色。这是
在整个家庭的治疗中会见其他孩子的好时机。

把剩下的童子军带入治疗

　　她们排成一列纵队走入门厅，爱伦打头，贝特西蹦蹦跳跳地跟在后面，
之后是玛丽，她无精打采地看着自己的脚，最后是哈里斯女士，又是一副凌
乱不堪、很虚弱的样子。哈里斯女士一屁股坐在沙发上，贝特西坐在她旁边；
爱伦独自坐在另一张沙发上；玛丽坐在她们之间的椅子上。

　　"好的，你们的妈妈和你们都说过了今天来这里吗？"

　　贝特西和玛丽都点点头。

　　"妈妈，我可以去那边玩吗？" 8 岁的贝特西问道。

　　哈里斯女士还没来得及说些什么，爱伦就高声说道："你得跟我们待在
一起。"

　　"哈里斯女士，我想爱伦在为你说话。你希望贝特西留在你身边吗？"

　　"当然，我想。亲爱的，就在这儿坐几分钟。"哈里斯女士把贝特西拉近
到她身边。

　　"关于你们家庭正在经历的变化，妈妈和爱伦在过去的几周一直在和我进
行谈论。听起来在爸爸去世之后，过去的一年里确实发生了很多事情。"

　　"我妈妈做了很多工作，"贝特西叹了口气说道，"爱伦总是对我们发号

施令。"

"我没有！"爱伦厉声说道，"是你们总激怒我，总跑去妈妈那里，总是得逞！"

"但是你打了我！"贝特西撩起短裤的边缘，指着模糊的黑蓝色印记说道。

"姑娘们，姑娘们，别吵架。"哈里斯女士说道，对她们轻轻地挥着手。

"她们在家也这样吗，玛丽？"

"一直都是这样。"她听起来感觉很无聊。

"她们争吵的时候，你会做什么？"

"回到我的房间。等着，直到她们结束。"

"你和爱伦怎么样？"

"还行吧。有时她试图对我发号施令，但我根本不理她。"

截至目前发生了什么？我们看到爱伦假定自己是家长的角色，在治疗中和在家里都是，而她的妈妈对此没有任何反抗。我们可以猜到哈里斯女士与贝特西更亲近（她认同了贝特西的无助？），贝特西也很直接地对妈妈表达喜欢，而爱伦也知道这点，这不仅增加了她和妈妈之间的隔阂，也加重了她对贝特西的报复心理。贝特西和爱伦吵架时哈里斯女士没有出手。而玛丽，正如她在治疗室里坐着的位置，位于她们中间，一个中立的中间人，在冲突爆发时躲起来。

我们还需要知道家庭成员们是如何具化父亲的去世的。在花了一些时间与玛丽和贝特西建立良好的治疗关系，并找出她们与对方以及妈妈的关系之后，这是焦点转向的地方：

"贝特西，听起来你和妈妈很亲近。那你爸爸呢，你和他亲近吗？"治疗师温和地问道。

"嗯，还行吧，我想。他有时会带我去公园，有时我们看电视的时候我会坐他的膝盖上。"

　　"他去世的时候你有什么感觉？"

　　"我特别伤心，尤其是当我参加葬礼的时候。每个人都在哭……我紧跟着妈妈……"

　　治疗师用眼角的余光看到玛丽开始流眼泪。

　　"玛丽，"治疗师轻声问，"怎么了？"

　　玛丽哭得更厉害了。

　　"她觉得伤心。"贝特西说道。

　　"你在想你的爸爸吗？"

　　玛丽点点头。

　　爱伦把头转开并变得躁动不安。"你呢，爱伦，你现在有什么感觉？"

　　爱伦忽视了这个问题。

　　"哈里斯女士，你还好吗？"

　　"我知道这对孩子们来说太困难了，"她回应道，"我在家不会提起这个，尽量不让她们看到我很不安。"

　　"有时妈妈会哭。"贝特西说道。

　　"当看到妈妈哭的时候你有什么感觉呢？"

　　"很不好，很伤心。"

　　"你们认为谁最想念爸爸？"

　　爱伦再也无法忍受这一切了。"这就是一堆狗屎。"她突然站起来向治疗室外面走去。

　　悲伤在暗中涌动着。哈里斯女士试图忍住这种悲伤，偷偷地哭泣，不被人看到，让悲伤成为家里的秘密。然而结果是，玛丽十分想念她的父亲，也哭了很多次，但就像争吵时一样，她跑回自己的房间偷偷地流泪。贝特西像《皇帝的新装》中的小男孩一样，对自己看到的事情直言不讳，并且承担起了初级照看者的角色，在悲伤爆发时给母亲提供情感上的支持；像她的妈妈一样，贝特西更温和一些，站在了与爱伦的愤怒和控制相反的一边。而爱伦被自己的愤怒所困，对其他人感到郁闷和崩溃。爱伦对于家人的这些强烈感受不知所措，她别无选择，只好离开，也许就像她的父亲一样。

如此，我们的假设被检验了。悲伤在家庭中弥漫，贝特西作为母亲的支持者和代理者介入，重新创造了婚姻的张力；玛丽在许多方面和她的母亲很像，习惯让位于人；爱伦很明显无法处理自己的悲伤，除非家人给她一些空间并帮助她找到一个位置。哈里斯女士需要成为改变的核心——不是去重新创造她丈夫的角色，而是在她作为单身母亲的新生活中也表现一些丈夫的角色和功能。除非她能做到这一点，否则孩子们会继续保持他们已适应的风格，爱伦会以离开家庭而告终，贝特西最终会一直照顾她的母亲，而玛丽会孤单地坐在自己的房间里，情绪低落。

就像比利的祖母那个案例一样，这个家庭最大的陷阱之一，是治疗师介入代替父亲，成为家庭首脑。这个动力可以很容易地被识别出来，不仅是通过理智上提前思考可能的替代角色，还有通过情感上体验治疗过程中想要这样做的冲动。哈里斯女士会自发地看向治疗师寻求引领；贝特西和玛丽会寻找除了妈妈之外的人来依靠；而爱伦，尽管她一开始可能会因为自己的位置受到威胁而故意阻止，但仍可能很乐于把所有事情移交给看起来更有能力的成年人，尤其是如果不用再担心母亲的话。对于治疗师来说，在整个开始阶段牢记这些是非常重要的，甚至也可以大声说出来以对抗可能的幻想，尤其是对哈里斯女士。母亲需要听到，治疗师不必像爱伦那样接管，但是可以支持她作为家长进行需要的转变。

治疗剩下的时间，爱伦没有回到治疗室，而是坐在等待室里。治疗师用剩下的时间给了哈里斯女士和其他两个女孩一些反馈——共情她们的悲痛和家庭的变化，指出她们不同的应对方式，也包括爱伦的，强调她们各自的私密感受（贝特西担心妈妈、玛丽想念父亲、哈里斯女士担心孩子们）。治疗师还许可她们谈论自己的各种感受，允许她们在家里公开地谈论父亲，允许提问，允许公开地表达所有这一切。女孩们都同意下一次再来。然后，在这次治疗结束时，治疗师出去和爱伦谈了谈；她同意回到治疗室和治疗师单独谈话。

正如比利的案例，我们现在走到了治疗路径的分岔口。依据理论框架，我们面前有一些选择，包括坚持整个家庭的治疗，这样贝特西和玛丽就不会被排除在外。但是如果哈里斯女士真的需要成为变化的支点，她可能需要一些个体治疗来帮她指明道路。同样的，如果爱伦没有让其他家庭成员作为听众来激发她的角色，也许她更容易关注自己的青少年生活。治疗师决定看看哈里斯女士是否能够在家促进关于哀伤的工作，并暂时分别会见她和爱伦。

单独见爱伦

当爱伦一周后再次来到治疗室时，她看起来很焦虑。治疗师猜测，自从上次的家庭治疗后她已经变得有些提心吊胆，害怕治疗师会再次谈论她的父亲。

自然，治疗师没有这么做。即使独自一人，她也不会处理得更好，谈论父亲只会让她对治疗本身感到害怕。相反，治疗师询问了她的学校生活和社交情况，她的朋友和男朋友，以及对未来的梦想。最重要的是，治疗师想要听她讲述的，并不是她的家庭，而是作为一名青少年的生活。她确实这么做了。也许是不必谈论更困难的事情的解脱感刺激了她，也许是对治疗师感觉更舒服让她放下了强硬的外衣。为什么并不重要，重要的是她能够走出她的角色，展示她的另一面和内心生活，并且有人支持和鼓励她这样做。

这次治疗结束时，治疗师感谢她说了这些，也对她和家人面对的变化表达了共情，很像他在上次治疗结束时对她的妈妈和妹妹们所做的那样。此外，治疗师也表达了对她过度承担责任的担心，以及其他成员认为她刻薄和生气，但是她们并不真的知道她有什么感受以及她的世界是什么样子。当然，爱伦不得不表示同意，因为这是她刚刚在治疗中谈到的。治疗师表示愿意帮她将青少年的生活过得更好，并帮助她减少对母亲和妹妹们的担心。

爱伦没怎么说话，但看起来轻松了许多，因为本质上治疗师是在表达，她不用担负那么多责任，她可以让出自己的位置。当然，这并不意味着爱伦会自动地愿意或能够这么做——她的角色仍然非常重要，她的行为维系着家庭的模式，并且潜在的哀伤也在推动着这一切。但是，如果哈里斯女士可以开始拉紧松弛的缰绳，在家庭结构中为爱伦创造新的空间，她也许就能够哀伤了。爱伦同意再单独见几次治疗师，思考她愿意努力的一些事情，并在几周后和妈妈一起会见治疗师。

谈话的类型

与儿童的治疗相反，青少年的个体治疗会因为他们的年龄不同而不同。对比利来说，游戏是投射和治愈他内心世界的媒介，而语言则是爱伦的媒介。爱伦的角色和成熟度使得谈话治疗对她来说很容易。

但是，并非所有的青少年都像爱伦这样直言不讳。实际上，对治疗师来说，青少年大都坐在椅子上，盯着鞋子，闭口不谈或只是嘟囔一声。像爱伦这种父母式的青少年似乎是最愿意说话的人，因为他们说起话来非常像成年人，所以危险在于治疗师确实把他们当作成年人一样和他们谈话。这样做不仅会强化他们的角色和防御，还哄骗你相信他们就是比实际上更成熟，使你忽视他们在发展中遇到的困境。你需要引导他们直面自己潜在的、不那么容易谈论的作为青少年的各种感受和担心，而不是让他们不断地诉说自己对其他人的担忧。

有的青少年能够很轻松地做到这点，并把治疗师视为知己。你成了姐姐或哥哥、好人、自在的家长或是他们非常喜欢的好朋友的母亲。例如，16岁的艾普丽尔很容易就急切地谈论她对学校的小团体忽视了她有什么感受、对自己身体的自我意识以及对父亲的矛盾情感。她质疑宗教的目的和我们文化中的物质主义——青少年存在主义和焦虑感的冲动但正常的表达。被孤立让她很渴望能有机会与信任的人进行交流，并渴望通过罗杰斯式的治疗过程来发现她是谁。对治疗师的信任成为她信任身边其他人的模板。

当然，有的青少年看起来也像艾普丽尔这么开放，但是这种开放实际是在回避焦虑，而非直面焦虑。他们所谈的内容与他们和好朋友每天晚上在电话里谈的并无不同。有时，这反映了他们不了解治疗是什么，以及谈话和治疗关系是如何区别于和同伴的关系。你有责任澄清你的角色和治疗的目的："贝基，我很感谢你告诉我你在学校和朋友的情况，但是我不确定你为什么告诉我这些。你最担心的是什么？我能怎么针对你的感受帮助你？"如果这些无关紧要的话题一直继续，那么你需要询问更深入的问题，帮助青少年接近治疗中缺失的东西，接近她的焦虑，以创造新的体验。

和成年人一样，不愿意谈话的青少年，和无法谈话或至少无法谈得很好的青少年之间存在着重要的区别。14岁的詹姆士被校长转介过来，因为他在学校对同班的女孩子粗鲁地提出性要求。他和母亲一起进行了第一次治疗，由一位女性治疗师会见。詹姆士在治疗中几乎没有说话，治疗师认为詹姆士不愿意说话是因为这是初始访谈、治疗师是位女性以及他的母亲也在场。所以她安排詹姆士单独会见一位男性同事。

沟通仍然很艰难。詹姆士从未主动发起对话，并且只会用尽可能少的词汇来回答问题。当治疗师试图和詹姆士谈论他的性欲时（"所以，詹姆士，你对女孩子怎么想？"），尽管看起来不太可能，但沟通的确出现了更大的问题。之后治疗师试图谈论对话中显而易见的问题（"詹姆士，似乎谈论所有这些事情对你来说都非常困难"），但是毫无效果。治疗师感到很泄气。

治疗师在收到学校的记录后，才发现詹姆士的智商只有80。詹姆士在沟通方面的困难也许反映了某种程度的阻抗或窘迫，但是治疗师意识到，这可能也反映了治疗师自身在沟通上的问题。詹姆士无法完全理解治疗师在问什么，因为治疗师可能没让这个男孩弄懂正在谈论什么。治疗师需要说得更具体并提出更明确的问题（"你觉得那个女孩喜欢你吗？"）来帮助詹姆士表达清楚自己的想法和感受。这个细致努力的过程本身是有价值的，因为导致目前问题的，正是他在用适当的方式表达自己这方面存在困难。

但是，有的青少年虽然听起来与詹姆士情况类似，但是他们的智商属于平均水平，却拒绝谈话。他们可能是被父母拖到治疗室的，或是被法庭命令前来的，抑或是被学校转介而来的，他们一点儿也不想接受治疗。他们认为有问题的是其他人，而不是他们；他们不觉得有任何理由需要到治疗室或与一个会让他们不好过的成人谈话。

接触这样的愤愤不平者有一些方法。其中最好的一个方法是，一起会见他和整个家庭或家庭中的部分成员。这避免了折磨人的一对一的冲突。你可以鼓励父母中的一位与他谈话，毕竟，这是他们的工作而不是治疗师的。通过对整个家庭图景的探索，青少年看到焦点并非只有他一个人，他们的焦虑就会下降。更好的是，通常家庭中的某个人会说一些相当蛮横无理的话来激起青少年的某些反应。之后你要做的，只是给他一些空间来说话，然后认真倾听他。

家庭治疗的另一个变形是让青少年带一个朋友参与第一次家庭治疗。有时，这些朋友作为辩护者，帮助青少年直言不讳地跟父母说话。但是，更多的情况下，这些朋友会质问青少年为什么这么安静、说谎或者做自我毁灭性的事情如吸毒或逃学。重申一下，这样的对峙有助于快速澄清真相，让治疗过程迈向下一步。

当然，同伴的面质反映了青少年群体的价值观。关注的焦点不断转向团体中的每个成员，一个人的评论很可能会激起其他人的反应。如果团体里有可以轻松交谈或熟悉小组治疗过程的同伴，他们可以成为联合治疗师，使你远离权力之争。

一旦他们发现你与他们的父母和老师不同（更棒的是，你有幽默感），对他们的观点有同理心，有兴趣帮助他们改变他们想改变的事情，大多数青少年会逐渐活跃起来。但是，真正对抗型的青少年，哪怕你只向他们迈进了一小步，他们都会固守于拳击场中自己的那个角落。在这种情况下，一些治疗性的反话——"你知道，如果我是你的话，我不会说任何你不想在这里说的话，尤其是重要的话"——已足以挑战他们打开话题。

有的治疗师倾向于从身体开始，逐步转向言语。在办公室玩篮球或者在室外玩飞盘这样的高速游戏，尤其是与男孩或小一点的青少年一起，可以在治疗的开始阶段迅速消除最初的焦虑，建立良好的治疗关系（尤其是如果你输了的话），打破紧张状态。边玩牌边随意询问，可以让青少年在思考或焦虑时能够有其他东西可以关注。另一些治疗师倾向于等待青少年主动开始。在他们把治疗的全貌详细描绘之后，由青少年来选择迈出第一步。来访者在沉默和静坐中逐渐增长的焦虑已经足够开始做些什么了。有的时候完全可以说，在治疗室里不说话也是可以的。再次强调，对于对抗型的青少年，这句话有一种策略性的效果能让他开口说话；对于另外的一些青少年，这真正地给了他们一个机会安顿和整理自己的各种想法。对治疗师来说重要的是，避免权力斗争，向青少年传达不需要顺从、做选择就好的态度。

最后，有的青少年在父母面前或单独与治疗师（也许治疗师像是另一个家长）一起时拒不开口，当有兄弟姐妹陪伴时却可以做得很好。安静的青少年总是有一个聒噪的手足。这个小型的家庭团体不仅让治疗师看到家庭生活的不同侧面，而且手足还可以给治疗师和青少年提供一些能够回应的内容——"上周你的姐妹和我谈论了你的叔叔马克斯。你和他的关系怎么样？"这使得青少年可以结伴进入治疗。一旦青少年感觉比较舒服，通常在一次最多两次治疗后，兄弟姐妹就可以逐渐退出，只在整个家庭的治疗中出现。你一定要避免的是，青少年变得很依赖兄弟姐妹，让他们替他发声，或者通过让兄弟姐妹成为治疗的焦点来减轻自己的焦虑。

通过两次个体治疗，爱伦能够谈论家里的具体问题（贝特西不断地打扰她）和学校里的具体问题（与她最好的朋友发生争执）。对每个情境，治疗师都帮助她澄清当时的感受（例如，感到被朋友拒绝和伤害）以及她的问题（例如，贝特西感到无聊并不是爱伦的问题，而是贝特西的）。在每个情境中，都鼓励她不需要对不是她的问题负责（例如，比贝特西更努力地处理贝特西的无聊感），鼓励她对妹妹们、母亲和朋友更坚定自信，而不是压抑她的各种感受或者一气之下切断联结。

爱伦的问题虽令人心烦但总体上还是较轻的，有时在个体治疗中会揭示出更严重的问题。在几次治疗之后青少年可能谈到大剂量使用大麻，揭露之前从未说过的性虐待事件，或者承认有两年的暴食史——这些问题显然比初始的治疗计划更重要。更完整的物质滥用评估可能是必要的；伦理和法律要求性虐待要告知保护性服务机构；需要进一步探索进食障碍相关的触发因素和特定行为。从你的督导那里得到指导很重要。你要能预期这些对治疗关系、父母—青少年的关系以及治疗目标的影响，并将其纳入治疗计划。治疗的焦点转移，设定新的优先级，并且制订新的协议和计划。

幸运的是，爱伦的情况并不是这样。下一周她报告说，她和母亲谈了谈贝特西，并打电话给她的朋友，处理好了她们之间的问题。

单独见哈里斯女士

爱伦的年龄、能力、表达自己并在现实层面认真思考问题的解决方案的意愿，都有助于她在家采取具体的步骤、改变与母亲的互动模式，而且，相对于比利所能做的，爱伦要快速且轻松得多。当哈里斯女士在之后的几周单独见我时，她看起来不那么有压力了；她报告说爱伦不那么苛责和愤怒了，还会来找她谈论贝特西。

听到这样的新进展，可能会诱惑治疗师让爱伦继续引导治疗并发起在家庭的改变。但是这不仅会拖慢改变的进程，而且会重塑并维持哈里斯女士已经习得的反应者的角色。为了哈里斯女士以及她和其他女儿们的关系能有长远的改善，她需要自己做一些改变。

治疗师询问她与丈夫的关系。她再次叹气，看起来很崩溃，但是之后能慢慢地谈论她的丧失并逐渐触及自己的愤怒。他酗酒和暴躁的脾气有时让她不知所措，她承认自己退入一种被动的适应方式以回避冲突，她放弃了与丈夫的亲密，把关注点和需求都放在了孩子身上。她觉得在某种程度上，她对丈夫的酗酒甚至死亡负有责任——或许她应该更努力地尝试帮助他控制饮酒，确保他去医生那里检查身体；如果她这么做了，她和孩子们不会走到今天这个地步。

尽管她可能以前从没说出过自己的内疚，但这些感觉本身就是熟悉的，而且是那些让她陷入被动反应角色的情绪的一部分。治疗师没让她再次沉浸于这些情绪中，而是介入做了一些关于酗酒和哀伤的心理教育，告诉她感觉内疚和负有责任对家人来说是很正常的反应。沉默了几分钟后，哈里斯女士转换话题谈起了爱伦。

哈里斯女士从未使用威胁的手段让爱伦在行为上顺从，但是大多数父母会这么做。那些人将青少年看作一个问题，或是自己的挫折感达到了极限，不得不依赖于威胁，因为这是他们感觉能控制孩子的唯一方式。他们一遍又一遍地传递给青少年和治疗师的，是青少年最好好自为之，否则就会将青少年送到寄养中心一类的地方。事实上，威胁通常不会奏效——青少年感觉到权力的转移而回击父母，或是感到被拒绝然后表示她一点儿都不在乎。

一旦你帮助父母找到其他方式来回应青少年的行为，通常他们就停止威胁了。但是有的父母需要支持，需要知道不只是治疗师，还有社区会支持他们：如果青少年在学校惹了麻烦，学校会给予支持；如果青少年在社区里冲动行事，法庭会提供支持。老师、校长、监护官可以被邀请参与和家长的共同会议。他们可以澄清各自的角色、担心和局限，与家长一起建立和青少年工作的联盟。校长可以增加旷课的后果或者对完成家庭作业进行奖励；监护官可以让青少年知道，如果他继续忽视父母的宵禁，自己会亲自将他带到法官面前。在大多数案例中，这有利于让青少年不要分裂成年人，破坏父母试图进行的改变——这是至关重要的。但是，尽管有这些作为后盾，有的父母仍然只会使用威胁。尽管变化已经发生了，但是他们让青少年和治疗师觉得，他们仍然在考虑将孩子送出家门。这种对话会破坏青少年做出改变的意愿，将治疗进程拉回到权力之争，并破坏安全感。

处理这种周期性的威胁的最好方法之一是让家长认真对待它，也就是，把家长的威胁当作一个严肃的选择，单独讨论它们。不论你将这个做法看作自相矛盾的一招、对家长虚张声势的方式，还是严肃地认可父母说的话，结果都是一样的。说一些能产生这种效果的话："尼尔先生，这几个月我听到你不时地对汤姆说，既然他没有变化，你就不想再处理他的问题了。可能我没有足够认真地考虑你的感受，我们需要谈一下是否应该对汤姆制订一个计划，让他在别的地方待一段时间。"

这样的说法使你说的话被相信而不是被忽视，如果父母需要喘口气，完全可以考虑安排孩子在别的地方待一段时间。通过清晰有力地表达你的立场，你不仅可以引出承担义务和爱一个人意味着什么，还可以为矛盾情感提供强力的解毒剂。根本而言，来访者是被动而非主动离开自己正在陷入的樊篱中。你的清晰有力推动他们去明确自己的位置，挑战他们说出真正想说的话，并为自己的感受和决定负责。讨论会很快深入到父母自己的历史信息中——他们在青春期时是如何被父母对待的。

此类面质的实际结果是把父母的所有感受和意图都摊在台面上，帮助他们将威胁和控制感与他们真实的感受区分开来。大多数父母会再次经历这个过程，最后停止威胁，但是有的父母可能确实需要理清青少年离家的可能性带给自己的情绪。治疗师的工作是帮助父母结合当前的具体情况综合考虑这一可能性并做出决定，而不只是觉得沮丧，被动做出反应。

哈里斯女士曾经在她的婚姻中展示出对混乱的极强的忍受力，因此爱伦从未使她达到这个极限并不令人惊讶。治疗师利用对她的几次治疗，通过角色扮演和头脑风暴，详细描绘了如果爱伦变得过于苛求或失控，她具体可以使用哪些回应方式。为了让母亲更好地设定界限，他们还讨论到和爱伦更高质量地度过时间的方式，爱伦在家可以帮助她的不同方式，为爱伦（和她自己）创造新角色以来替代旧有角色。

通过聚焦于哈里斯女士的养育技能、她作为母亲能做什么而不是她作为牺牲品的故事，以及关注爱伦怎么了，他们在治疗中体验到了更大的权力，治疗的目标是行动而不是被动反应和无助。不过快推进以免让她觉得过载，对她变得过于被动或仅适应治疗师保持警惕，通过这些方式，哈里斯女士可以在家中获得成功的经验，这有助于她把自己看作一个有能力的家长。

家庭的回归

在与哈里斯女士和爱伦分别进行了三次个体治疗之后，家庭生活开始平静下来。尽管哈里斯女士在承受压力时容易回到自己旧有的方式中，但她越来越能够对爱伦设定界限。令她感到惊讶的是，她发现爱伦在一开始的暴躁咆哮之后，会愿意按她的要求做事。爱伦谈到与母亲单独在一起是她很多年未做的事情了，并且从未意识到自己有多么怀念它。

为了发现这些变化对其他女孩的影响，为了看到这一切对家庭的哀伤反应的影响，是时候将家庭的其他成员带回来了。因此她们再次结队前来，这次贝特西排第一个，她领着分散在大厅的队伍，爱伦和哈里斯女士走在一起。哈里斯女士自己坐在椅子上，爱伦坐在挨着她的沙发上，贝特西和玛丽一起坐在另一张沙发上。贝特西看起来比上次烦躁，妈妈让她把脚从坐垫上移开。玛丽看起来还是很安静、情绪低落。

在与贝特西和玛丽进行基本沟通之后（"你最近怎么样？""上次你跟我说的野外旅行怎么样？"），治疗师问起家里的情况。一如既往，贝特西马上高声答道："爱伦吵得没那么多了。"

"那你喜欢吗？"治疗师问道。

贝特西点了点头。哈里斯女士微笑，贝特西说，"而且爱伦甚至借了她的运动衫给我"。

"你看上去像个笨蛋，"爱伦笑着说，"衣服都到你的膝盖了。"

"那件衣服不合她的尺寸，"哈里斯女士插话道，"但爱伦让她穿还是挺好的。"哈里斯女士看着爱伦并微笑；爱伦也回以微笑。

家庭等级已经转变了。爱伦和贝特西的关系更像是姐妹了。哈里斯女士更多地掌控着并积极地回应爱伦。尽管如此，玛丽还是很安静。

"你怎么样，玛丽？感觉家里有什么不一样吗？不用经常躲在你的房间里了吧？"

"是的，我想是这样。"她语气平淡地说道。

"你和爱伦相处得如何？"

"还行。"

"有天晚上，我让她跟我一起去购物中心，但她不想去。"爱伦说道。

"玛丽和我在那天晚上谈话了，"哈里斯女士说道，"我觉得她对于父亲的事情仍然感到很难过。"

玛丽的眼睛开始变得湿润。

"你妈妈说的是真的吗？你一直非常想爸爸？"

玛丽点了点头。

"我相信你们所有人都还感到难过。"治疗师环视治疗室，与每个人进行眼神接触。

"我们上周日去了他的墓地，还带了花，"贝特西说道，"我觉得很伤心。"

"我们已经很长时间没有去了，我认为我们需要这么做。"哈里斯女士说道。

母亲再次负起了责任。爱伦至此一直都待在她的椅子上，看起来没有变得焦虑或者愤怒。现在的目标是帮助家庭中的每个人待在这个过程里，让各种记忆浮现。记忆的内容本身并不重要，它只是各种情绪的载体。

"玛丽，在墓地你有什么感觉？"

"很伤心。"她已经濒临大哭的边缘。

"我挑的花。"贝特西说道。

贝特西试图帮助玛丽从情绪上转移注意力。母亲适时地伸出手温柔地碰了碰贝特西的膝盖，并将手指放在她的嘴唇上。贝特西向后靠了靠，安静了下来。爱伦凝视着玛丽。

"你最想念爸爸的什么呢，玛丽？"治疗师平静地问道。

"我想念和他周日早上一起去取报纸。"她的声音几乎听不见，眼泪涌了出来。

"如果爸爸现在坐在这里，"治疗师说话的同时放了一把空椅在她旁边，"你会对他说什么呢？"

"我会说……"玛丽开始轻声地哭泣。哈里斯女士也流眼泪了，爱伦也是。贝特西安静地低头坐着。

"我——"贝特西开始说，但是哈里斯女士伸出手并再次碰了碰她的膝盖。贝特西又向后靠了靠并安静下来。

治疗室里唯一的声音是吸鼻子和哭泣的声音。治疗师轻声说道，看起来每个人最近都觉得很伤心并很想念父亲，要谈论这个一定很困难，很可能让每个人都觉得很孤单。再一次，治疗目标是促进这个过程，而不是解释。与上一次家庭治疗相反，每个人都能在治疗室中一起待着。

在几分钟之后，哈里斯女士说道："我想，如果我们这周可以抽点时间把过去的家庭录像拿出来看一看的话，这对我们来说是有益处的。"大家都点了点头。

"我记得我们一起去了西部。"贝特西说道。

"你记得？"哈里斯女士说道，"你那时还特别小呢。"

"我记得爸爸和我们一起骑马，他差点从马背上摔了下去。"爱伦笑着说道。

"对对，他那匹马特别大。我的头才到那匹马的膝盖。"玛丽说道。

"我想我们有录像，"哈里斯女士说道，"我们得找出来。"

每个人都说起她们记忆最深刻的事情，包括爱伦把爸爸惹怒。治疗师引导着这个过程，并帮助澄清各种情绪，也询问其他的记忆和情绪："最开心的是什么时候？""当爸爸生气时谁觉得害怕？""你们现在能画出他吗？""很痛苦，对吗？"对于这些细节的描绘将情绪带到了表面，也避免了大家出于防御而偏离航向的情况。

治疗师还问到，是不是有人觉得爸爸那么生气甚至去世是自己的错。一段很长的尴尬的沉默之后，哈里斯女士打破了这个沉默，对孩子们说道，这不是她们的错，而是她们的父亲喝酒过多，并且因为酗酒让他的愤怒更强烈。她对她们和她自己说，他的酗酒以及他的去世与她们没有关系。

这个家庭的每个成员都在整理自己的悲伤。像比利最终记起并谈论他弟弟的死亡一样，这次治疗也开启了这个过程，而不是结束了这个过程。这个家庭需要更多这样的讨论，更开放地分享她们一起或独自处理丧失时的各种感受。既然现在哈里斯女士有了更大的权力，她就可以作为孩子们哀伤过程的榜样。孩子们感到妈妈能够支持她们，相应地，她们就不再需要觉得有责任照顾妈妈。治愈过程就这样自然而然地发生了。

圆满结束

接下来的一周，治疗师再次会见了这个家庭，治疗中充满了情绪和回忆。大家谈到看家庭录像，每个人再次回忆起过去的事情，但是她们也能够转移焦点并谈到日常问题的解决方法——当哈里斯女士不得不工作到很晚时谁来煮饭？——谈话是由母亲来主导的。治疗结束时决定哈里斯女士和爱伦各自再单独来一次。

与爱伦的治疗感觉确实要结束了，似乎没有很多要说的，没有解决问题的强大压力。爱伦主要谈到学校的情况，她计划在夏天找一份工作，她希望和一个朋友还有她的家人一起去迪斯尼乐园。这次治疗结束时，他们约定爱伦可以在任何需要的时候自己回来。

与哈里斯女士的治疗是她这几次家庭治疗的简报，治疗师的顾问角色很清晰，他们一起回顾了哈里斯女士做出的积极的、各种模式的改变，并讨论了如何对哀伤过程保持开放、如何支持玛丽。关于哈里斯女士，最让我感到惊奇的是她的力量和她的坚定。像爱伦一样，她也被告知，可以在任意时间自己再回来，或与整个家庭一起，或与某个孩子一起。

当然，治疗师或多个治疗师的组合还可以遵循其他方式和这个家庭工作：和哈里斯女士进行更多的个体治疗，持续监督爱伦，同时会见爱伦和哈里斯女士，和玛丽进行个体治疗来帮助她处理自己的伤心，继续家庭治疗以便有可能帮助她们解开更多愤怒并巩固家庭结构中的变化。毫无疑问，所有这些选择都是有价值的，并有可能帮到这个家庭。

但是治疗可以而且常常应该结束于重要但适中的变化。这个家庭已经从她们被卡住的地方出来了。她们正处于稳定的、更适于发展的路径上。她们学会了一些技能（尤其是妈妈），在未来几年中，当她们独自或一起面对变化和挑战时，应该能够使用这些技能。如果在治疗之后，她们仍旧在悲伤之下止步不前——如果妈妈即使有治疗师的指导却还是无法发展出更多的力量，如果爱伦仍旧愤怒或将自己的愤怒转移到其他情境中（例如，在学校打架或者逃学），如果玛丽或贝特西开始取代爱伦成为被确认病人并出现严重的症状，连哈里斯女士都无法帮到她们，那么这显然需要进行更多的工作。

有的家庭对于仅仅发现危机的另一面就感到满意；有的家庭想要治疗给他们更确凿的稳定感和一些新的技能；而有的家庭基于初始变化的势头，为了最大化家庭的潜力还想要继续。治疗在何处结束是由你和他们对治疗的期待决定的。你不应该做的是，让他们感觉脆弱，渴望和需要更多帮助却得不到，解决了初始问题后被遗弃，只能瞪着一个或一些取而代之的问题束手无策。

为什么这个案例的结局似乎相对于比利的案例要好一些呢？可能因为创伤没有那么深，爱伦在她这个年龄可以言语化自己的感受以及更慎重地指导自己的行为，哈里斯女士抑郁的程度也没有比利的祖母那么重，并且她没有感到被孤立。除此之外，治疗师也不同了，比如他们的性格、他们的临床优势和弱点、他们参与整个家庭的能力——影响治疗过程和案例结果的变量可以有 101 个，超出了任何人的意识范围或直接的控制。当然，这个是治疗艺术的一部分，也是开始每个新的案例的挑战。

自我觉察：第 11 章练习

青春期是两个完全不同世界之间的桥梁。在那短暂的几年中我们巩固并寄希望于童年学到的关于自己和生活的经验。在挣扎于发现现在的自己是谁的同时，我们也被迫向前看自己的未来和"长大的"自己。我们能够多好地应对青春期的挑战并从中汲取经验，通常成为即将到来的成年期的模板。正如你做的这些练习一样，回忆并反思你作为青少年的生活。

1. 思考自己对青少年的态度。总体来说，应该给予他们更多的自由吗？应该对他们有更多的管教吗？你觉得青少年最需要学习什么呢？

2. 如果你是青少年，治疗师怎样做也许能够帮到你？个体治疗如何对你起作用？家庭治疗呢？你对每种治疗的态度是什么？你的家庭会如何反应？

3. 在什么情境下、什么类型的问题或者青少年的家庭你易于过度认同、产生投射或阻抗？

4. 如果精神分析师、罗杰斯式个体治疗师和生物取向精神病学家处理哈里斯家庭的案例，他们之间会有什么不同？你认为每一种取向主要的优势或缺点是什么？

5. 比较儿童和青少年形成反差的案例，哪个是你觉得最有信心的？你最需要发展哪些特定技能？

6. 你个人是如何判断你和一个特定家庭工作的有效程度的？

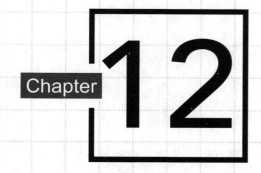

Chapter

12

深入核心

家庭治疗中的伴侣治疗

房间里看起来空荡荡的，很安静。只有你、艾瑞克和凯西。没有孩子，没有积木战、橡皮泥或木偶，没有父母为了管束哥哥打弟弟而伸出的手臂。你正在纳闷他们是怎么安顿孩子独自前来的（把他们塞入汽车后备箱里？把他们放在祖母家睡觉？），但之后你断定自己真的并不想知道。

你的任务是：帮助这对伴侣在极其嘈杂混乱的家庭环境中获得一些控制。夫妻带着四个 4 ～ 12 岁的孩子，两人以车轮战的方式应对着这些孩子们，一刻都不得停歇。实际上，这应该相当简单：找到让事情出问题的地方，帮助这对父母澄清自己的规则和反应，确认他们像团队一样在一起工作。直截了当地管理孩子。

"这星期怎么样？"你随意地抛出问题，给自己时间拿起身后的咖啡杯并准备好开始工作。

"我没把他送到自己的房间吗，没有吗？"凯西高声喊道，"我明确地告诉丹尼待在自己的房间 10 分钟。"

哇哦，你刚刚是不是错过了什么？你不知道，因为你只不过才喝了一口咖啡。

艾瑞克紧张地拉着自己的衬衫衣领，显然他知道凯西在说什么。"3 分钟之后，他不在自己的房间而在厨房对我说，你告诉他他的暂停时间已经到了！"上周脆弱、安静的凯西突然间听起来怒气冲冲。现在，她正瞪着艾瑞克，而艾瑞克深呼吸一口，准备好为自己辩护。

"我觉得你对他太严格了，我……"

"但你总是这样，艾瑞克，总是！"她变得越来越激动。

"不，我不是总这样。"艾瑞克也拔高了音调。"你一直轻易地就饶过艾莉森，我说过什么吗？不，我没有，因为……

"别跟我说那个。我对她和对男孩子们没有不一样。我是一个……"

安静平和的治疗到此为止。

卷入其中的伴侣

大多数家庭进入治疗时的主要问题与孩子有关，就像我们在前面的章节中讨论的那样，你的评估包括理解功能不良的家庭模式、父母的技能基础、儿童的个体需求以及环境中的应激源。正如哈里斯女士和比利的祖母，现在是凯西和艾瑞克，你工作的一部分也许包括单独与父母中的一方或双方工作，以增强他们的技能和转换角色。

正如为你自己和家庭创造一个共同的愿景是有帮助的，创造你自己对于伴侣的理想生活方式的图景也是有用的。这一图景包括，伴侣双方能清晰地沟通、彼此尊重、充满弹性、具备解决问题和做决策的能力；也包括夫妻在孩子面前能团结一致、互相妥协、对彼此及两人的家长身份做出承诺；有能力区分夫妻的问题和孩子的问题，并能将自己看作家庭的基石和核心——很容易想到所有这些属性。基本上，当夫妻之间是健康的状态时，家庭的其他部分也会是健康的。

但是，当夫妻之间出现问题时，整个家庭开始瓦解：规则变得不清晰，孩子不断测试父母；父母不团结一致，孩子很快学会离间他们；问题从未被解决或沟通不畅，家庭处于紧张状态，因为同样的问题一次又一次地重复出现；父母总是在争吵，孩子们学会彼此依靠来获得支持，或者退缩和逃避，或者因为正在发生的事情而责怪自己（年幼的儿童尤其如此）。

有些临床治疗师，尤其是那些没有受过儿童治疗培训的治疗师，容易在面对家庭时采取一种简化的方法：假设家庭中所有的真实问题都存在于两个成年人的伴侣关系中，以此来消除他们对于要对孩子做些什么的焦虑感。他们会见几次整个家庭，揭示婚姻中的一些问题，把孩子先撇开，转而将焦点放在夫妻这个更小和更易控制的家庭组件上。家庭治疗被推到一边，由夫妻治疗取代。

这也许是可以理解的，但往往存在两个方面的误解：一是，尽管长远来看，如果夫妻做得不错，孩子也会逐渐变好，这的确是对的；但是，可能某个孩子已经发展出了一些个体问题（比如，自残或极度具有攻击性的行为），这些问题需要来自父母和专业人士的认真关注，忽视这些行为或者假设他们会自己逐渐好转，可能导致孩子持续地表现不好，或是夫妻被拉回到他们的旧有模式中。二是，即使孩子的问题不太严重，夫妻也需要有能力运用他们改进后的人际关系技巧来抚养孩子。如果他们不做或者如果你作为治疗师不确定他们可以做得多好，养育问题仍然可能是夫妻的软肋，削弱他们所取得的成果。

开始：伴侣与家庭

偶尔你会遇到这样的伴侣，他们提前声明，是他们的关系让家庭产生了问题——他们认为并不是孩子有什么问题，而是他们的婚姻给孩子带来了烦恼。第一次治疗刚开始没几分钟，他们就不再谈论孩子了。当你询问他们觉得为什么会发生现在的问题时，他们立刻开始讲述自己的悲惨故事和对彼此的愤怒。事实上，孩子只是进入心理治疗的入场券。从一开始，他们的焦点就在关系上。

有些伴侣可能也有类似感觉但没那么明显，他们可能会通过侧面评论或开玩笑的方式暗示问题："我想，如果她（妈妈）能在一些时候支持我，卡洛斯会安定下来。""是的，我没有得到任何帮助，他（爸爸）从来都不在家！"接着这些评论说下去——"所以你觉得需要从妻子那里得到更多的支持？"或者"如果你丈夫更多地在家，你认为这会帮助卡洛斯做得更好？"——就足以打开谈论关系的大门。

还有一些伴侣，他们在养育子女的问题上两极分化，同样也在伴侣关系对孩子的影响上持有完全不同的意见：菲尔觉得他们的关系状态是家庭现有问题的核心和灵魂，而安吉拉则认为这与孩子的问题完全没有关系。很明显，他们的问题正在治疗室中重现。你通常可以这样开始："似乎你们对于这件事是否足够重要到拿出来讨论有不同意见。菲尔，也许你可以告诉安吉拉，为什么你觉得你们的关系问题影响到了孩子们？""安吉拉，菲尔提出了一些事情，但看起来你并不同意并且似乎让你很困扰。这样的事情经常发生吗？你有什么不同的想法吗？"

退一步来看，从一开始就声称他们的关系有问题的伴侣可能并不常见，更普遍的情况是，只有一个家长因为孩子的问题前来咨询，但之后马上转移焦点到另一位家长身上——"我认为孩子们这些日子出现了很大的问题，因为我和我妻子已经无法好好相处了。"这个家长公开地将话题引向了关系。此时，根据你的理论和来访者的期待，你可能会决定邀请另一位家长也加入治疗；或者指导这位家长在家与其配偶谈论问题的方式；或者单独和这位家长进行工作以提升其对自己在关系和问题中的角色的洞察，帮助他成为家庭中改变的促进者；再或者就孩子的问题向其提供帮助，并将另一位家长转介给其他个体或夫妻治疗师。

最后，还有一些伴侣，他们从一开始就坚定且清晰地表明，治疗的对象就是孩子，其他什么都不用管。对他们而言，孩子的问题支配着他们的生活，任何关于夫妻关系的讨论都像是在分散注意力。对有些伴侣来说，你对他们关系的询问会立即增加他们的焦虑，他们的解决办法是迅速将关注点转回到孩子身上。在这种案例里，你不仅要进一步探索他们的感受，而且要告知他们婚姻关系的紧张和其可能对孩子造成的影响之间的关联。

　　介于完全开放和坚定抵抗这两个极端之间的，是无穷的变化——从仅仅因为与被确认病人（孩子）有关而愿意去探索关系，到提升沟通也许有助于共同育儿，再到伴侣问题可能影响家庭的其他成员以及伴侣治疗可能是有帮助的这样一些共识。作为家庭治疗师，你的任务是缩小你对家庭问题的观点与伴侣对家庭问题的看法之间的差距。

　　例如艾瑞克和凯西——本章开始时我们谈到的这对夫妻，我们发现，他们在第二次治疗中公开承认了他们对待孩子的分歧，并且兄弟姐妹也闯入了父亲和母亲的阵营。父母双方这样快速公开地进行争论，会使你很容易谈到他们的关系，以及他们不仅和孩子之间还有彼此之间的争斗。看到这些动力之后，你和他们可能很容易就决定需要将孩子留在家里几周，以便他们能够理清一些养育问题或夫妻问题。之后你们三个人可以决定将孩子再带入进行整个家庭的治疗，将他们的技能转化到养育过程中，或者让他们自己在家里进行，只需跟你进行核对和确认。

　　然而，如果动力有所不同——艾瑞克已经拒绝和凯西谈论她的担忧，或者否认他们的养育方式有任何差异并持续将关注点只放在孩子身上——并且你认为除非这对夫妻变好否则孩子和家庭是无法变好的，那么你的任务很明确：你必须劝说他们，不管他们怎么设想，他们的关系与孩子的世界是分不开的。你必须创造一个新的开头来讨论关系并将其与孩子相联系。

　　例如，你也许可以询问凯西对艾瑞克不重视她的抱怨有什么感觉，以及你非常好奇在家里是否也发生过这样的情况；或者，你也可以转向艾瑞克，问他是否在以前听到过所有的这些，是否凯西总是发现他觉得没什么的问题。这些提问共情了夫妻双方各自的感受，很好地鼓励他们以更丰富和开放的方式谈论他们的关系，并以此为跳板来谈论养育问题和孩子们的问题："凯西，我注意到，你似乎越不耐烦地改变孩子们正在做的事情，艾瑞克，你就越认为并没有那么多问题。我不知道是不是孩子们在家时也会听到同样的说法，利用你们两人之间的分歧，然后让你们彼此斗争，以达到他们的目的？"给他们的信息很明确，他们的关系是家庭中其他一切的中心。

对其他伴侣来说，处理关系的最好方式是通过家庭。例如，缇娜和玛西娅是一对同性恋伴侣，共同抚养缇娜上一段婚姻的两个孩子，她们带着 11 岁的哥哥蒂姆来寻求治疗。尽管这对伴侣已经在一起多年，但很快你就发现，玛西娅的角色对于孩子们来说并不清晰。有时缇娜会感到沮丧，因为玛西娅没有在孩子面前扮演主动的执行纪律的角色，而有时她又严厉斥责玛西娅严格地执行纪律。当治疗师试图探索她们之间有关控制和做决定的议题时，她们立马变得十分抗拒。

治疗师没有推进问题的解决，而是在家庭治疗中让蒂姆描述一下，作为所有这些信息的接收方，他是怎么看待这个问题的。蒂姆说他经常觉得困惑，不确定应该向谁寻求许可。之后，为了澄清存在的沟通问题和缓解男孩的困惑，治疗师让缇娜和玛西娅一起制订一些蒂姆可以用的准则，并进行检查以确保她们都很愿意这样做。

下一周，缇娜和玛西娅报告了这个过程有多么困难。她们都感到陷入了权力斗争中。治疗师问她们是否愿意用这次治疗的时间一起工作，就在这里制订准则。通过在治疗室检查制订准则的过程，治疗师帮助她们识别何时开始进入权力斗争，并通过聚焦于沟通和鼓励她们妥协，帮助她们提出双方都可以接受的边界。她们制订的准则以及协商过程本身，既为帮助蒂姆解决学校问题做好了准备，也为如何对其他孩子做决定奠定了基础。

然而，另外一位治疗师也许会采取不同的方式——探索缇娜上一段婚姻中未解决的问题。例如：讨论她们作为同性伴侣感到的压力；检查孩子们对于缇娜和玛西娅关系的反应；或者，与孩子进行游戏治疗来揭示他内在的挣扎、丧失或对家庭过渡期的适应问题。所有这些都是有效和可能的，尽管伴侣出于焦虑和期待可能会有或多或少的阻抗，但这是治疗师需要去协调的。

这些方案引出了一个更大的问题：对孩子来说，参与伴侣治疗是否在某些时候是有益的？有些治疗师会说关注点一旦转为伴侣关系，孩子就应该离开治疗了。他们将孩子排除在外，帮助伴侣划分伴侣问题和养育问题之间的界限。如果父母之间公开地表达敌意并且具有破坏性，那么对孩子来说这是非常容易受不了的或感到被指责（听到自己的名字总是被提起，就已经足够让小孩子认为发生的事情是自己的错），他们需要避免遭受更大的创伤。而且，如果讨论的话题明显是成人的话题（例如性、金钱、成人关系），如果父母感到拘束或很轻易被周围的孩子转移注意力，或者当你感到无法处理治疗室里的所有人并且无法找到一位联合治疗师时，那么让所有人都放松下来，将孩子送出治疗室吧。

这个问题的另一面是，留在治疗室见证成人之间的沟通和问题解决，对孩子来说是有价值的，尤其是对蒂姆这样较大的孩子。伴侣之间的合作可以成为沟通和解决关系中的问题的模范，这个过程也可以帮助孩子看到伴侣内部和伴侣之间的压力的阴暗面，能够带着一种对父母较为均衡的看法离开（比如，妈妈不是一直都生气，而是对祖母感到担心或伤心）。他们能够当面发现或看到（在你的支持下），他们不应该为家庭的问题负责，而且，事实上是其他地方存在问题。通过你的直接阻断，孩子们可以了解到自己并不需要介入、不需要跟谁站在一边或者试图搞定正在发生的事情，而是可以让父母自己解决。

最终是否将孩子纳入治疗的决定依赖于以下几个方面：你相信治疗会是支持性的而不会对孩子造成伤害，你相信自己不会在无意间在治疗中重塑功能失调的结构（将孩子拉进来与夫妻形成关系三角，而不是帮助夫妻解决他们的问题），你相信使用的方法既符合自己的价值观又符合操作性的理论。相似的，无论你决定用什么方法将伴侣治疗整合进家庭治疗，将家庭中的其他问题与你自己的系统性视角整合起来都是最好的。

评估伴侣

确认伴侣是如何看待他们在孩子的问题上所扮演的角色，是你评估伴侣和制定治疗方案的一个很重要的因素。但正如在评估家庭时有一些需要重点关注的部分一样，在评估伴侣时，也有其他一些关键的相互关联和重叠的部分可以用来帮助你与父母区分他们作为伴侣和父母的需求和关注点。

下面是一个快速问题清单，你可以作为参考问问自己和他们：

在夫妻关系里，孩子扮演什么样的角色？

这里我们来看看家庭的结构状态。成人和孩子之间有等级结构吗？还是说，有一位家长没有权力，和孩子形成了同盟？是否有像爱伦这样的孩子，变得有权力并在掌管家庭？是否父母之一或者两人都把孩子当作伴侣的替代？是否存在激烈的同胞竞争，暗示孩子们正在复制婚姻里的争吵并将婚姻的紧张见诸行动？这类问题可以帮助你确认理想的结构和夫妻呈现的结构之间的差距。

除了结构评估之外，还有另一个有关现有问题本身所扮演的角色的问题，即夫妻是如何围绕着这个问题逐渐稳固下来的？在 20 世纪 80 年代，家庭治疗的专业领域内曾有过关于人们是否由于某些神经症性的对于稳定的需求而制造问题的争论；最终，专业领域没有认可这个观点。大多数人的问题是难以忍受的，大家愿意尽最大的努力消除这些问题。然而，问题出现了，家庭和夫妻通常围绕着特定问题的存在让自己稳定了下来。这种稳定性成为直接解决问题的障碍。

例如，丹妮丝对药物的使用造成了许多持续不断的危机，于是，夫妻的注意力转移到了如何处理孩子的问题，而不再是他们自己在婚姻中为了如何对待彼此而争吵。丹妮丝的问题变成了一个"舒适"的焦点，变成了夫妻无法直接面对的其他问题的情感垃圾桶，这使得他们可以从长期且令人疲惫的婚姻契约中分散一些心力。这个问题在家庭中扮演了什么角色呢？从答案中你可以发现，如果目前的问题要被彻底改变的话（例如，夫妻需要认识到他们的冲突，需要寻找积极的而非消极的互动方式），你可能需要处理关系中的什么部分。通常就在治疗过程中，你会发现这个答案的线索，例如丹妮丝耍脾气转移大家注意力刚好是在夫妻间出现压力时；或者当你询问父亲有关其婚姻关系的敏感问题时，他将话题转向了抱怨丹妮丝。

关系是如何随着时间变化的？

感情更淡了，情感更深了，争吵更多了？个人情绪或性格有变化吗（她更加易怒了，他的控制欲更强了）？有什么随着时间的推移发生了变化吗（他们和第一次相遇时有什么不同）？家庭发生变化了吗（环境或情境压力）？

想象一下，婚姻的开始像走入一栋新的大房子。有可以探索的房间、可以装饰和表达个性的场所、可以来回走动的空间。但是数年过去了，这些房间变脏，满是灰尘，慢慢地填满了垃圾——愤恨、只进行了一半的争论、未表达出的需求、受伤和痛苦的记忆。夫妻一个接一个地关上房门并上了锁，却未曾鼓起勇气讲出困难之处来清扫房间。这样的事情在数年间一次又一次地发生，直到曾经美丽宽敞的房间变得狭窄拥挤，夫妻发现自己住到了门前的过道上。唯一安全的话题是天气以及工作中老板的不好。尽管双方都会偶尔看一下彼此然后移开视线，但也只是快速地一瞥。

和这种无能为力感相伴随的，往往是自然的发展变化。例如，珍妮丝遇到她的丈夫时，正是她在寻找支持和稳定的时候。单身许多年之后，珍妮丝觉得马尔科姆刚好符合她的要求——一个像她爸爸那样负责任的男人。相似的，马尔科姆在珍妮丝身上也发现了他所需要的——被需要和掌控感。在结婚后的第一年，他们一起制定了日常生活的规则和程序：谁扔垃圾、谁主导性爱以及当其中一个人生气的时候该怎么做。它是奏效的。但是现在，六七年过去了，家里的一切并不好。马尔科姆负责任的态度，对于现在的珍妮丝而言更像是控制。珍妮丝对马尔科姆的信赖现在让他觉得像是依赖。

他们曾经都能从对方那里获得所需的东西，但现在那个洞已被填满，双方已然都发生了变化，婚姻契约已经到期。个人的改变与既有规则和关系中的角色之间出现了裂痕，不再相匹配。再一次，关系的房间让人感觉狭窄和拥挤。

理想情况下，夫妻双方将在此时公开承认他们的不满，并共同努力更新婚姻契约。但很多人并没有这样做，有太多的垃圾需要清理，实在是太难以承受了。反而，他们可能会将不满见诸行动（出轨、疯狂购物或酗酒狂饮），或双方一起严肃地谈论离婚，再或者恰好相反，他们可能决定分散注意力。方式之一就是以孩子为中心，只关注孩子及他们的问题和担心。夫妻默默地做了约定，如果无法成为好爱人，那就成为好父母吧。当然，并不是所有以孩子为中心的夫妻都无意识地处于痛苦的关系中。比如，许多父母通常遵照他们所处文化的核心价值观，本能地将孩子作为家庭的核心。他们可能会比你通常见到的家庭花费更多的精力关注孩子，有时甚至会让你觉得不舒服，但是家庭里有很明确的等级结构，父母之间的关系很好，他们可以像团队一样一起工作。事实上，他们的关系契约是最新的且代表着他们的需要。

虽然都是以孩子为中心，但两者是非常不同的。前者表面上基本结构是健全的，似乎也有清晰的等级结构，夫妻也能联合决策，但是在表面之下，夫妻关系已经破裂，就像地板下的腐朽支架一样。这些夫妻也许渴望出现不同类型的关系或回到早年间的美好时光，但不知道要如何去到那里，他们感觉被困住了，并且意识到孩子已经成为了他们在一起的黏合剂。你可以问这样的问题："如果你们的孩子长大了或独立了，你们的关系将会怎么样呢？"或者"一旦所有孩子都离开家了，作为夫妻，你们有什么打算吗？"然后看看这个问题会引出什么。

这样的夫妻动力会引发两种类型的危险：一种是有此类父母的孩子将自动把这种模式用作自己的夫妻关系和家庭示范。尽管他们从父母那里学习到了很强的养育技能，但他们仍然缺乏成人间亲密关系的模板。作为夫妻的成人，他们可能认为自己正在做正确的事情，但他们不知道为什么当他们独自相处时会感到空虚或尴尬。他们没有认识到，作为一个成年人，在所有的角色和形式中都是有价值的。

另外一种危险是焦虑，甚至是惊恐。在孩子开始离开家的时候，当以孩子为中心的父母面对只有他们自己的独处时光时，这种焦虑或惊恐就会到来。于是，他们可能会暗中破坏孩子的离开（"亲爱的，你要不就在这个城市上大学？"），或者仓促地寻找其他替代品（例如，收养儿童、养宠物、变成工作狂或酗酒，等等）来填补空白和转移注意力。如果你询问青少年的父母，一旦孩子离开家了他们最期待什么，而他们说不期待什么，因为觉得孩子就在身边住，或者爸爸说计划冬天的大部分时间都和别人去湖边钓鱼，你就要有意识——夫妻可能在孩子刚离开家的过渡期存在困扰。如果被追问的话，更健康一些的夫妻会说，他们确实很担心，因为他们的生活一直都围绕着孩子，他们担心彼此之间没有什么共同点或者事实上互相并不了解。

对于那些正在挣扎却决定不在治疗中解决问题的伴侣来说，他们基本上可以分开生活——如果没有合法离婚的话也可以在情感上分开。再说一次，等级结构似乎是适当的，父母关系看起来是牢固的，冲突很少或者根本没有，但基础设置是虚弱的。伴侣之间是疏远的，他们轮流当父母，或者其中一位是家长，而另一位待在别处（工作、外面的车库、与朋友外出）。距离替代了亲密。虽然孩子的基本需要被满足了，但他们几乎没有机会看到父母之间是如何互动的。长大之后在自己的夫妻关系中，这些孩子会再现这样的模式并在同样的情绪中挣扎。

不管状态如何，目标都是帮助重塑关系，以便更好地代表处于关系中的个体。所以你可以询问这类变化："你们各自与刚结婚时有什么不同？""你们各自现在最需要什么？"告诉他们这是关系中正常的发展性的转变，帮助他们看到这既代表了他们的成长，也代表了互相满足对方需要的能力，以及重新审视这些需要的必要性。

当然，关系的变化不仅来自内部，也来自外部。经历了严重疾病的打击、孩子或其他家庭成员的死亡、工作变化或经济压力，哪怕是最牢固的关系也会恶化或崩溃。尽管可以将应激源仅仅看作激活了关系基石上已有的裂缝，但我们还是有理由相信，如果没有这些应激源，夫妻也许并不会坐到治疗室的沙发上。所以你仔细查看这些：看看他们是否可以像一个团队那样工作，而不是躲在各自的掩体之下；帮助他们了解当他们在表面上做出不同反应时，他们其实都有着相同的情感和忧虑。

什么样的成年人才算"成年人"？

我们提出与评估家庭时相同的问题：成年人是否已分化？能否调节自己的情绪，不以同样的方式回应对方的焦虑和愤怒？在做决策时能否冷静思考，对决定和自己负责？显然，这对于一个家庭的整体运作很重要，而对伴侣关系的影响会更严重，因为伴侣之间的情绪和动力极易加剧。

破坏一个人成为或保持成年人状态的能力，最常见的有两种动力：情感创伤和关系三角。和伴侣一起探索和理解它们有助于你设定治疗目标，同时也帮助他们以一种新的方式看待他们之间的问题。

情感创伤

我们在第 2 章讨论了情感创伤，童年时期习得的应对方式缺乏成人世界所要求的灵活性，而这些创伤在当今的成人关系中被重新激活。我们在那一章的例子是，有些人对领导的批评非常敏感，因为他曾受到过父母批评的伤害。伴侣关系的亲密使得这种伤害几乎不可避免地会再次发生。

托尼打扫了房间，希望给米歇尔一个惊喜，然而经历了特别糟糕的一天的米歇尔什么都没说，没有热情地向托尼表达感激，这激发了托尼旧有的不被感激以及被忽视的创伤。他本能地滑入童年期习得的应对方式——生气，而这又触发了米歇尔的创伤和对愤怒的敏感，就像托尼一样，她重新退缩回像一个 8 岁的孩子。她这样的做法迅速强化了托尼的感受，他变得更加愤怒，而这又使得米歇尔进一步退行。

成年人在此时受到伤害。每个人都觉得受伤，各自内心的小孩被激活，双方都陷入了迅速强化的恶性循环。如前所述，尽管每个人都很讨厌这些感受，他们仍对此有很高的耐受性。随着时间的推移，其中一个人也许最终受够了这些——厌倦了被忽视和被指责的感觉——厌倦了她一生都是这样的感觉。她受够了。他们离婚，5 年后他们又复婚，再次重复这一过程，而他们并没有什么错。大多数的伴侣没有离开彼此（或者至少目前还没有离开），他们一遍又一遍地重演这种循环，互相指责，当与发展变化相结合时，问题变得更加严重。怨恨堆积如山，他们的亲密被侵蚀，家庭结构恶化。

关系三角

这是另一个动力，就像情感创伤一样，可以很容易地折磨伴侣并破坏他们成为自我分化的成人的能力。该模型基于史蒂文·卡普曼的戏剧三角（1986），并提供了一种对所呈现问题的有用的理解方法。

开始想象或者画一个倒三角形（现在就画，会有用的）。在每个角的顶端写上字母：左边是 P，右边是 R。在底部，三角形的尖端写上字母 V。好了吗？

这个倒三角形代表着两个人之间的关系。P、R 和 V 分别代表人们可以扮演的不同角色；它并不是人们本身，而是一个角色。这些角色互相交错连接，并且总是有人在上面（他看起来更有权力）、有人在下面。关系在一个圈中移动：根据卡普曼的术语，在 R 位置的人是拯救者（rescuer）。这个角色的人本质上有"善良"的控制权，他吸引 V，也就是受害者（victim）。处于受害者角色的人有时会觉得不堪重负。他感觉问题都落在了自己头上。拯救者上前一步说："我可以帮你。只要按我说的做，一切都会好起来的。"通常，伴侣将以这样的某种形式开始他们的关系。他们在心理上达成了协议：拯救者同意成为那个强大善良的人，受害者则处于被淹没以及无法控制的状态。每个人都很高兴。拯救者觉得自己被需要，是重要的，并且有掌控感；受害者则能够享受他人的照顾。

除了偶尔会发生一两件事情之外，它还不错。有时，拯救者厌倦了做这一切。他感觉自己好像背负着所有的责任，对方并没有做好分内的事情，没有给予任何回报，也没有感谢他所做的事情。拯救者周期性地感到厌倦、愤怒和怨恨。砰的一下！他转向了迫害者 P（persecutor）的角色。他突然爆发——通常是因为很小的事情（洗衣服，谁不倒垃圾），或者见诸行动（出去冲动消费，酗酒狂饮，出轨）。迫害者觉得这是他应得的。"看，最终……"，他对自己说，"看看我一直在忍受的这些！"在行为和愤怒之下的通常没有明确表达出来的信息是："为什么你不长大？为什么你不承担一些责任？为什么我必须在这里做所有的事情？为什么你不感激我为你所做的这些？这不公平！"这种不公平的感觉很强烈。

那一刻，受害者害怕了，移向 R 的位置，并尝试做些补救来平息风波。"对不起"，他说，"我没有意识到。我真的非常感激你所做的这一切。我会做得更好。"之后，拯救者（迫害者）对于自己的所作所为感觉很不好，走到了受害者的位置，感觉愧疚和低落。然后他们稳定下来，回到原来的位置。

有时会发生另外的情况，受害者厌倦了对方总是操纵一切，总是告诉他该做什么。他厌倦了什么都被管着、被批评和被看不起的感觉，因为拯救者会说："如果不是我，你不会成功的。"每隔一段时间，受害者就会感觉厌倦，然后砰的一下移向迫害者的角色。像拯救者一样，受害者爆发了，发脾气或者见诸行动，通常也是因为很小的事情。

在此没有说出来的信息是："你能不能不打扰我？""不要管我，不要再控制我的生活！""走开，我可以自己做的！"拯救者听到这些，在那一刻移向了受害者的位置。他对自己说："可怜的我，每一次我尝试帮忙，看看我都得到了什么。"然后，受害者（迫害者）对于自己的所作所为感觉很糟糕，走到了拯救者的位置，并且说了一些类似"我压力太大了，孩子们也让我觉得很累。我很抱歉。"之后，他们做了一些弥补，回到原来的地方。

虽然每个人都会在所有角色中移动，但通常一个人会更舒服地适应某个角色。这与个性、养育和习得的应对方式有关。拯救者在孩童时期通常是独生子女、最大的孩子或者在一个混乱的家庭中长大。他和父母之间常常是没有缓冲物的，并且很早就学会，只有表现得好，才可能避免陷入麻烦或者冲突："如果我随时待命，总是按照父母（和老师）说的去做，我就不会有什么麻烦。"

这类人学会了对他人很敏感，这是他的一种生存方式。他发展出了良好的雷达，可以区别情绪的细微差别。他高度警觉，花费所有的精力关注环境，并且处于待命状态，随时准备做父母想要他做的事情。本质上，他占据了这样一个位置："如果你高兴，我就高兴，并且我需要确认你是高兴的。"他因为表现好而被奖励，他的脑袋里塞满了"应该"。

然而，再次强调的是，对孩子来说奏效的方法并不必然对成年人奏效。作为拯救者的成年人，不只是需要去关注两三个重要人物，而是还有更多要关注的人。此时他觉得自己被向许多方向不断拉扯，因为他抢着去容纳他认为别人想从他那里获得的东西。他很容易就觉得自己像个殉道者，总有精力耗竭的风险。

他也很难知道自己想要什么。因为在他还是孩子时，他花了太多的精力向外看，做别人想要的事情，他从未有机会坐下来决定他想要什么。不像"应该"和规则，"想要"是一种感觉，而他经常没有意识到自己的感觉是什么。如果你问他："但是，你想要什么呢？"他犹豫不决，被卡住了。他对做出正确的决定、脑海里的批评声或是不冒犯生命中的任何人充满担忧。

他也很难生气或起冲突（这就是为什么他首先变好）。他倾向于压抑愤怒，直到无法忍受时又开始堵住它。但最后他还是爆发了，因为他对此是那么地不舒服。这些情绪创造了诸多戏剧性，他觉得好像自己最糟糕的梦变成了现实。他感觉愧疚，将它们重新推倒，只为了再次创建。

相比之下，受害者在儿童时期经常是家里最小的孩子，被父母过分保护，或者在他遇到问题时，哥哥姐姐总是介入帮他处理，也或者他是被虐待和细致地监管的。他在成长过程中错失了发展自信心的机会——自信心来自学习独自处理问题。现在，作为成年人，他很容易就觉得无法应对、没有信心，还容易焦虑。为了控制这种感觉，他寻找可以接手和帮助他感觉好一些的拯救者。

有些人大多数时间都是迫害者的角色，这类人会被认为是拯救者的邪恶分身。拯救者通过表现得好来控制，迫害者则是愤怒的、批评的和指责的。这是虐待者。显然，一些夫妻是从这种迫害者—受害者的关系开始，上演了童年时期的模式和角色。迫害者很早就习得，当害怕时我要变得强硬；"如果我能消极地控制我周围的一切，就没有人能躲在我身后抓住我"。

当然，和这些角色相对的是成年人——我们的工作目标，成年人说：

> 我对自己的想法、行为和言论负责。如果一些事情让我心烦，这是我的问题。如果你可以做些什么来帮我解决我的问题，我需要告诉你，因为你无法读懂我的想法。如果你决定不帮助我，我需要决定接下来该怎么做以解决我的问题。相似的，如果一些事情让你觉得困扰，那是你的问题。如果有什么我可以帮助你的，你要告诉我。如果我决定不帮助你，你可以解决它。你可能不会按我的方式处理它，但你可以做到。我不需要替你处理。

成年人也可以比关系三角中的那些人更加亲密。拯救者无法放下警惕或变得脆弱，是因为他担心受害者没有能力处理它。类似的，受害者永远不可能变得太强大，因为拯救者会觉得受到了威胁、失去了工作。受害者和拯救者之间的界线是真实存在于生活中的，它代表着他们之间的情感距离。

　　驱动关系三角的是权力不平衡、过度负责或责任不足、角色的互补性和看似对创伤的修复（一开始拯救者觉得被需要，受害者觉得被照顾），但这种"修复"很快就会转为再次创伤和负性循环。摆脱这种动力的方法是帮助两个个体变成成年人，再一次以与通常相反的方式应对——说出来而不是退缩，冷静下来，将愤怒用作信息而不是冲他人爆发，关注需要而不是应该。与此同时，双方都需要设置边界，对自己的问题负责，同时也保留对于对方需要的敏感性。

　　如果你能开始从关系三角的动力学角度来进行思考，你就可以寻找到所扮演的角色：

> 　　大卫，我在想，你是否觉得南希做得不够，或者不欣赏你，或者你觉得有时候被责任压得透不过气？南希，我在想你是否觉得大卫在主导关系，或者有时你是否觉得被控制？你们中的任何一位有时会对此感到愤怒吗？如果有的话，你们会怎么做？

　　关系三角的动力学角度能帮助你看到关系中的谎言。向迫害者立场移动的行为很快向你和伴侣解释了争吵、婚外情、酗酒、疯狂购物和其他各种形式的见诸行动的可能根源。通过向伴侣呈现这个模式，就像谈论发展性的改变和情感创伤一样，你在合理化他们的模式和问题，为他们重构引出现有问题的行为的根源，并用关系结构而不是对方的人格来替代它们。

　　就像家庭的结构模型一样，情感创伤和关系三角的概念帮助你评估是什么使得成年人没有成为理想的样子：童年创伤的情绪敏感区触发不断升级的负性循环；权力的不平衡和三角角色的互补性导致了见诸行动或过度反应。你不仅可以用它们来帮你揭示和定义冲突的根源，而且它们各自指出了一条治疗路线图，用于在伴侣关系中设定目标和做出改变。通过将这对伴侣与健康模型相比较，你可以衡量他们呈现的和你观察到的状态之间的区别，然后看看他们需要向何处迈进。

与孩子、金钱、家务活儿和性有关的决策是如何做出的？

这是关于成年人的问题及其随时间变化的逻辑分支。因为大多数伴侣，在从未公开地讨论、甚至从未意识到的情况下，逐渐形成了他们之间做决定的规则和各自的角色。询问决定不只是询问交流的内容和解决问题的方案，也是询问做决定的过程本身是如何运作的。你还能探索关系中的权力和关系三角的动力——谁负责什么？谁是最后拍板的人？和养育、金钱、性和家务活儿相关的问题是家庭中最常见的权力问题。寻找公平的或有效的问题解决方法（"为什么不是用你的收入来支付房租，而我来支付照看孩子的费用？"）常常会让步于谁的方法能最终获胜的争斗（"这是我的钱，不用你来告诉我如何使用它"）。

无须提醒，这些关于决策的问题会引起治疗中以及夫妻间的焦虑，因此考虑你前进的步幅是很重要的。如果伴侣对治疗本身是谨慎的或有敌意的，对你明显地不信任或仍觉得不舒服，或者已经非常焦虑以至于任何多一点的压力都会让他们摔门而去，那么请稍微等一等。但是，你不应该是被动的，等着他们来提出这些问题。

一旦他们似乎进入角色并稳定下来，就实事求是地询问他们如何做决定以及彼此的争论是如何结束的（有的人干脆认输；有的人默默走开，然后这件事就再也不提了；而有的人变得暴力）。你应该帮助他们对自己的愤怒极限和妥协能力感到好奇，对潜在的权力结构和权力斗争以及加剧它们的情绪感到好奇。在这些问题中，隐藏起来破坏家庭结构的怨恨经常会暴露出来。也许，更重要的是，通过提出这些问题并提到他们的焦虑，你在试探水温。在治疗的当下，你就能够看到这对伴侣是如何应对变化本身带来的焦虑、他们的阻抗在哪里，以及你需要多快或多小心地进行治疗。

出现了什么情绪以及这些情绪是如何被处理的？

这是关于成年人问题的另一个分支。莎拉在这次治疗中从头到尾都很激动，而她的丈夫迈克几乎不答话，看起来情绪很低落。可以肯定地认为，你在治疗室中看到的过程，某种程度上复制了在家里发生的事情。你不仅要注意伴侣各自的情绪，还要注意他在和对方或孩子的关系中的情绪。迈克总是看起来情绪低落、没什么反应吗，还是说这是他应对莎拉愤怒的方式？他会用酒精或药物来应对这种情绪吗？孩子们有谁会将他的愤怒付诸行动吗？莎拉是因为迈克情绪低落而生气吗？这是她试图让他有所回应的方式吗，还是独立于迈克或者其他人的自己的某种内部反应？她还会怎么处理自己的情绪——通过使用药物、过度进食或者出轨？这有没有什么可能与目前的问题有关？比如说，迈克的情绪低落使他们的女儿米歇尔很容易就对萨拉为所欲为？杰夫对兄弟姐妹们发号施令，是因为他觉得父母好像没有养育他们？

通过这样的头脑风暴——过滤你透过成人、家庭结构、关系三角和你自己的理论模型的视角看到和听到的东西——你试图将伴侣双方的个人情感生活、作为一个小组的伴侣和家人一起的情感生活以及目前的问题联系在一起。你可以通过直接问伴侣一些问题来检验自己基于直觉的想法："莎拉，你看起来很生气。对于迈克的不回应，你有什么感觉？"或者"迈克，你看起来情绪低落。是不是有时候在家里你也会是这种感觉？莎拉，在家时迈克在你身边似乎也会有同样的感觉，是吗？"

再一次强调，你眼下的目标是开放交流。你应该探索情绪的出口以及伴侣各自的情绪灵活度。你应该追踪情绪是如何互相反弹，引发情感创伤和行为模式（例如，迈克感到情绪低落和退缩，莎拉被孩子们折腾得筋疲力尽而很生气，这引起孩子们去找迈克并将他拉回家庭的互动中），并激发目前的问题的（例如，杰夫将迈克对莎拉的愤怒付诸行动）。你将找到情绪在何处需要被扩展（例如，迈克需要碰触他的愤怒），伴侣可以在何处将情绪的触发点用作功能失调的信号（例如，莎拉开始生迈克的气时，需要介入而不是忽视她），以及帮助伴侣再次看到他们的情绪是如何波及彼此以及其他家庭成员的。

关系问题有多严重？

从逻辑上讲，这与以上评估的其他核心领域有关。如果你怀疑存在伴侣问题、发展性的变化、承担关系三角中的角色和频繁的再次创伤，下一个你很可能要问自己的问题是："糟糕到了什么程度？"已经出现分居、离婚、外遇、虐待、被拘留了吗？他们曾经最严重的争吵是什么样的？通过这些问题，你试图了解的是问题和模式的长期性、关系的预后情况以及在期待其他任何一种家庭模式发生持续的变化之前先聚焦于这些问题的必要性。某些伴侣对这些信息很坦诚，但大多数伴侣不是这样的。如果他们看起来有些不情愿，你就要展示出敏感、温和、关心而不是评价的态度。通过把你对他们关系的评估和他们首要的家庭问题关联起来，帮助他们理解你的问题背后的意图。

再次强调，所有这些评估问题与那些用于评估整个家庭的问题是相似的，并且与你对整个家庭所做的一样，你要去揭示伴侣关系的结构和过程。你试图发现伴侣在解决问题时卡在了哪里以及是怎么卡住的；尽管很困难，他们是否能适应这些变化；情绪是否有合适的出口；伴侣能否将他们的关系视作与孩子的关系是不同的；他们是否都对关系和彼此有承诺。通过询问自己这些问题，你会开始将伴侣从家庭中分离，此外，通过他们的反应能看到，对这样的探索他们有多开放。通过询问伴侣这些问题，你让他们明白，他们的关系本身是非常重要的，并且与目前的问题相联系，这对问题的解决至关重要。

对伴侣进行何种工作是你评估对整个家庭和问题需要进行什么工作的一部分。你不应该重复问题（例如，就像伴侣经常做的那样忽视伴侣间的问题），或迷失在功能失调的模式和角色中（例如，屈服于丈夫，正像他的妻子经常做的那样）。记住，是由你来负责治疗的。

修复伴侣关系

伴侣治疗是不是看起来有些让人望而却步？反移情似乎过于集中？这会不会让你想起自己对待父母的方式？思考伴侣工作并保持合理客观的最简单的方法是，将其视为家庭工作的一个较小图景。最终，你仍然是在处理最基本的家庭治疗元素——判断谁有问题、定义和阻断功能失调的模式、寻找缺失的东西、追踪过程，并改变情绪氛围。如同家庭治疗，你要积极主动，表现出领导力，要小心，不要通过再次扮演理想伴侣的角色激起他们各自的创伤。

下面是从家庭治疗的指导方针和目标转化而来的伴侣动态。

改善沟通

不管你的理论取向如何，改善沟通总是个好的开端，这是深入沟通的基础。所以，你可以从治疗最基础的部分开始——促进过程以使每个人都能学会轮流替换，帮助夫妻谈论他们自己而不只是指责或批评对方，鼓励他们谈论自己的情绪而不只是想法和合理化的解释，督促他们谈论此前尚未谈论过的内容。让他们进行沟通练习（让每个人在说其他事情之前，先重复她理解的对方所说的内容），教他们使用"我"开头的表述，让他们了解男性和女性在沟通方式上的差别（比如，男性倾向于提出问题的解决方案，然后去实现；而女性则渴望他们不要说话，认真倾听，一起讨论问题），或者尝试让他们进行非语言交流——雕塑或者画画。你可以将自己的工作视为教练、交警、老师、榜样，或以上所有。

你需要在多大程度上控制伴侣之间的交流，取决于具体的情况。如同在家庭治疗中一样，最开始你希望他们互相交流，以便你可以看到他们的沟通能力如何：事情在什么地方进展得很顺利，交流如何开始以及在哪里出现问题，何时你必须阻止他们通过你来引导交流，以使得他们不至于过分依赖你甚至是对于在家和对方进行交流更焦虑。一旦你弄清楚了他们的沟通模式，你就可以开始阻断和改变模式了（"赫克托，听起来你像是在责怪特丽萨。而她感觉被斥责，变得防御起来。试试告诉她你的感觉和你想要她做什么。"）。

很明显，如果他们的沟通极具破坏性，你应当更多地掌控过程，让她向你而不是伴侣说话；或者单独会见他们，以减少通过言语和非言语形式激怒另一个人的机会。但是，随着他们沟通能力的提升，你可以给他们更多的空间（当他们沟通得不错时，你可以盯着自己的鞋子），你的介入只要足以让他们保持在正轨上并开放和诚实地沟通即可。

一些治疗师在指导伴侣如何更好地沟通时，常犯的错误是不能将他们的教学与这对伴侣的期望相匹配——做正式的沟通练习（比如，一系列"我觉得……"的表达）也许能有效地教授技巧，但也会遇到阻抗——伴侣可能在情感上觉得被逼迫着讨论他们周四晚上的争吵，或者丈夫觉得治疗是愚蠢的，而治疗师的做法恰好证实了这一最糟糕的担心。等到情绪波动减弱或者将你的练习与丈夫的担心联系起来，然后指导他们更好地沟通。你要领导，但不要强迫。

教授解决问题的技巧

尽管大多数的伴侣在进入治疗的时候带着他们需要解决的一些问题，但是你的工作并不是帮助他们解决问题，而是教给他们解决当前问题和将来可能出现的问题所需的技巧。好的问题解决方案包括良好的沟通、能从现实角度看待关系的运作方式、伴侣双方能够清晰明确地知道自己的需求以及了解问题究竟是什么。

所以，当你帮伴侣解决他们带入治疗的问题和争吵时，应该识别这些技能（"你们俩在表达自己的感受上做得很不错"），帮他们概括过程（"你们都能在不生气的情况下谈论简。这次你们做了什么让这个过程变得容易一些了呢？"），协助他们克服沟通障碍（"比尔，你看起来只是被动地同意林恩所说的内容。我在想，你是否不愿意有分歧？你自己真正想要什么呢？"）。将你的角色更多地看作帮助他们微调所呈现问题的教练，而不是只会倾倒大量信息的讲师；帮助他们识别好的解决问题的过程，而不是关注问题的内容。

制止暴力

在第 10 章，我们讨论了哈里斯一家和爱伦的问题恶化，讨论了通过提供清晰坚定的制止暴力的指导准则来帮助家庭成员管理情绪和冲突的重要性。对于伴侣也是如此。你需要在治疗中通过强有力的领导来帮助他们学习放慢和停止给情绪火上浇油，如果有必要的话，单独会见他们，直到你可以在愤怒管理方面指导他们，并且他们可以相对稳定地一起待在房间里。在家里，他们可能需要你的急救计划来帮助他们停止自动进入的破坏性模式。这就是为什么你应该（作为评估的一部分）询问"糟糕到什么程度了"，通常，你想象中的伴侣可能永远不符合暴力伴侣的形象。

在治疗室和家中停止破坏性的争吵是暴力等式的一半；另一半是解决真正的问题。在儿童和青少年的部分，我们谈论了父母重新审视问题、拆解争论及冷静下来后再和孩子解决问题的重要性。在伴侣这里可以类比的是商务会议—— 一个很好的家庭作业。

这背后的理念是，大多数的个体有能力在工作场所一类的环境中表现得像个"成年人"。在那里，如果他们感觉很受伤或者如果有很严重的误会，他们不太可能爆发或攻击别人，而是用一种合理的方式表达他们的感受并解决问题。为什么他们无法在家里这么做呢？因为这是家，有亲密的关系，存在着强烈的情感创伤，轻微的触碰就能迅速激怒对方。

如果伴侣可以做一次，那么他们就可以再做一次（尽管有很多困难）。为了帮助他们区分情绪和解决问题，让他们在家安排一次商务会议。伴侣要做的是，写下这一周出现的困扰他们的问题（周二晚间对晚饭的伤人评论，凌晨 3 点对钱的担心），或是因为他们太累或时间限制没能谈论的实际问题（比如选择家庭度假时间或者决定是否要在今年买一辆新车）。会议时间可以设置在两人都方便的时间——不着急做什么或被孩子分散注意力（周六一早通常看起来是个不错的时间）。每个人都有一个议程，你让他们像在工作中那样讨论他们的问题——每个人都表现良好，专心解决问题。会议时间不需要太长——30~45分钟就好——规则是，如果事情无论因为何种原因变得情绪化了，他们要停止会议，把它带到下一次治疗中来。

这里的目标是创造一种成功的体验——"成年人式的"交流，目标是有效地解决问题和有意识地走出破坏性的模式，哪怕只是在很有限的时间内。作为副产品，这也有助于发展自我调节能力。通过等待和稍后再谈论问题，伴侣避免了情绪最猛烈的时刻，各自冷静下来后，可以把情绪当作信息使用。知道有一个安排好的机会能讨论感受和问题，有助于冲动的伴侣学会延迟，或没有主见的伴侣有时间准备她想要说的内容。

如果伴侣在家没能成功做到这点，如果商务会议变得太过情绪化或情况不断恶化，让他们把议程带到治疗中来，然后你和他们一起讨论。在你的安全领导下，你可以帮助他们处理和控制情绪，并在会议中提供成功的经验，使得他们最终可以在家里应用这些经验。

最后，在家里还有另外一种形式的暴力，它并不直接是伴侣的问题，但很明显是由伴侣控制的，即同胞竞争。不是所有的同胞竞争都是虐待性的，和其他养育问题一样，你需要追踪模式和动力，并探索伴侣的技能和情绪。父母对于同胞竞争经常有不同的容忍度，这种不同步阻碍了他们作为一个团队来一起进行管理，从而也影响了家庭结构。有时，一方家长会认为这是当前的问题，或者，作为评估的一部分，你也可以询问孩子们之间的冲突以及夫妻是如何一起回应的。

例如，如果你发现一位家长完全无法容忍任何同胞冲突，问题是什么？他是独生子女，可能没有正常的和兄弟姐妹互动的经历？同胞冲突是不是在自己的童年家庭中就无法被容忍，只能通过压抑的方式来解决？是不是有什么冲突在某种程度上负面地反映了父母的自我形象？父母是不是容易焦虑和不确定要如何具体应对这个问题？另一方面，如果容忍度看起来极高（兄弟姐妹们身体受伤或被情感虐待），是不是孩子将夫妻间的愤怒见诸行动了？是不是父母因为抑郁或其他情感偏见而形成的表面上的无意识？或者是父母因缺乏技能而无力行动造成的？

除了过晚、过于鲁莽地介入或完全不介入之外，给父母的另一个选择是，帮助他们一起工作，进行预防：当孩子们互动得很好时给他们积极的反馈（"你们一起玩卡车玩得很好！"）；当冲突开始的时候留神听，如果听起来冲突逐步升级了，尝试转移注意力或者分开他们（"托尼，你可以过来一下，帮我准备晚餐吗？"）；明确规则（例如，你可以生气但不能打人）和后果（暂停，取消特权）；在每个人都冷静下来之后讨论发生了什么（"之前你们是怎么吵起来的？你们如何解决这个问题？"）。如果父母无法采纳这些建议，再次询问原因。也许，你需要将他们的新行为和技能分解成更小、更精细和更易操作的步骤，或者进一步探索同胞竞争在夫妻或更大的家庭动力中起着什么样的作用。

让伴侣了解情绪和关系

正如修复家庭关系在于帮助家庭改变模式和为各自的情绪负责一样，修复伴侣关系也是如此。比如，向他们解释关系三角；为他们画出拯救者、受害者和迫害者的角色；展示权力不平衡会如何加剧愤怒以及见诸行动是如何帮助他们变换了看待问题的角度并使他们摆脱责备；和他们谈论发展性的变化或情感创伤能帮他们远离当前的思维方式并提供产生变化的路径。这些视角不仅为你提供了修复的路线图，而且通过你的领导，也帮助他们采用了相同的视角。

如我们在第 11 章中所讨论的，总有一些时候个体问题渗透进伴侣或家庭问题——艾米有进食障碍，安东尼奥惊恐发作，柯尔斯顿明显很抑郁并且曾经尝试过自杀。在这里，你的临床决策是，这些问题是否可以被纳入家庭或夫妻治疗中，还是需要被分开来进行单独治疗。如我们谈论青少年时所说，青少年有自己的空间，和一个健康的成年榜样有不同的关系，这对青少年来说往往是很有价值的。

然而，就伴侣来说，则没有那么清晰。当严重的临床问题——如厌食症、重度抑郁或药物成瘾——影响了其中一位时，显然需要先进行集中的个体治疗直到他稳定下来。但是，丈夫因为可能失去工作而出现了第一次惊恐发作，担心可能会失去家庭，需要先进行个体治疗吗？也许不用。你可以帮助他理解焦虑是如何工作的，你可以在治疗中花些时间帮他学习一些减轻焦虑的技巧，你可以建议他就可能的用药去看医生，你也可以公开地谈论在他焦虑加剧时他的配偶可以如何帮助他。

理想情况下，他的伴侣在房间内，她不仅可以了解丈夫的担忧，还可以了解他为什么一直这样行事。对于他的问题的讨论，给她提供了一条帮助他的清晰道路，而不是让她担心。这在理论上是很好的，但在实践中也许并不那么理想。如果伴侣关系充满冲突，如果各自进行壕沟战，待在自己的情绪掩体里，她也许并不会觉得自己可以帮助他应对他的问题，而是确认他的确有问题并且是夫妻和家庭问题的根源。治疗没能给他提供支持，反而进一步加深了他们之间的裂痕，削弱了他们的关系和合作能力。

再次强调，治疗是一项务实的工作。你可以聚焦于某个人的个体问题，观察另一位伴侣如何反应。如果你能真正地理解他们，觉得可以在不使夫妻和家庭的焦点转移的情况下帮助他们解决根本问题（"试试这周做做这些"；"看看你们是否可以一起做……"），看看会发生什么。如果你怀疑这只会加剧夫妻关系的不平衡，探索（"你怎么理解阿诺德突然的惊恐发作？"）并看看接下来会发生什么。如果更多的是相同的回应（"我一直认为他在焦虑方面有大问题"），为了阿诺德的利益，你可以决定让他去做个体治疗，而你更多聚焦于伴侣治疗，以便阿诺德不会变成新的被确认病人。

对所有伴侣来说，帮他们意识到下面这点是有益的——大多数时候尽管他们的情绪风格不同，但他们的感受是相同的："根据你们两人的描述，似乎你们都感到被忽视和孤独，但你们的表达方式却不同。莉兹，你看起来安静下来了且有些退缩；而马特，你的风格是易怒和苛求。是的，你们自然做出的反应是撤退或要求，但你们的感受是相同的。"与他们只是意识到了差异相反，你在帮助他们看到共性。

使他们对权力问题保持敏感

不只是暴力伴侣需要有能力辨别解决问题何时变成了权力斗争，或者何时谁做出最后决定或结束争吵已经变得比决定和言语本身更加重要。所有的夫妻都需要有能力识别何时讨论在恶化，知道哪些话题是潜在的地雷（"我意识到我们不能谈论我的母亲、你喝酒的事情和我两年前的外遇"），意识到何时这些话题被用作争吵中的有力证据并有能力在事情失控之前停下来。你作为治疗师和局外人要在这方面起领头作用。你往往是第一个澄清过程，并指出权力斗争引发了哪些情感的人。

创造积极互动

有没有喜欢谁？找个没有孩子的晚上俩人单独出去怎么样？当你帮助孩子们回到合适的角色，当你平息了冲突时，夫妻之间需要一些东西来填充，否则原有的东西会再次填满。那些分居多年的、将孩子作为缓冲区并用冲突来代替积极互动的夫妻，需要的不仅是停止他们正在做的事情，而且要逐渐学会对亲密和支持感到舒适。

这里的节奏是个关键，重要的是不要走得过快。已经有 10 年没有外出约会的伴侣在这么做的时候会很焦虑，最后很容易变成整个时间都在讨论约翰尼这周做错的事情，或者争论这家餐厅是不是太贵了。

你可以通过增强治疗中的亲密度和风险开始：帮助他们跟对方说话而不

是跟孩子说，谈论他们喜欢什么而不是他们不喜欢什么，帮他们一起计划一些度过宝贵时间的小练习（在孩子们上床睡觉后，一起看一部他们想看的电影，而不是总看儿童电影），并且正常化他们可能感受到的焦虑。再次强调，你需要敏感，在那条接近他们的焦虑、开放沟通和亲密（往前走，自然地询问他们的性生活），与吓走他们、让他们退后（好吧，也许这并不是个好主意；退后并询问他们对于你提及性生活问题的感受）的细线上小心翼翼地保持平衡。随着他们和对方、和你有了更多的积极经验，他们将有能力迈向更大的活动和挑战。

阻断模式

这里我们回到基本点。像家庭一样，伴侣动力也筑于有问题的模式之上。像家庭治疗一样，你的默认设置——当不十分确定该做什么时你所要做的——是阻断功能失调的模式，看看会发生什么。

步入泥潭

是的，伴侣治疗和家庭治疗没有太大的不同，但伴侣治疗由于一些原因可能会更困难。单独会见伴侣意味着你在创造另一个尴尬的三角关系。你取代了孩子的角色，处于伴侣中间，而且你可能也会像孩子们一样感到想要结成联盟，成为伴侣之间的缓冲或分心物；或者不支持任何一方，这样就没有人会对你发火了。就像和有孩子的家庭进行工作一样，避免这种三角张力的最简单方法是，在治疗室里，在过程中，当它们出现时去定义它们，以保持对伴侣和他们的焦虑的关注。

在伴侣治疗中，平衡是非常重要的。如果你决定单独会见伴侣中的一位，确保你也会单独会见另一位。如果你和一方讨论了目标，和另一方也要讨论。让事情失去平衡是危险的。花更多的时间在一方身上会引发恐惧：你们两人联合起来了，或者你真的认为是另一方有问题，需要你的注意。这会激起原有的同胞竞争的感觉。要清楚你的治疗决策，对可能的误解保持敏感。

在踏进治疗之前，你也需要对自己保持敏感。你也许被诱惑着扮演某个角色，更认同某一方，不只因为伴侣的需要和模式，还有你自己的需要和模式。你在自己的关系里的偏好会很容易使治疗室里你所看到的东西带上色彩。

例如，如果你刚才一直在和你的丈夫争论他不在家干活，或是他每个星期六都要去打高尔夫，和男人们一起看球，你可能会发现自己认同了对面那个抱怨丈夫"除了坐在电视机前什么都不做"的女人，或者认同了那个讨厌自己妻子看起来一天有 12 个小时都在煲电话粥说家事的丈夫。用他们的过程来间接地表达你的沮丧、孤单和愤怒是很有诱惑力的——"这难道不会让你生气吗，玛格丽特？为什么你不告诉艾伦你有多生气？"谁在这里接受治疗？通过合理化你甚至可能鼓励夫妻实施你想要离婚的愿望。

如果你选择分别会见伴侣，这种移情—反移情过程的微妙甚至可能被更大程度地增强。使用调情来应对焦虑的男人，可能成功地和你重现了他曾有过或正在发生的婚外情，或他和你所幻想的婚外情。"只是想和你再单独见一次来讨论一些私人问题"的女人，也许使你和她产生了友情和亲密感，而这些是你现在的关系中所没有的。每个人都变成了另一个人幻想和投射的空白屏幕。

当然，解决方式就是觉察。问问自己这些难题：我需要哪些尚未从我的个人关系中得到的东西？我最需要来访者的是什么？我要怎么知道自己何时和一个来访者过度认同，何时在鼓励他们做一些我自己做起来有困难的事情？如果身边有人能帮助你实践你所认可的，以及把你的个人问题和专业问题分开（例如，督导师、信任且经验丰富的同事、你自己的治疗师），也会是很有帮助的。

长途涉水

马克和他 10 岁的女儿麦琪来见你，他是她的监护人。他描述说，麦琪每个月有两个周末是和她妈妈在一起的，回来之后的三四天她都会"野蛮无理"。他也认为自己知道问题是什么。问题就是，他的前妻"只是让麦琪做任何想做的事情，基本上忽视了女儿"。他说他需要在这些探望之后如何管理麦琪方面得到帮助，同时，他也在考虑再上法庭来终止所有的探望。他很想知道，你是否会在某个时间考虑写封信给出自己的专业意见。

在一起的伴侣承认他们关系问题的能力，在连续谱上存在无数个点，与此相同，在分居或离婚的伴侣和父母之间的远距离冲突关系中也存在这样的连续谱。没有夫妻，孩子仍然是三角关系中的一部分，并且孩子陷入了敌对父母的交火之中，在这样的情况下进行夫妻治疗并不异常，也不容易。

正如夫妻或前夫妻在模糊自己和过去、自己和孩子之间的那条线一样，你的角色也会很容易变得模糊不清。在这些案例中，有效的进攻就是最好的防御。也就是说，尽可能迅速和清晰地为你自己和来访者界定你将做什么和不做什么，你认为哪些目标是合适的，哪些不是，什么是治疗事宜，什么是法律事宜。目标是，不要陷入你需要做这对夫妻明显做不了的事情。

比如，对马克来说，很重要的是明确澄清他在和麦琪相关的事情上需要什么帮助，他是想寻求一些管理技巧，还是期望你单独会见麦琪帮助她处理探望之后的激烈情绪？他是想要一份正式的对麦琪的评估用作法庭证词，还是有未表达的期待——通过你和麦琪的单独联系，你从她那里收集一些信息然后他可以在法庭上使用？如果你的来访者看起来正在尝试让你陷入做出法律建议的困境，不要犹豫，直接建议他就此事联系律师或者要求律师提出正式请求。说清楚，把它放到桌面上，再次确认你知道谁有问题以及问题是什么，还有你的来访者是谁。

如果你的第一印象是，问题更多在于父母之间持续的争斗，而不在于孩子，你可以说出来。接下来的一步是邀请未出席的家长参与并帮助他们一起工作。这也包括帮助提出一些双方都同意的管理孩子的方法（比如，都同意实行相同的上床睡觉时间），更进一步帮助他们解决持续存在的问题，或者把整个事情外包给训练有素的调解人或其他婚姻治疗师。通过让父母双方都参与治疗，你可以避免陷入父母之间持续不断的战争中。

一些治疗师会拒绝会见个案，除非父母双方都在；有些不要求必须得在治疗室里当面见到，但至少要和另一位家长电话联系（比如，当另一位家长居住在国外时），以便他们可以听到双方的故事，澄清孩子可能需要的帮助，鼓励父母进行合作。再次强调，目标是避免偏袒和重复已经存在于孩子身上的三角关系。

当然，如果你觉得有理由担心，你有责任为孩子发声。比如，如果你从麦琪那里了解到她被忽视了或者被放在不安全的环境中，以及如果她谈到了潜在的或真实的情绪、身体或性虐待，你有责任通知有关部门，通常是社会服务部门，这样他们就可以进行正式的调查了。有时，在你可能感觉到孩子身上发生了什么，和孩子觉得有父母的压力而报告事情之间，有一些细微的区别。如果家长向你报告，她觉得孩子正在被虐待或忽视，而你自己并没有一手资料时，你也许应该联系你所在地的保护服务部门来澄清他们的协议，也告诉家长可以做一个正式报告。

如果你有任何犹豫（并且在这样的案例中，可能经常会有疑问），联系相关部门（和你的督导师，如果合适的话）是最好的方法。他们有权进行调查，而你作为治疗师而不是调查者的角色也可以明确。

就像其他伴侣治疗一样，这种远距离冲突有一种情感上的吸引力，尤其是如果你自己有类似未解决的问题。如果你只听到了一方的故事，看到可怜的孩子夹在中间，很容易就在情感上加入一方反对另一方；或者反对双方，也很容易和孩子过度认同。

保持清晰是良药——通过自我反省和督导保持对来访者和你自己的清晰。

引入其他治疗师和你一起与这个个案工作，让其他治疗师见孩子，让一个团队在玻璃后面观察治疗过程，收集法院记录来找出是否有法院命令和法律授权，与法定监护人谈话，澄清角色，收集背景信息。做你需要做的事情，防止自己被卷入已经被情绪扫荡的家庭动力中。

伴侣和背景

父母分享两种关系——一种是他们孩子的照料者，另一种是他们作为伴侣的关系。虽然他们经常在进入治疗时不清楚这两种关系之间的边界或者只关注其中一个，但是你的工作是帮助他们区分这两种关系，同时也展示它们是如何联结的。

如这一章所说的，这种清晰对于家庭保持结构和情绪健康是很重要的。作为一个孩子，不被拖拽成像大人那样行事，也不用为大人无法处理的问题承担责任，是很难的。作为父母，当你在自己和伴侣的关系中感到难以忍受或被忽视时，很容易转向你的孩子寻求支持或分散注意力，但这是有害的。

伴侣关系是由与家庭相同的基本模式和过程构成的，你的其他家庭技能会在你开始和伴侣一起工作时为你服务。牢记基本点，不要害怕逆着他们和你自己的习惯行事；再次强调，最重要的是真诚。

自我觉察：第 12 章练习

再次强调，伴侣治疗与家庭治疗最大的区别不是治疗室中有多少人，而是你自己对伴侣所呈现内容的各种反应。下面这些练习鼓励你觉察自己在专业上的偏好和个人的偏见。

1. 你从你的父母那里学到的关系的本质是什么？他们的关系是如何塑造你对自己关系的期待的？关于关系中的问题应当如何解决，你学到了什么？你的父母出现的哪些失误是你最想要避免的？

2. 思考你当下或过往的亲密关系。什么问题最容易引起你的愤怒，激起你离开的冲动？哪些话题最容易转变成权力斗争或造成僵局？为什么？

3. 你个人是如何定义亲密的？性在你现在或过去的关系中扮演着什么角色？当你做伴侣治疗时，这些议题是如何造成你的反移情问题的？

4. 你自己的夫妻治疗理论是什么？它与整体的家庭治疗或儿童治疗的不同点和相似之处是什么？你的基本假设是什么？

5. 对于关系，你的个人价值观是什么？承诺的限度是什么，如果有的话？在伴侣的问题和孩子的福利之间你如何划分界限？关于伴侣关系，应该在多大程度上对孩子公开？谁在什么样的情况下有更高的优先权——伴侣、孩子或是自己？你私下里会如何决定？

6. 如果你有兄弟姐妹一起长大的话，回想你们的关系。在你的家庭里，同胞竞争的程度如何？你的父母是如何处理的？你认为在家庭动力中，此类竞争的原因或功能是什么？

13

一个人的力量

家庭背景下的个体治疗

安慢吞吞地抱怨着，无精打采地一个字一个字说着，看起来精疲力竭。她告诉你，她是如何在午夜花几个小时走来走去，抑或只是坐在餐桌旁或躺在床上凝视无尽的黑夜。对她来说，一切似乎都是灰色的；甚至曾经让她感到兴奋的事情——与朋友共度夜晚、工作中的新项目——现在似乎变成了一种负担、一种责任。她长长地叹了一口气，沉重的叹息声弥漫并充满了整个治疗室。

重度抑郁？持续性抑郁障碍？适应障碍伴抑郁和焦虑？不论你叫它什么，《精神疾病诊断与统计手册》（第五版，DSM-V）中都写到了。现在我们要谈的是个体治疗。

如果你是个家庭治疗师，你可能感觉不舒服或者你认为应该对此感到不舒服。不仅治疗室有点过于空旷，只是想想要踏入个体病理学和个体内部动力的沼泽，你就觉得犹豫不安，举步维艰。

不要害怕。这一章我们一起探索如何以家庭治疗师的身份与个体进行工作，毕竟，家庭治疗不是你能够把多少人塞进治疗室，而是能在脑子里装下多少人。你做什么并不太重要，重要的是如何思考——根据他们的各种模式和互动来看待问题和人。从这个视角，你能帮助来访者改变他人或者帮助他人改变来访者。它们确实是同一枚硬币的不同面。

"是我吗？"

大多数来访者不会使用互动的方式看待他们的问题，而是从自己的视角出发来看待问题，往往只能看到硬币的这一面。在机构或临床环境中，像安这样的人可能先打电话来，然后独自前来，被做预咨询的工作人员接待，进行初步访谈。然后这位工作人员在预咨询的表格上写上"可能是抑郁"。当她独自出现在你的办公室，她将会谈到由她自己（"我是一个麻烦"）或者他人（"我的母亲是个麻烦"）引起的家庭问题。无论来访者以何种方式呈现他们的问题都不重要，重要的是你要提供给他们一个他们所没有的视角。

我们再次谈到给来访者提供一个不同的问题和理解，来替代那个已经变得过于熟悉和舒适的问题；谈到看见缺失的部分，并接近他们的焦虑。例如，如果安只是谈论自己过往所做的所有糟糕的事情，不断地讲述她的丈夫是如何搞砸她的生活，或者表达自己对于母亲从未真正关心过自己的失望，从她的角度来说她是没有错的；她只是陷入其中动弹不得，她的内心叙事总是导向相同的寓意。这种受困的感觉饲喂着她的抑郁。你要通过倾听并认可她的视角开始治疗，但是之后你应该鼓励她看到硬币的另一面并关注她没有看到的东西。

如果她只是谈论过去，那么你应该去了解目前的情况。不是像受害者似的责怪她的丈夫或母亲，取而代之的是帮助她划清自己的责任和别人的责任之间的界限，并看到她在这些互动中的角色。通过帮安认识到她可以控制什么以及无法控制什么，通过鼓励她用新的方式谈论新的话题，你帮助她在新的以及可能是更积极的方向上调动她的能量和资源。

你还应该通过向来访者提问，给他们介绍如何系统思考以及各种模式的力量："所以，当你告诉母亲你有什么感受时，她说了什么？""之后你回答了什么？""通常这样的对话如何结束？"像这样的问题能够帮助来访者认识到，有一种互动的动力正在影响着他们的各种问题和情绪；他们可以不用以那么多自我责难、非黑即白的方式来看待自己过去的决定。例如，帮助安看到母亲和丈夫作为一个个体，是如何被他们各自心理上的他人网络所影响，也许安并不会由此原谅他们的行为，但可以对他们投以不那么恶毒而是更人性的眼光。通过回避指责和内疚、发展更完整的看待各种人际关系和问题的视角，安会得到更强的掌控感，而这种掌控感能够作为抑郁的解毒剂。

那么，关于"是我出了问题吗"的答案是"是的，至少部分是，如果你不认为完全是的话"，以及如果你确信它不是，答案是"不，也许不是"。治疗的目标不是要识别出罪魁祸首，而是扩展思路超越两分法。你不会只是受害者或只是迫害者，经常同时都是或者二者都不是；你影响你周围的人并被他们所影响。

进来吧：用家庭来帮助个体

如果你相信问题是相互影响的，那么将围绕着某个问题交互作用的所有个体带入治疗室就是有意义的——当然，这是家庭治疗经过验证的有效基础。然而，即使你或来访者认定将个体治疗转换为某种形式的持续家庭治疗是不合理的，仍然有许多方式来赢得重要他人的帮助。

其中一个方式是把重要他人带入一次或两次收集信息的治疗中。例如，当卡西谈到她觉得在青少年时自己用了虐待的方式对待妹妹，这让她很内疚，治疗师建议她邀请妹妹参加一次他们的治疗。卡西邀请了妹妹，她花了很多时间独白，关于她对那些过往时光的感受。能感觉到她有许多犹豫不决和焦虑，但她终于有机会说出了自己原本无法说出的话，用语言表达了数年间只是在内心感到悲痛的事。这种宣告、这种忏悔，本身就是治疗性的。

合适的听众甚至会让这种治疗性增强。她的妹妹做了在这样的情境下经常发生的事情。她承认了卡西所说的——她对卡西的行为感到受伤又困惑，她对那段时间的记忆如何持续地使她们现在的关系变得紧张。但是之后，当被问到她自己是否有遗憾或内疚时，她转换了角度，为自己不理解父母对卡西的残酷向卡西表示道歉，对像墙一样地隔开卡西数年表示道歉，最多的道歉是出于她没能表达对卡西为她所做的一切的感激，包括她在大学处于困难时卡西愿意给她的理解，她的女儿在几年前去世的时候卡西伸出援手安慰和支持她。

治愈发生了，不仅因为卡西忏悔并被原谅了，也因为来访者长久以来挥之不去的扭曲的记忆被矫正了。通过妹妹，卡西发现了新的看待自己和自己行为的方式，如果没有家庭成员的反馈，这是非常难以实现的。

有时候这种治疗的焦点不在于治愈过去，而在于解决目前的问题。路易斯刚开始与纳丁约会，但是他已经在想他们应该在一起待多长时间，并且纠结于自己的想法是否与纳丁的期待相符。因为关系才刚刚开始，对于向纳丁提议考虑开始伴侣治疗的做法路易斯感到并不舒服。尽管如此，他确实也同意，如果纳丁可以参与一次他的个体治疗，一起谈谈这个话题或许会有帮助。

纳丁在下一次治疗中来到了治疗室，治疗师发起的对话使得路易斯用一种更直接的方式处理他的感受和顾虑，而不是过去他所采用的和纳丁沟通的那种方式。在治疗中他能够很自信而不是保持沉默思考；他冒险尝试向她提问，而不是假设他知道纳丁想要什么。纳丁离开时，对路易斯的印象是"这是一个坦诚的人"，而路易斯也有机会用一种不同的模式开始一段新的关系。

有时，让他人进入个体治疗的动机更多地来自你自己，而不是来访者。由于清晰的设置，个体治疗被局限于它本身的视角中。作为治疗师，你可能需要他人进入治疗来提供更全面和准确的关于过去或现在的描述，或是帮助你更好地抓住已经发生的或正在进行的互动模式。

那些你邀请的人本质上是提供信息的人。你的焦点是发现你遗漏的重要信息，而不是将治疗用作一个解决问题或揭露长期保守的秘密的论坛。来访者在倾听，并在倾听中能够退后一步去看，这也许会让他听到以前所听不到的内容。

例如，在莫利的个体治疗中，她谈到酗酒的父亲最偏爱她，而父亲似乎忽视了其他兄弟姐妹。治疗师问能否邀请她住在城里的哥哥参与她的治疗。哥哥的确来了，但与卡西和她妹妹的治疗不同，是由治疗师向哥哥提问的。治疗师询问他如何看待父亲与莫利以及其他孩子们的关系，还有他如何理解自己的童年。

不仅治疗师得到了不同的并且更全面的关于早期家庭生活的看法，安静地坐在角落的莫利也听到了各种反应、感受以及对问题的回答，由于她自己的盲点、焦虑和假设，她本来从未意识到这些。因为治疗焦点和过程不是在她身上，她能够真切地听到她的哥哥说了什么，她像卡西一样，获得了一种看待自己过去的新视角。

尽管把他人带入个体治疗很显然是一个重塑过去和现在的好方法，但是这样的治疗需要认真仔细地计划。客人需要知道他们为什么来到治疗室。毫无疑问，他们对会发生什么感到焦虑，并可能对治疗转为审讯和测试抱有无数种幻想。你需要欢迎他们，主动建立联系，并且无论在治疗之前还是治疗开始时，让他们明确地知道你的计划是什么。确认他们清楚自己是有选择的，说话或者不说话、停下来和问问题都是可以的。既尊重他人又主动领导，你可以减少他们的恐惧，这种恐惧是害怕治疗会转向在场者都可以自由参加的情绪强烈的争吵。

为了支持你的来访者和客人，你还应该负责主导治疗。因为你并不真的认识客人，你不知道他们会说什么或者不说什么。例如，卡西的妹妹，或许试图从她坐下的那一刻起主导治疗，或者因为你不知道的情绪触发点而崩溃开始生气地咆哮。虽然把事情公之于众和完成整个过程是有价值的，但是没有人应该在治疗结束时以感到情感受伤而告终。再次强调，注意你的领导者角色。

确保不发生这种情况的一个方法是，预留足够的时间和空间来做治疗情况的汇总和结束。卡西不应该只是表达了她的独白就离开；路易斯不应该只是说了他想说的而没有听到纳丁的期待；莫利的哥哥不应该只是开放了自己情感上的棘手问题之后就被告知谢谢来参与治疗。注意时间；留出时间来做治疗的结束，讨论治疗过程本身，支持在治疗中所冒的风险，提议如有必要，请客人再次回来。

你需要判断来访者是否准备好处理现场的面质或忏悔，即使是在你的帮助之下。她真的认为这是个好主意吗？或者来访者只是通过赞同她认为你想要做的事情来试图讨好你？是否存在这样的危险：你通过主导和建议邀请重要他人参与治疗的方式，或者通过治疗过程中可能揭露来访者在情绪上还无法处理或改变的内容，无意地重复了来访者的问题或模式？

坦诚面对自己。将他人带入治疗是否是你应对自己的焦虑或逃避自身责任的方式？正如一位大学教授请客座讲师代课——作为一种不用真的由自己来教课的方式——你可以让各种各样的重要他人填满治疗，做看起来本该由你来做的事情。如果你将有的人带入治疗是因为你不知道还能做些什么，或者希望分散由个体治疗的亲密感导致的焦虑，你是在达成你的目的，而非来访者的目的。你需要弄清楚自己试图要解决谁的问题，清晰地知道自己的目标和希望产生的效果，然后相应地计划治疗。

在当地的家族里

当家庭成员无法或不愿意参与时——他们认为治疗只是为有病的人准备的——如果治疗师能让他们确信这是很重要的事情，他们通常会来的。努力联系并亲自邀请家庭成员，让他们知道自己的贡献是有价值的，让他们放心这不会成为审判或是在场者自由加入的争吵，通常这就足够让他们参与进来。对于那些住得很远的家庭成员，甚至可以安排一个电话会议，尽管不那么理想，但可能也是有用的。

如果他们拒绝并且真的不愿意来，总是有机会取得联系进行远距离沟通的。你可以建议你的来访者内德打电话给他的弟弟，谈一谈当他的弟弟无法参加他儿子的婚礼时他有多么失望，或者鼓励艾莉丝写一封信给她的男朋友，用语言表达如果他能够参加那次治疗她本来想说什么。对来访者而言，这种远距离的方法通常比面对面的会谈更轻松。来访者可能感到不那么有威胁以及不需要当场做出反应：在打电话之前内德可以把想说的话写下来；艾莉丝可以进行更多的考虑，在信中组织好语言。

你的工作是降低沟通媒介的局限性——非言语反馈的缺失以及信的片面性。鼓励来访者完整地说出来或者写出来，也就是说，确保他不仅说了他希望另一个人知道的话，而且解释了为什么他要说这些，预期那个人可能的疑问和反应，并在计划好的电话通话和信中构建那个人的回应。

作为例子，这里有一封信，是一位女性写给她身患癌症即将去世的父亲的：

亲爱的爸爸：

我本想去看你，但很抱歉我还没能去成。我希望能在这个月底过去。

我想要写信给你已经有一段时间了，因为我猜我需要一吐为快。当我回顾我的青少年时期、我刚结婚的那些年，我还是觉得十分地愤怒和失望——对你的离开感到愤怒，对你已经很久都不是我生活的一部分感到失望。很长时间里，我责怪我自己、责怪妈妈。我陷入了很多麻烦，我做了一些糟糕的决定，我觉得如果你在身边的话这些就不会发生了。

慢慢地，我开始明白你的离开并不是因为我，而是因为你和妈妈。我多么希望我们没有错失那段时光。

这是一封非常清楚的信，但她需要更充分地说明以让她的父亲能够更好地理解，为什么她这么说自己曾经的感受。下面是修改后的信，是在她和我谈过对父亲的感受以及她希望这封信可以传达什么之后再写的。

亲爱的爸爸：

　　我本想过去看看你，但很抱歉我还没能去成。我希望能在这个月底过去。

　　我想要写信给你已经有一段时间了，因为我猜我需要一吐为快。关于我曾经做出的决定，关于我成长的日子，最近我进行了很多思考，试图更好地理解我的过去，以便在将来不犯相同的错误。

　　当我回头看我的青少年时期以及我的婚姻刚刚开始的那几年，我还是觉得十分地愤怒和失望——对你的离开感到愤怒，对你已经很久都不是我生活的一部分感到失望。很长时间里，因为你的离开我责怪我自己、责怪妈妈。我过去常常认为，你是我陷入这么多麻烦的原因，是我做出一些糟糕决定的原因。要是你还在我身边该多好，我相信，我的生活会变得非常不一样。

　　也许会不一样，但我也知道我需要为我主演的生活负起一些责任。现在，我终于开始认识到那时你的离开并不因为我，而是因为你和妈妈。

　　我花了很长时间才弄明白这一点。我写这封信不是为了让你感到内疚或者用过去给你当头一棒。我知道你有你自己的遗憾。我只是想让你知道我很抱歉，当你试图回到我的生活中时，我把你推开了那么多年。我很遗憾，我们错失了那么多属于我们的时光。我只是想让你知道我爱你。

当无法接触到家人的时候，其他人可以介入来促进变化的过程。互动模式的系统观点以及移情的概念都告诉我们，尽管人是独立的，我们和他们的关系却不是。我们每个人一次又一次地在关系中重复创造相同的模式。当与朋友、工作伙伴、老板甚至陌生人之间的关系模式发生了变化时，这些变化会影响并改变其他的家庭成员，而家庭成员的变化会影响并改变来访者。

当然，这是团体治疗的基础，在团体治疗中小组成员彼此投射未解决的各种情感并再造他们过去关系中的动力。随着时间的推移，治疗小组逐渐变成了代理家庭。正如各种互动在小组过程中被淋漓尽致地演出、被挑战和被改变，个体的认知和情绪反应也是如此，这些反应在适当的位置支撑着各种模式。

当正式的团体治疗无法进行时，你可以创造一个微型团体。让朋友、室友、工作伙伴、亲戚——任何来访者感觉可以邀请参与治疗的人——与他一起来到治疗中。通过聚焦于治疗过程而不是内容，通过寻找模式的重复（约翰面对室友时的不自信正是他面对自己姐妹时的样子；当朋友不顾及辛西娅的感受时她隐瞒了自己的感受，正如母亲这样做时辛西娅的反应），你在从不同的角度解决同样的问题。

再次强调，你需要对这一次或数次治疗的期待和目标，以及保密原则和客人的角色很清楚。你需要负起责任，对治疗过程保持敏感，留出时间进行治疗情况的总结，这样就不会有任何松散的情感在终点处被悬空。

最后，在一些案例中，无论家庭还是家庭代理者都无法联系到。你还能够如何扩展来访者的视角，将他人的观点囊括进去并创造个体的变化呢？通过追踪来访者的移情，你和来访者的关系所带来的变化会自然地发生，因为他投射了过去的重要他人在你身上。

三封信的练习

经由来访者的想象把他人带入治疗，以此来扩展来访者的视角也是可能的。当一些人已故或根本无法联系到时，写信的一个变形是使用三封信家庭作业。来访者被要求给某个特定的人（已经离婚的前任、去世的父母、"炒他们鱿鱼"的上司）写第一封信。你指导来访者想象一下，这个人只能回来一小时（在治疗中，指向一把空椅子）。在这封信中，来访者可以一吐为快，说出任何他曾经想要说的话："爸爸，我记得那些时光……""我讨厌你……""我非常想念你……"

在第二封信中，来访者基于对对方个性的了解，写下他认为对方在收到信后可能回复的内容："儿子，来信收到。我一直觉得你恨我"或者"收到你的信了，我们不需要谈论这个"。最后，第三封信是最重要的。在这封信中，来访者写下他希望的对方的理想回复："儿子，我很抱歉你小时候我对待你的方式。我猜我……"或者"谢谢你的来信。我意识到我从未说过我为你感到骄傲，以及我的问题是如何影响我们的关系的。我希望你可以原谅我。"

写下指示，告诉来访者花一些时间做这件事情，并且当他们完成时把信带过来。可以预料到他们也许会因为工作太忙、没有安静的时间等各种理由而将其往后拖。这跟焦虑有关。询问但不要努力劝说。最终他们将把三封信带过来交给你。交还给他们，让他们大声朗读。准备好拖把，因为可能会有很多眼泪和愤怒。当他们完成时，如果你感觉他们很快地掩盖了可能重要的事情，询问他们："嗯，你6岁时的那个夏天，发生了什么呢？"这里的目标是刺激情绪的释放。

你也可以通过空椅技术做类似的练习——让来访者角色扮演对话的双方，即她自己和来自过去或现在或引导意象（guided imagery）的另外一个人之间的对话；帮助来访者想象自己与过去的导师之间的对话；协助来访者创作，如果最后一次见母亲，来访者希望与她进行什么样的对话；或者帮助来访者想象一个人的生活像一出戏剧，不同的时期（童年、青少年、婚后早期）可以作为舞台特定的一幕。这些技术以及任何你创造的人物都有助于增强对来访者内部和外部世界的理解，并扩展你们共同工作的治疗基础。通过体验式的过程，你将提供宣泄、终止以及治愈发生的各种有利条件。

帮助个体成为改变代理者

弗兰克来见你，说他想要妻子苏珊娜停止对他的持续不断的挑剔。在简第一次预约时，她声称想要14岁的儿子保罗不要再跟她顶嘴并且能按时回家。看起来，塔米莎一直在抱怨，她的母亲在她每次打电话时都激起她的内疚，她想要母亲停止这么做。你会对这些来访者说什么？

你可以告诉来访者需要将他们提到的人带入治疗，你需要见到这些人才能帮助他们改变。你也许可以训练来访者与这些人沟通参与治疗，或者你可以主动打电话给这些人并邀请他们，但是你要很清楚，改变家庭动力需要你会见整个家庭。

你也可以通过训练来访者改变自己在家的行为方式来帮助他们解决问题。系统家庭治疗的思维方式认为，如果弗兰克改变了他的做法，苏珊娜也必须这样做；因为旧有的模式被破坏了，新的模式就会发生。比利的祖母和爱伦的母亲哈里斯女士所做的是作为父母该做的事情——为了让孩子们发生改变，她们先改变自己的养育方式。这能够应用于家庭中的任何关系。作为治疗师，你可以训练来访者成为推动家庭变化的行动者。

本质上，你所做的是教给个体如何系统地思考。追踪互动的模式并详细地描绘出来，发展一些具体的策略来改变这种模式："弗兰克，当你的妻子开始抱怨时，如果你不迅速反驳会发生什么？""塔米莎，当你的母亲在周日打电话来并开始她惯常的滔滔不绝，让你感到内疚和生气的时候，试着告诉她你的感受，而不是保持安静或试图改变话题。""简，如果保罗周六晚上没有按时回来，你想对此做些什么？你可以设定哪些不同于之前的后果呢？"

"与以往不同"是改变模式的关键。正如你在治疗中会做的，你推动个体背道而驰，做一些激起他焦虑的事情，反过来这将激起其他人的焦虑。为了帮助来访者维持改变，你必须提前思考并帮助预测，当她面对对方的抵抗和反对时可以做什么——帮助弗兰克预想苏珊娜会如何反应，帮助他决定当她变得易激惹或生气的时候他能做什么；帮助塔米莎思考，如果母亲转换角色并开始说些自责的话，她可以说什么；和简一起想想，当她说未来两天都不能出门而保罗大发脾气或忽视她的时候，她可以做什么。

你也应该训练他们做一个成年人，学习如何关注过程——这是管理他们自己和他人情绪，而不是轻易地陷入冲突之中的方式，尤其是在冲突期间。最后，因为你致力于打破模式并改变情绪氛围，所以和你的来访者制定他们可以在特定的一周内采取的具体问题和行为步骤。你的目标是成功，而不是为期一周的大检修。

相对于整个家庭或伴侣的治疗，这种变化的发生相对缓慢，因为你只能与互动的一方进行工作。当另一半通过升级冲突来平息自己的焦虑，并尝试把来访者推回其固有的模式和角色时（"在情况好转之前变得更差了"），你应当帮助来访者待在这个过程中，尤其是一开始的时候。预测反对的出现，把它作为变化的开始，并帮助来访者具体地了解如何在行为上做出回应，都是很关键的。

但是，经过长期的拉锯战，当增加的压力引起所有的家庭成员摇摆不定并后退时，还存在着保持新立场的挑战。在新的模式已经建立但还没有坚实地扎根时，如果处于工作压力中或者生病，弗兰克、塔米莎或简可能溃败回旧有的反应模式中。正如个体需要对她想要什么保持清晰，并在面对阻抗时保持坚定，你也需要明确你的角色和任务。当来访者开始动摇时，你需要确保自己没有动摇。

个体治疗的危险

这种一个人解决问题和家庭变化的方法一开始听起来非常简单——可能过于简单——给我任何问题、任何个体，作为治疗师，我都能训练她得到她想要的。这是对的，但也不对。是的，你能通过帮助来访者改变来刺激变化的发生；但是又不对，你和来访者无法完全主导他人身上发生什么。

　　然而更重要的是，个体治疗存在更大的议题，个体治疗的目标不仅是改变另一个人的行为和模式，还要有目的性地创造关系中的改变，并帮助未在治疗中出现的那个人完全理解目标是什么。除了改变模式之外，还需要增加真诚和亲密。在某个时刻，弗兰克不仅需要停止对苏珊娜的过度反应，也需要让她清楚，他想要什么、从她那里以及这段关系中他需要什么；她也能这样做。在某个时刻，塔米莎不仅要让母亲不要激起她的内疚，还要在对话中留出足够的空间来告诉母亲自己多么需要她。在某个时刻，简需要问她自己，为什么保罗似乎对她非常生气，她和他如何能拥有更好的关系。

　　没有这种真诚，没有这种不加任何渲染地宣告真正需要谁、真正想要什么，没有对于积极改变的正向回应，功能失调模式就只是集中在最糟糕的症状上。来访者可能感到更有控制感，但是没有自我责任感、对关系的承诺以及对他人的关心，他只是被操纵着。模式的转变只成为另外一种形式的非功能性互动。

　　你的工作是帮助来访者制定出更重大和更积极的目标，承担亲密关系中的风险。要达到这个目标，你需要对你和来访者的治疗关系保持敏感和坦诚。正如夫妻治疗比家庭治疗更复杂，因为夫妻问题会更容易击中你自己的弱点；个体治疗经常会创造一种亲密，这种亲密可能会使治疗关系比你试图带来的改变更加重要。很有可能，弗兰克和治疗师会联合起来将苏珊娜视为问题，而不是治疗师帮助弗兰克看到他在她那里需要什么；治疗师和简可能每次治疗都是在绕着问题团团转，以至于他们有理由将关系保持原样，而不是帮助她扩展与保罗的关系。这些都是危险的。在某个时刻，治疗关系看起来正在就改变家庭模式进行工作，但其实已变成另一种无意识地复制家庭模式的方式。

　　这样强有力的反移情正是个体治疗不同于其他形式治疗的地方。正如治疗师将他人带入治疗，可能是在回避自己独立进行治疗的焦虑；把他人排除在外，也可能会成为利用来访者来满足治疗师的亲密需求的合理化陷阱。

如果潜在的亲密不足以构成引诱的话，权力会实现这一点。个体咨询的来访者对治疗师的依赖会很强——即使治疗师正在帮助个体改变他的关系——治疗师对这种依赖的需求甚至会更强。再次强调，并不是这种共谋不会在其他形式的治疗中发生，因为它的确会；这是一种微妙的方式，通过对个体治疗更集中的关注，治疗过程很容易被扭曲。尽管治疗目标可能是解决问题，但问题不知怎的似乎总是没完没了；可能已经认识到存在着依赖，却被合理化为未来进一步成长的必经之路。

个体治疗中存在着风险的事实并不意味着个体治疗没有价值，或是作为一种可选择的方法失去了它的权力。风险意味着你要对治疗关系的不同质量感到好奇，质疑自己方法的不一致性，愿意利用督导来挑战自己的决定和计划。如果你能这么做，风险就可以被避免，你也再次向他们示范了真诚和透彻。

回到安

好，想一想安，以上所有这些告诉了我们什么？这里有一些可能的治疗方式，你可以考虑用来帮助安处理她的抑郁：

- 引入家庭成员来解决她感到困难的问题，增强他们对安的支持，帮助她对自己的关系更自信、更有力量，教给家庭成员关于抑郁的知识，阻止任何可能针对她的指责或内疚。
- 如果她相对孤立，探索潜在的家庭关系——"忙于个人生活"的姐姐或她已经很久不来往的姑姑。
- 引入非家庭成员或让她参加治疗小组来增强她身边的支持、发展她的社交技能、帮助她解开并改变各种模式——这些模式暗中破坏她的力量、维持她的压力、使她做决定和解决问题的能力大打折扣。

- 单独会见她，帮助她看到自己如何能做出改变，而不是作为身边各种人和力量的受害者。训练她改变与他人的互动模式，帮助她设定清晰的责任界限——自己的问题与他人的问题、自己能够改变的与自己无法改变的。做一个在她的生活模式中促进改变的士气激发者、情绪啦啦队队长。

- 将她转介去进行抗抑郁药物治疗，与医生合作治疗并一起监控治疗结果；负起责任来，看看是否需要更强力的治疗，例如住院或者加强监管。一旦她稳定下来，与她协商接下来的治疗目标和需求。

- 单独会见她，帮助她学会认知行为的基本原理。通过帮助她追踪自我对话（"我总是搞砸""从没有任何好转""我是个无用之人"）以及改变表述方式（"我正在经历艰难的时期，但我能获得帮助来解决这个问题"），她能改变这些陈述和这种语言造成的情绪。教给她解决问题的技能并鼓励她主动而不是被动地做出反应。

- 单独会见她，解决她与过去和现在的人的关系问题；使用治疗关系的支持来帮助她体验冒险和决断，以便增强她的自信；帮助她增强情绪觉察力并扩展情绪的阈限，尤其是像愤怒这样的强烈情绪。

　　所有这些都是可以采取的可能的治疗路径，或许还有更多。再次强调，这种选择取决于症状的严重程度、安目前的目标、她对自己的问题的感知、她对治疗的期待、机构和社会资源是否可用，还有你看待问题的框架——你的价值观、舒适区以及有哪些治疗方案、选择和形式。一旦你决定采用某种方法，试一试并看看会发生什么。

　　如果你的计划似乎对她不起作用，不要害怕尝试一些别的方法。如果你开始放慢速度、感到无助、觉得你的选择变得有限或者你的世界被涂上了与安的世界一样的色调，寻求督导的帮助，把自己从治疗的沼泽中拉出来。尤其是，听从你内心的声音并教给来访者也这么做；尊重你的直觉，信任你和来访者的创造力。

自我觉察：第13章练习

1. 你对帮助他人成为改变代理者这一价值观的态度是什么？何时是治疗性质的，何时是操控性质的，你怎么区分？

2. 当会见个体而不是整个家庭时，你对过去或内部动力的关注会发生变化吗？为什么会或为什么不会？

3. 想象你的亲密伴侣来到你的个体治疗中，提出他（她）关于与你之间最重要问题的看法。你认为自己会如何反应？这可能会如何帮助或阻碍问题的解决抑或是拯救你们的关系？对于把其他人作为顾问带入治疗你是什么感觉？什么会让你对此感到犹豫？

Chapter

14

保持清醒
给治疗师的生存小贴士

本书的目标之一是向你展示如何在实践中应用家庭治疗的一些基本假设和原则。另一个目标是鼓励你的创造性思维，帮助你看到有许多治疗路径可以通往相同的目的地。如果你能够清楚自己的目标、使用灵活的方法、持有务实的理念——犯错误时态度谦恭，有勇气使用经验和直觉而不是正式的理论去驾驭治疗——那么你就会在临床实践中取得成效。

"好的，"你说，"但是，长远来看，我该怎么做到这些呢？"面对无止境的有关虐待、绝望、混乱、受挫的各种故事，你如何保持理智？如何保持清醒和投入，而不是变得麻木、尖刻、怀疑，甚至充满敌意？

即便对于最有经验的治疗师来说，这也是一个挑战；而答案很明显，就是你需要像对待来访者一样对待自己：要对你的需求保持敏感并给予支持，同时偶尔迫使自己走出舒适的领域，与自己的习惯背道而驰，以重塑个人和职业世界，并保持创造力。再次强调，你要以身作则，但这并不意味着你需要孤军奋战。像你的来访家庭一样，在这条路上你会得到帮助和支持。

本章是一个分类目录，我们会帮助家庭治疗师想一些照料自己的方法，这些方法有助于治疗师保持创造力的鲜活、保持选择的开放性，既稳定又敏感且同时不被情绪所控制。我们也回到开始的地方，用工作的视角去看待生命的宏大图景，创造一种完整且真诚的生活。

支持我：督导—咨询师的联结

来访者来到治疗室，请你帮助他们的孩子、婚姻和他们自己；你去找你的督导，请她帮你做评估、制订策略、减少情绪上的卷入——这个平行关系是如此明显。好的督导或咨询顾问不是为了解决你的个人问题而存在的，而更像是一个好的治疗师，作为支持者、父母、老师、会发声的白板、头脑风暴者、教练、啦啦队队长、讲故事的人、朋友而存在；她就在那里，在你需要的时候推你一把或拉你起来。就像治疗师一样，比起督导的个人性格，更重要的是她和你的互动方式。毕竟，帮助我们改变和成长的并不是这个人，而是两个人一起创造的这段关系。

最好的督导是那些具备你所缺乏的技能和知识的人，但他们不只是行走的课本或治疗技术类目表。优秀的督导不仅给你提供信息，还帮你利用这些信息打造你自己的专业和风格，最终成为最好的你。

为了提升你的技术，你需要一位欣赏你的学习风格的督导，无论你的学习方式是先见习督导的咨询，还是和督导提前仔细地计划、准备和制定你的治疗，抑或是治疗后直接询问督导相关的问题。只要他支持你的学习方式而不是逼你按照他的方式工作，你的督导就能帮你综合发展你自己的方法、观点、独特的个性和技能。

一位好的督导还需要对你的专业发展水平保持敏感。学习做治疗在很多方面都像学习说一门外语。胜任力比背出单词表或记住临床干预步骤更重要；胜任力是通过使用这些工具的能力——用治疗语言进行思考——和将它们应用于广泛情境中的能力来衡量的。这需要时间并且得分阶段进行。例如，相对于较资深的人，新手更需要方向和直接的信息；一开始的表现压力可能会让治疗师完全依赖督导，这可能最终导致在治疗师达到更整合的自我之前，会经历一种类似青少年阶段的测试、质疑与和督导的模式分离的阶段。好的督导是灵活的，就像好的家长一样，她能够预测你处于变化中的需求，足够灵活地随着时间变化提供符合你要求的支持，并且能够改变她的督导风格和技术来与你相匹配。

这是好的督导和好的治疗最相似的地方。好的督导欣赏关系的自然本质。一如好的治疗师那样，她知道成长是通过治疗过程——即发生在你们之间的持续的协商、对问题的梳理和解决——而发生的。督导相信，在你和她的关系发展过程中，你们双方的专业自我也在发展。

就像在好的治疗中一样，好的督导会帮助你清除那些阻碍你冒险或成功的情绪藤蔓。通常你的焦虑、怀疑、愤怒或担心会是个案中的主要问题。你焦虑于要做什么，为做得是否正确而担心，为家庭没有发生你想要他们发生的改变而感到生气。好的督导帮助你梳理和分离这些感受和需要讨论的事项，这样你就能够最大化地使用和信任你已知的东西。

不好的督导或咨询是回应和合作的反面。就像不好的治疗、不好的养育以及不好的婚姻一样，关系变得没有新意，令人窒息，因为你们两个人都被各种贫乏的模式困住了。焦点放在了重复已有模式上而不是发展个性，困难的话题都被回避而不是被触及。随着治疗师的成长，他很快就厌倦了督导死板的学习安排，督导则因此感到愤怒。

你的工作是确保自己得到兼具支持和挑战的督导，帮助你学到东西并使用它们，特别是要找到允许你并给你勇气犯错误的督导，找到不仅教给你如何改正错误，还帮助你从错误中学到教训的督导。

当然，也存在耗竭的或者有控制欲的督导，你可能在工作中恰好被例行分配到了一个。如果有问题，如果你觉得你们并不合适，如果你们的风格或人生观有巨大的差异，那就毫无顾虑地说出来。要清楚你想要什么以及需要什么，不要假装没事。你不希望来访者对你这么做，你也不需要对你的督导这么做。

后退一步：自我督导

当你想到自我督导时，很可能头脑里都是些消极的东西：一根手指对你指指点点，因为你对那位母亲太粗暴了；你父母沉下来的脸，你过去的督导师因为你没注意到那位父亲抑郁的迹象而训斥你；每当你偏离轨道并感到困惑时，都有一个细小的声音叫嚣道："抓到你了！"

有人声称，虽然自我督导的这种严厉的、批评式的父母意象会帮助我们变得专心，但这种自我批评也会让我们过于谨慎而缺乏创造性。有人表示反对，认为危险的不是我们对自己过于严厉，而是过于放松。我们在治疗中的盲点、理智化和不一致是不可能被自己看到的，更别提改变了。我们没有理由去试图督导自己。我们需要别人，这个人不需要非常智慧，但要能用外界的眼光来帮我们看到自己做了什么。

在对自己过松和过严之间，有这样一种观点，即自我督导可以是反思的一种方式，后退一步并远离你的工作，目的不是去责怪，而是去发现。跟着你的焦虑和情绪，可以用新的视角看待自己的假设。通过追踪你实践的各种模式，几乎与我们鼓励家庭看待他们自己生活的各种模式的方法一样，你会识别出你的生活和工作的各种主题。

你可以在午饭时与几位同事坐下来，听彼此描述案例——问题、评估以及治疗计划。不要陷入家庭生活的细节或争论正确的诊断是什么，而要仔细倾听每个人讲述的故事。你意识到，汤姆几乎总是与"应当负更多责任"的对抗型父亲们进行抗争；南希发现了"家庭结构的断裂"并下决心让每个人都回到合适的位置；贾马尔发觉他的大多数来访者都有"被压抑的愤怒"需要表达，而通过表达可以增强他们的个人力量；乔伊使用一张道路图样子的家谱图来追踪一些"未解决的悲伤"和"无言的创伤"。

这些主题和模式会在你面前逐步显现。你注意到它们的事实，并不会让其他人的临床评估或工作无效。毕竟，他们的印象来自他们最喜欢的理论。

只有在好奇和质疑时会犹豫一下：为什么特定的理论对他们来说似乎如此真实？为什么他们所有的来访者似乎都有如此一致的潜在问题和需求？你的同事在家庭中看到的什么内容可能表达了家庭的需要？如果这些问题被问出来并得到解答，那就会有利于减少治疗师的投射；它们会让治疗少走弯路，阻止治疗变成治疗师自己表达各种情绪的间接出口。

你在同事身上所做和所看到的事情，你都可以为自己做一做。花一些时间反思你自己的工作。你发现自己本能地写了一遍又一遍的治疗计划是什么？什么类型的案例或者问题是最困难的？你的解决方法在多大程度上反映了机械式的治疗，而不是细心的调试和充分的尝试？有多少家庭的独特方面被模糊处理，以至于可以简便地用几个类型对它们加以概括？这个月你最多的诊断是什么？为什么？

花一些时间用这种方式进行有目的的反思，这会帮助你慢下来，更清晰地观察每个家庭。你有时间理清自己粗糙的印象和反应，而不是让家庭变成"下午 2 点有一个多动症孩子的预约"。你有机会后退一步并评估如何回应家庭中的每个人，而不是无目的地"让父母设置一些结构"。你的方法中的小瑕疵（例如，你无法让父亲持续参与）会在它们发展得更严重（例如父亲开始暗中破坏结构）之前被注意到并被修复。

这样的自我反思对你的创造力来说也是至关重要的。可以说，具有创造性意味着要先搅动起理智和情绪的大锅，之后随它去，以便某些印象和意象能安定下来并最终孵化出来，产生新的视角和方法。如果你在治疗结束后就停止了自己的思考，从而切断了这一过程的话，你的工作就更有可能反映了你的临床习惯和固定程式。

最后，自我反思会帮助你认识到自己的反移情。通常，在治疗结束之后你就把它扔在脑后，是一种赶走不舒服的反应和情绪的方法。通过花一些时间用审慎的方式详述它们，你会准确地发现让你感觉受困的问题。

你如何花时间进行自我督导取决于你的工作方式。有的治疗师在写治疗记录时花一些时间回顾至今为止对这个个案的工作。有的治疗师每周单独设定一个时间，可能是一小时，专门去反思他们全部的案例（如果要这样做，请在你的周计划的开头就为此设定特定的时间）。考虑一下每年为你的工作进行年终回顾以觉察到更高层面的模式。通读旧的案例，回忆很久之前结束的那些个案，你看到和听到了什么模式？常见的评估、困难和目标是什么？你会留下什么类型的来访者，而什么类型的来访者在几次治疗后就离开了？你自己的风格和方法的灵活程度如何？现在你的看法发生了怎么样的变化？你有哪些发展性问题——比如离开父母、成为父母、建立你自己的掌控感、处理死亡、成为明智的人——反映在你的工作中，影响你的视角，改变你的工作状态，重铸你的价值观？

深入了解你的情绪。琼斯先生让你感到很挫败；由于某种原因你对威尔逊女士很生气。继续下去，想象琼斯先生坐在你对面的椅子里；看着威尔逊女士穿着她那邋遢的裙子在似笑非笑。告诉他你在想什么；告诉她你有什么感觉。现在交换椅子。他会回应什么，她会如何将似笑非笑翻译成语言？再次交换回椅子，进行回应。再次交换。注意对话是如何变化的，你是如何变得不那么愤怒和沮丧，也许还变得更抑郁或是充满同情心；他是怎么变得看起来不那么挑剔，却多了一些无助的。你还可以把你过去或现在遇到的哪些人放在椅子上，来使你想起这些来访者、这段对话和这些情绪？

写一个关于那些让你经历艰辛时刻的来访者的简短故事。把他们视作演员，尽可能地戏剧化他们和共情他们。看看你从他们的动机和梦想中明白了什么。把你自己和治疗也放入故事里。对于真实的来访者，这个虚构的过程能告诉你什么？

你将厘清自己的反移情，承认自己的投射，把自己和家庭分开。用这些在治疗结束后出现的滞后情绪去发现你和来访家庭的某些东西。自我督导能帮助你为自己和治疗再充电。

培训和教育

你想要学习如何治疗被性虐待的儿童吗？你想把动机性访谈整合到你和青少年的工作中吗？你对学习如何在夫妻治疗中应用正念感兴趣吗？那么说服自己参加一个会议或者工作坊吧，加入网络研讨会，让自己接受一些培训。

短期的培训机会显然会帮助你增加技能，让你处于最新的并且可能是治疗领域发展的最前沿。它们还提供那些无价的附加利益：带你离开办公室，把你带到从未去过的城市，让你有机会见到在其他情况下可能根本无法见到的同行。当你感到耗竭或者灰心的时候，短期培训可以给你充电，让你看到还有更多可以做的事情，看到有各种方式来克服治疗实践中最困难的地方。与成百上千的治疗师坐在一个房间里或同时在线，不仅证明你不是一个人在战斗，还确认了你其实归属于更大的治疗家庭。

如果你渴望更深入地钻研某个主题，总有一些拓展性的培训：那种三个星期或一个月的课程，或者扩展的在线课程，你会获得整套服务而不是仅仅体验一下特定的技能或者方法。除此之外，是那种密集、持续的培训，通常最后会得到某个证书——催眠、意象或内在家庭系统的两年培训项目，客体关系的三年调查研究。这不仅需要你能保证时间和金钱，也要确保自己认可那种治疗方法。你需要清楚你的目标：你最想要学习的是什么？为什么现在学？它如何与你的价值观相适配或相冲突？它如何契合了你内心对自己的期待？

这些问题很重要，表面上答案似乎非常明显，但经过一点反思之后，答案很快会变得模糊起来。例如，你对于正在做的事情感到耗竭，或者你处于开始成长而厌倦你的督导并感到躁动不安的发展阶段。你可能渴望其他东西或更多东西，比如洞穿各种技术的新视角。这种感觉可能很强烈，但并不明确。此时就会产生一种诱惑，让你想要至少抓住一点明确方向的东西，使自己从紧张或抑郁中释放出来。

培训项目可能就是这样进行的——让你追上一些新的东西，给你一种定义自己和做了什么的新方式。但是，如果无法诚实地面对自己真正的需求和真实的感受，它也可能是一个错误。躁动不安或耗竭可能只是更大问题的一个症状，而不是问题本身。

最好的课程往往不是投入而是等待，完整地经历整个过渡时期，看看发生了什么，而不是变得不耐烦，只是为了留住什么而紧紧抓住一些东西。你可能发现，问题与你的专业实践没有什么关系，而与你的个人需求更相关。

无论怎样，一旦你弄清楚了自己的临床需求和目标，这些拓展性的培训就会帮助你在自己的工作中感到更踏实、可靠和熟练。会议或工作坊会给你新的想法和技术，成为工作中的补充，而沉浸于高强度的培训方式会使你的工作完全改观。

相对于短期培训通常能做到的来说，长期培训应该像好的督导一样，能够挑战你去发现更深层次的自己。最好的情况是，拓展性培训不应该只给你一些比已知的东西更细节的部分，也不应该只是再次确认你已经相信的东西，而应该是迫使你用新的眼光看一看自己在做什么，帮助你在新的背景下看到自己并发现是什么让你正常工作的。事实上，任何一门好的严谨的课程，哪怕是你专业领域之外的课程——文学、数学、音乐、攀岩——如果在结束时，你在理智和情感上获得了拓展，那就是值得的。

教 学

学习的过程可以分为以下四个阶段：

（1）知己所不知；

（2）不知己所知；

（3）不知己所不知；

（4）知己所知。

在第一个阶段，作为初学者，你只意识到自己缺乏胜任力，只知道自己不知道什么，因此你充满了焦虑。你所做的大部分都好像只够刚刚把头浮在水面上。你误以为其他人也看到了你是缺乏胜任力的，只是出于礼貌而没有提起罢了。

在第二阶段，你有了一定的基础，学到了更多东西，但是你学到的这些片段还是散落在你的脑海中——你不知道你知道什么。你还无法将这些片段连在一起作为实践中的坚实框架。相反，你经常会把它放在一边——在这里拉出一点理论，在那里有一些技术的样例——再次感到像一个初学者一样。

在第三阶段，你的知识和技能得到了巩固，自信和力量有所增长。事实上，你像青少年一样，只意识到自己的力量，只看到自己所知的事情，认为自己的方式是最好的。你感觉处于所有事情的顶峰，但是在这种傲慢的心态中，你没有意识到自己在知识和经验上的局限——你不知道自己不知道什么。你的视野是狭隘的；你常常不知道自己治疗方法的微妙之处，你会轻易地忽视自己所做的事情的更大含义和影响。你的自大和对自己的信仰不加批判的忠诚，可能会使你承担不必要的风险。

在最后一个阶段，你又回到脚踏实地的阶段；你对自己的技能和知识更谦逊。像其他人一样，你有自己的长处和短处——你知道自己知道什么，但是你更有主张、更灵活。你认识到，方法不止一种，而是有很多。总是有更多的东西要学，但是你也知道你可以相信自己通过努力获得的知识和技能。

在所有这些阶段中，挑战在于定义和使用你所知道和相信的东西，以及诚实地承认你所不知道的。但是，这不仅仅是简单地回顾总结一下你已经知道或不知道的东西。学习成为一名治疗师需要将你自己的方方面面都整合在一起。这是一个持续的、发展的攀登过程，联结和剥离，支持和对抗，让自己休息一下和直视自己的眼睛。

澄清你知道什么和不知道什么，发现你的知识空白的一个有用方法是教学——正式的（教室、研讨会、短期课程、学术文章的写作）或非正式的

（工作场所的午餐会、给同事的两小时员工发展讲座、督导学生）。教学促使你整合并巩固你的知识点，精确定位并命名你的各种预感和直觉，并把它们塑造成更整合、更充实的东西。在为别人理清哪些东西是重要的过程中，你必须自己先整理好已经知道的东西。

教学过程还能有效缓解智力原地踏步的感觉。你在自己的实践中，很容易变得乏味，感到自己"只是做该做的事情"。你需要机会重新发现自己的独特性，为他人和自己重新确认你做的事情是有效的，你的方法代表了个性和技术的独特融合。教学和他人对你的反馈能够做到这点。

因此，安排定期的员工发展时间，使每个治疗师可以呈现自己帮助家庭的独特方法。思考一个特别成功的案例或技术，详细阐释它的含义。进行文献研究，定义你自己的独特视角或应用，写下来投稿给学术刊物。联系当地的大学，看看能否应聘社会工作、临床心理学或咨询心理学研究生的专业讲师。看看他们是否需要兼职老师。向当地的社区大学自荐去教一门婚姻和家庭的课程，或者在国家承认的继续教育项目中教一门养育方面的课程。你也许会惊讶于自己可以提供如此多这样的课程。

便捷：各种各样的生存技能

最后，有一些降低治疗消耗的常用解药。

多样化

如果你正在进行咨询的 20 个案例都是多动的 8 岁男孩，这可能会帮助你提高自己的技能，但也可能会把你弄疯。如果有可能的话，接待不同类型的家庭，会见不同问题或人格特点的个案；有稳定的核心来访者，可能是你最擅长的那类，再加上一两个能让你学习新东西的个案。日程安排可以把不同类型的个案交叉安排——在阴雨连绵的周三下午，连续会见四个抑郁的来访者会让你感觉乏味和空虚。在治疗的中间时段安排几个多动的儿童来访，在进行了一些游戏治疗之后会见一对夫妻，或是在三个青少年个案之后安排一个成人个体治疗。如果你的来访者都一样，你就会开始有相同的反应。

　　同样，不要害怕将你的工作责任多样化。与你的督导师谈一谈参与社区评估或加入社区治疗团队，帮助机构的公共关系和市场工作，对来访者的满意度进行随访研究。这些额外的活动会驱散进行连续治疗的痛苦，并让你在治疗工作中持有其他视角。

控制你的时间

　　这在个人执业中相对容易进行，可是，即便如此，如何安排时间的问题策略还是会由来访者的要求决定。而如果在机构工作，会由别人安排你的预约，你可能在一天中最后会见最混乱的家庭，而那个时候却是你最迟钝和无法应对他们的时候。你知道如果这个个案的情绪泛滥一整天，这会如何影响你；你知道自己何时处于最佳状态，何时需要休整一下。安排你自己的日程。

主动应对你害怕的东西

　　你是不是恐惧地走来走去，害怕自己可能收到法庭传票并不得不在法庭上作证？你是不是担心刚开始会见的退休绅士可能有自杀倾向，而这让你感到恐慌和无助？你是不是在凌晨两点醒来，怀疑你的愤怒管理小组中的某个来访者是否真的过于激动并可能在治疗室里爆发？

　　每个人都会恐惧一些东西，这些东西他尚未遇到，但最终都会遇到。这种恐惧来自对于在任何时候都可能出问题的担心，并且，最可能的是，在你还没准备好处理它的时候，你就进行各种想象了。

　　因此，为最坏的情况做好准备，以此来免除自己的担心。和你的督导师现在就谈一谈处理传票的方案。跟一位比你更有经验的同事去法庭，看看发生了什么以及她如何处理那些情况。为了处理攻击性的或暴力的来访者，报名参加自杀预防培训或干预技能培训。积极应对，这样你就会拥有自信。

允许自己在治疗中放松

新手治疗师常常觉得他们不得不对来访者保持高度警觉——从不中断眼神交流，不断地投以认真的眼神、适当地叹气和点头以让来访者知道他们在倾听。通常，这样的注意力太过火了。最好的治疗师是允许自己放松的，有些人会凝视来访者头部上方的空间。这会是巨大的缓解，并能帮助你更好地倾听和思考。

努力花时间和同事共处

治疗是独自进行的。可以弥补这一点的是：安排与楼上的同事定期地共进午餐；每周四上午和工作伙伴开周会，周会期间只是做记录和建立联系；每月有两个周三与互相尊重的一群同行进行非正式的督导午餐会。

让你的工作空间尽可能舒适

那张摇摇晃晃的椅子会让你抓狂吗？还有总是卡住的抽屉、平淡无奇的米色墙壁以及有黑色污迹和塌陷靠枕的沙发，每次有新来访者坐在上面时你都觉得尴尬？你会有大量的时间待在这个地方，所以试着让自己感到舒适。

试着让它更有吸引力一些。看看朋友和同事的办公室会带给你哪些创意。看看要不要在墙上挂一幅能反映你性格或你希望营造的氛围的画。放一个小鱼缸，养上一些鱼。关上头顶的荧光灯，放一些更吸引人的台灯。铺上地毯，或者在浅灰色的工业地毯上铺上有图案的小块地毯。把玩具放在书架上，而不是把它们堆在硬纸箱里。带一些植物来，哪怕是人造的，这都有助于让这个地方看起来不那么枯燥无味。运用你的想象力，让它看起来更像一个家，而不那么像一个办公室。

做些有助于你集中精力的事情

因为治疗很容易把你拉进别人的生活，所以让你生活中的一些东西能把你拉回来就变得很重要，这有助于你感觉神志清醒并激活自己的其他部分。每天冥想两次、跑步、做晚餐、弹钢琴、写小说、唱歌——不论是什么，发现一些能让自己投入的东西（最好是合法且不会成瘾的），能让自己把白天的事务从头脑中抛开的事情，让自己感觉健康、自信和有力量，或者对你是谁和你做的事情有积极影响的活动。

休假

不是工作假期，而是既能放松又能激励自己的真正的假期，但又与你日常的生活不一样。去海滩度过一周，带上小说而不是杂志；去宾夕法尼亚，但不是去看望你的母亲或罗茜姑姑，而是待在费城领略那里的风景；或者去看望你的母亲和罗茜姑姑，但是无论如何，中途在费城停留一下。

有平衡的个人生活

当然，说比做容易。但是，如果想要避开那些我们已经谈过的危险——通过你的来访者间接地将情绪付诸行动、对于你们之间的亲密的需求，以及由于你对治疗有更多的个人需求所导致的治疗被各种方式的扭曲——你需要发现并保持参与生活的其余部分。如果你进行治疗的需要高于你的来访者，那么每个人都会陷入麻烦之中。

有现实的期待

像其他艺术一样，治疗要花一些时间——8~10 年也可能是合情合理的——打磨你的技术和风格，逐渐掌握实践中的各种微妙之处，对你所做的事情要有信心。有的治疗师——通常看起来是最敏感的一些人——过早地放弃了。在早期，即他们意识到自己不知道的东西的那些年，他们对自己过于灰心和挑剔，以至于在有机会发展自己的技能并变得很棒之前，就离开了这个职业。对自己耐心一些，不要把自己困在不现实的期待中。

这些生存技能，还有好的督导、培训和教授别人你知道的东西的机会，能帮助你保持清醒、稳定，甚至在较长的时间里对工作充满热情。这里，一个最重要的主题是平衡和多样化——不要把你的情绪鸡蛋放在一个篮子里，而是寻找多种表达自己、开展工作和发现内在的方式。

最后，在你的治疗角色中找到平衡也是很重要的。随着经验的积累，优秀的治疗师所做的一个至关重要的且常常很微妙的转变是，更少地将解决家庭带到治疗室里的问题视为自己的责任，而更多地将帮助家庭解决他们自己的问题视为己任。如我们早些时候提出的问题："是什么阻碍了家庭自己解决问题？"你应该帮他们朝向他们的目标前进，而不是你自己的目标。你可以帮助家庭理解问题如何出现以及为什么出现，指出他们对彼此和对自己所做的事情，推断这些如何与他们的担忧相联系，然后提供给他们空间和方法去谈论这些想法和选择，并支持他们所做的决定。然后你的工作就结束了，你已经尽力了，他们最终怎么做取决于他们自己。就像在第 1 章所指出的那样，治疗只是解决问题的一种方式。接受和承认你们的局限，会让你感到清醒和满足，对来访者来说也是如此。

如工作般生活

生活和工作的统一是我们最常与艺术家联系在一起的东西：玛丽·卡萨特，努力在画布上捕捉充满她脑海的幻境；莫扎特和贝多芬，被驱使着将内心的感受翻译成书页上的音符，以便其他人可以听到这些声音并体验其中的情感；弗吉尼亚·伍尔夫，花了 5 年时间精心创作的一本完美小说将读者完全带入了她独自创造的世界。人们很容易被这种方式吸引，不仅因为和我们大多数人感觉被束缚的朝九晚五的日程相比，它看起来如此自由，最主要的是因为它看起来那么充满热情且极富创造性。

治疗是由内向外流动而非由外向内流动的工作，是一种让人沉浸于自己是谁的工作。它超越了"好工作"的边界——"好工作"意味着有另一端；它也不只是"职业"——"职业"是沿着这条路走下去我们会通往某种终极层面，或者被公众认识到的成功。这是作为一种使命的工作。

虽然这个念头让人想起天国合唱团的声音和光芒四射的光束，但它通常只是从一些内心的低语开始，告诉你这是你应该做的事情；脑海里有个一闪而过的图像，随着时间的推移，它逐渐变成一个吸引你前进的愿景。当你从已经在做的事情中退后一步并且意识到这项工作不仅是你擅长的，而且是注定要做的事情时，你会意识到这就是一种使命。你已经找到了一种表达你是谁的媒介。像艺术家一样，你融入工作中，失去了时间感，完全地投入进去。你做心理治疗，不是因为你可能在将来的某个时刻因此而得到什么，而是因为正在做的事情带给你的东西。

那么，对你来说这份使命是什么？为什么你在做心理治疗或想要做心理治疗？作为媒介，它为你提供了什么？它是如何实现你的价值观和信仰、你的目标感和创造力的？你为什么需要这样做？

如果你不确定治疗是你的使命，那你的使命是什么？你早晨一睁眼就迫不及待要去做的是什么？你的梦想、愿景和幻想告诉你的、你必须要做的事情是什么？

显然，日常的实用性和现实性在这个讨论中占有一席之地。的确，你需要一份赚钱的工作，一个生活的地方，偿还大学贷款，送你的孩子去大学，并在现实世界中生存下来。但是……除非你有勇气定期问自己这些更宏大的问题，否则你的工作和你自己之间的沟壑将会逐渐增大。你将愤世嫉俗，精疲力竭，灰心丧气。你会发现有一天自己处于 20 岁、30 岁或 40 岁的危机之中，充满幻想，准备奔向那些因你的忽视而变得更加绝望和强大的梦想。如果你不在自己的生活中创造自己的工作，那么你会很容易在工作中构筑了自己的生活。

生活的整体性

事实上，创造也许是个错误的用词。我们真的创造了我们的生活吗？许多人会说"是的"，尤其是考虑到我们生活的社会。美国拓荒者的形象——那些自给自足、勤劳勇敢的边疆男女们，他们用希望、汗水和勇气创造了他们的生活——在我们每个人身上都有所体现。我们被告知，我们大约有 40 年的时间——20~60 岁——去做同样的事情，用双手抓住我们的生命，从中制造出一些东西。在那个时段结束的时候，你和其他人将会一起盘点，看看你已经完成了多少、你做得有多好，以及你有多成功。

但是，还有另外一个视角，另外一种看待我们和生活的关系的方式。不是创造生活，而是发现它们。这个观点是说，生活本身在逐渐展开，即我们的生活是被引导的，有个形象总是在我们前面几步，在拐角处轻轻地挥动它的手，督促我们跟随。通过尽可能地靠近自我，把耳朵紧贴在生活的土地上，倾听自己的直觉、情绪和幻想，我们就会发现自己的目的和使命。我们终将过上我们注定要过的生活。

这两种观点之间的分歧就像是内容和过程的不同之处一样，它们是同一现实的两面。在最糟糕的情况下，创造生活变成了由左脑驱动的朝向成功的强行进军，而发现生活则缺乏基础——失重的幻觉和脆弱的梦想永远漂浮在我们的脑海中，但永远不会进入我们的生活。最好的观点是两者的结合，发现生活是一张蓝图上的细线，而创造生活是钉入我们称之为生命的坚固结构的椽子和横梁。

两者都是重要的，但像它的姐妹——过程——一样，发现引导着方向。对我们生活的这一方面给予信任和尊重，只需要做我们和家庭来访者一起做的事情。我们正在帮助他们充分说出想说的话，帮助他们暂时离开他们的问题所带来的痛苦，以便听到这些问题，告诉他们需要学习什么，询问那些"奇迹问题"帮助他们找出就在他们内心却未被看到的答案。当来访者感到被生活所摧残和伤害时，我们可以告诉他们，生活，他们的生活，已经准备好回馈他们，只要他们有勇气睁开眼睛并生活下去。

当我们以这种思维方式打破砂锅问到底时，我们发现自己再次依赖于假设、价值甚至是信仰——在这种信仰中，我们不仅可以找到我们的目的，而且那里本身就存在一个目的。问题，不只是需要被解决，它还教给我们一些经验，而一旦我们学到了这些经验，问题就奇迹般地消失了。这不是向我们确信一切都会好起来的沉着的、静坐式的信念，而是来自我们凭着感觉生活的热烈而坚定的信念。

如果你能够以这种方式生活，等待、聆听，然后前进，努力使自己的内心和外在生活相互映照，那么你的生活就充满了本真的诚实和完整。这将是一种不同的生活，一种不同于把发现锁起来而精心建造的、在早期就设定好目标并一眼可以望到底的生活。将信念、发现和真诚带入你的生活和工作中，就好像在一个清爽的早晨跟随着鹰击长空的声音而不是画在树上的标志步入丛林。你可能突然发现自己坐在树梢上，或是来到了悬崖边缘，却不知道自己为什么或如何到达这里。你可能在低头看时感到害怕，但如果你看向内心，你会发现勇气；如果你抬起头来，你会看到未来。

自我觉察：第 14 章练习

1. 你怎么做可以让学习效果达到最佳？在督导或咨询中，你最需要的是什么？在过去的一年中，你的需求发生了什么变化？在督导中你最难讨论的是什么？为什么？你会如何修复或拓展和督导的关系，把它变得更符合你的临床需求和个人需求？

2. 在物理、社会和情绪方面，你可以如何改变自己的工作环境以减少压力？

3. 诚实回答——你的个人生活怎么样？它如何影响你的工作生活？你可以做什么来改变它？

4. 画一幅你生活的图画。拿起蜡笔、铅笔、颜料和一大张纸，在顶部写上"我的生活"。让你的无意识引导你——跟随进入脑海的图像，可能被激起的记忆，你所有的感受。给自己大约15分钟的时间。把这幅画放一天，然后再仔细看一遍。

5. 比起5年或10年之前，你现在如何回顾你的过去？这个想象是如何改变你对现在和未来的感觉的？

6. 你的内在世界和外在世界之间的差距有多小？把它们整合到一起需要什么？

推荐读物

经典读物

Ackerman, N. (1995). *The psychodynamics of family life: Diagnosis and treatment of family relationships.* New York: Jason Aronson.

Bowen, M. (1992). *Family therapy in clinical practice.* New York: Jason Aronson.

Burnberry, W., & Whitaker, C. (1988). *Dancing with the family: A symbolic-experiential approach.* New York: Routledge.

Haley, J. (1991). *Problem-solving therapy: New strategies for effective family therapy.* San Francisco: Jossey-Bass.

Minuchin, S. (1974). *Families and family therapy.* Cambridge, MA: Harvard University Press.

Satir, V. (1983). *Conjoint family therapy.* Palo Alto, CA: Science and Behavior Books.

其他的家庭治疗书籍

Alexander, J. F., Waldron, H. B., Robbins, M. S., & Neeb, A. A. (2013). *Functional family therapy for adolescent behavior problems.* Washington, DC: American

Psychological Association.

Boyd-Franklin, N. (2003). *Black families in therapy: Understanding the African American experience (2nd ed.).* New York: Guilford Press.

de Shazer, S., & Dolan, Y. (2007). *More than miracles: The state of the art of solution-focused brief therapy.* New York: Norton.

Falicov, C. J. (2014). *Latino families in therapy* (2nd ed.). New York: Guilford Press.

Henggeler, S. W., Schoenwald, S. K., Borduin, C. M., Rowland, M. D., & Cunningham, P. B. (2009). *Multisystemic therapy for antisocial behavior in children and adolescents* (2nd ed.). New York: Guilford Press.

Hughes, D. (2007). *Attachment-focused family therapy.* New York: Norton.

Attachment has become a new focus in recent years and here Hughes moves it away from the individual approach and incorporates the family.

McGoldrick, M. (2008). *Genograms: Assessment and intervention.* New York: Norton.

McGoldrick, M., & Hardy, K. (2008). *Re-visioning family therapy: Race, culture, and gender in clinical practice.* New York: Guilford Press.

Minuchin, S., Reiter, M. D., & Borda, C. (2014). *The craft of family therapy: Challenging certainties.* New York: Routledge.

Napier, A., & Whitaker, C. (1988). *The family crucible: The intensive experience of family therapy.* New York: Harper & Row.

Nichols, M. (2009). *The lost art of listening* (2nd ed.). New York: Guilford Press.

Nichols, M. (2012). *Family therapy: Concepts and methods* (10th ed.). Hoboken, NJ: Pearson.

Schwartz, R. (1997). *Internal family systems theory.* New York: Guilford Press.

White, M. (2007). *Maps of narrative practice.* New York: Norton.

游戏治疗

Bailey, E. (Ed.). (2005). *Children in therapy: Using family as a resource*. New York: Norton.

Gil, E. (2014). *Play in family therapy* (2nd ed.). New York: Guilford Press.

Lowenstein, L. (Ed.). (2010). *Creative family therapy techniques: Play, art, and expressive activities to engage children in family sessions*. Toronto: Champion Press.

Thomas, B. (2009). *Creative coping skills for children: Emotional support through arts and craft activities*. London: Kingsley.

夫妻治疗

Dattilio, F. M. (2010). *Cognitive-behavioral therapy with couples and families*. New York: Guilford Press.

Gottman, J. M., & Silver, N. (1999). *The seven principles for making marriage work*. New York: Three Rivers Press.

Gurman, A. S., Lebow, J. L., & Snyder, D. K. (Eds.). (2015). *Clinical handbook of couple therapy* (5th ed.). New York: Guilford Press.

Johnson, S. (2004). *The practice of emotionally focused couple therapy*. New York: Routledge.

Scharff, D., & Scharff, J. (2014). *Psychoanalytic couple therapy*. London: Karmac.

参考文献

American Psychiatric Association. (2013). *Diagnostic and statistical manual of mental disorders* (5th ed.). Arlington, VA: Author.

Anderson, C. (1983). *Mastering resistance: A practical guide to family therapy.* New York: Guilford Press.

Arcelus, J., Mitchell, A. J., Wales, J., & Nielsen, S. (2011). Mortality rates in patients with anorexia nervosa and other eating disorders. *Archives of General Psychiatry, 68*(7), 724-731.

Bowen, M. (1993). *Family therapy in clinical practice.* New York: Jason Aronson.

Ekstein, R., & Wallerstein, R. (1958). *The teaching and learning of psychotherapy.* New York: Basic Books.

Giedd, J. (2008). The teen brain: Insights from neuroimaging. *Journal of Adolescent Health, 42,*335-343.

Gilbert, R. M. (1992). *Extraordinary relationships: A new way of thinking about human interactions.* New York: Wiley.

Karpman, S. (1968). Fairy tales and script drama analysis. *Transactional Analysis Bulletin, 7*(26), 39-43. Retrieved March 5, 2014, from *www. karpmandramatriangle.com.*

Taibbi, R. (2013). *Boot camp therapy: Brief, action-oriented clinical approaches to anxiety, anger, and depression.* New York: Norton.